Valoración Morfofuncional
en la Enfermedad Metabólica Crónica Adiposa

Valoración Morfofuncional en la Enfermedad Metabólica Crónica Adiposa

Diego Bellido Guerrero
Profesor Asociado, Facultad de Enfermería y Podología,
Departamento de Ciencias da Saude, Universidad A Coruña.
Jefe de Servicio de Endocrinología y Nutrición,
Complejo Hospitalario Universitario de Ferrol, A Coruña.

Isidoro Cano Rodríguez
Especialista en Endocrinología y Nutrición.
Exjefe de Sección de Endocrinología,
Complejo Asistencial Universitario de León.

Cristobal Morales Portillo
Jefe de Servicio de Endocrinología y Nutrición,
Hospital Vithas Sevilla, Castilleja de la Cuesta, Sevilla.

José Manuel García Almeida
Profesor Asociado, Facultad de Medicina,
Universidad de Málaga.
Jefe de Servicio de Endocrinología y Nutrición,
Hospital Quirónsalud, Málaga.
Responsable Unidad de Nutrición,
Hospital Clínico Universitario Virgen de la Victoria, Málaga.

Avalado por:

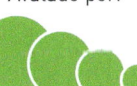

SEEDO
Sociedad Española de Obesidad

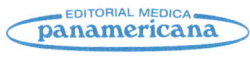

Desde 1953 formando Profesionales de la Salud

Buenos Aires - Bogotá - Madrid - México
www.medicapanamericana.com

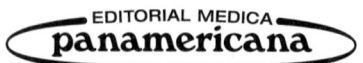

EDITORIAL MÉDICA panamericana

Visite nuestra página web:
http://www.medicapanamericana.com

ARGENTINA
Maipú 1300, Piso 3 (C 1006 ACT)
Ciudad Autónoma de Buenos Aires, Argentina
Tel.: (54-11) 5031-6919
e-mail: cinfo@medicapanamericana.com

COLOMBIA
Carrera 7a A Nº 69-19 - Bogotá DC- Colombia.
Tel.: (57-1) 235-4068
e-mail: infomp@medicapanamericana.com.co

ESPAÑA
Sauceda, 10, 5ª planta - 28050 Madrid, España
Tel.: (34-91) 131-78-00
e-mail: info@medicapanamericana.es

MÉXICO
Av. Miguel de Cervantes Saavedra, n.º 233, piso 8,
oficina 801 Col. Granada, Alcaldía Miguel Hidalgo
Ciudad de México, México, C.P. 11520
Tel.: (5255) 5250 0664
e-mail: infomp@medicapanamericana.com.mx

ISBN: 978-84-1106-286-2 (Versión impresa + Versión digital).
ISBN: 978-84-1106-287-9 (Versión digital).

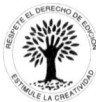
© 2024, SOCIEDAD ESPAÑOLA DE OBESIDAD (SEEDO)
© 2024, EDITORIAL MÉDICA PANAMERICANA, S. A.U.
Sauceda, 10, 5ª planta - 28050 Madrid
Depósito legal: M-4375-2024
Impreso en España

Índice de autores

Alfaro Martínez, José Joaquín
Profesor Asociado Clínico, Facultad de Medicina, Universidad de Castilla la Mancha, Albacete. Jefe de Servicio de Endocrinología y Nutrición, Complejo Hospitalario Universitario de Albacete.

Amaya Campos, María del Mar
Nutricionista, Servicio Endocrinología y Nutrición, Hospital Clínico Universitario Virgen de la Victoria, Málaga.

Ballesteros Pomar, María Dolores
Jefa de Sección de Endocrinología y Nutrición, Complejo Asistencial Universitario, León.

Bellido Castañeda, Virginia
Facultativa Especialista de Área, Servicio de Endocrinología y Nutrición, Hospital Universitario Virgen del Rocío, Sevilla.

Bellido Guerrero, Diego
Profesor Asociado, Facultad de Enfermería y Podología, Departamento de Ciencias da Saude, Universidad A Coruña. Jefe de Servicio de Endocrinología y Nutrición, Complejo Hospitalario Universitario de Ferrol, A Coruña.

Cano Rodríguez, Isidoro
Especialista en Endocrinología y Nutrición. Exjefe de Sección de Endocrinología, Complejo Asistencial Universitario de León.

Casanueva Freijo, Felipe
Catedrático Emérito, Facultad de Medicina y Cirugía, Universidad Santiago de Compostela, A Coruña. Jefe de Grupo de Investigación, Servicio de Endocrinología Molecular, Complejo Hospitalario Universitario de Santiago de Compostela, A Coruña.

Ciudin Mihai, Andreea
Profesora Asociada, Facultad de Medicina, Universidad Autónoma de Barcelona. Jefa de Sección, Servicio de Endocrinología y Nutrición, Hospital Universitario Vall d'Hebrón, Barcelona.

Cornejo Pareja, Isabel María
Facultativa Especialista de Área, Servicio de Endocrinología y Nutrición, Hospital Clínico Universitario Virgen de la Victoria, Málaga.

Crujeiras Martínez, Ana Belén
Investigadora, Facultad de Medicina y Cirugía, Universidad Santiago de Compostela, A Coruña. Jefa de Grupo de Investigación de Epigenómica en Endocrinología y Nutrición, Instituto de Investigación Sanitaria de Santiago, Complejo Hospitalario Universitario de Santiago de Compostela, A Coruña.

Cruz Jentoft, Alfonso José
Jefe de Servicio de Geriatría, Hospital Ramón y Cajal, Madrid.

Dalla Rovere, Lara
Nutricionista, Servicio de Endocrinología y Nutrición, Hospital Quirón Salud, Málaga.

Escalada San Martín, Javier
Profesor Colaborador, Facultad de Medicina, Universidad de Navarra, Pamplona. Jefe de Servicio de Endocrinología y Nutrición, Clínica Universidad de Navarra, Pamplona.

Fernández Jiménez, Rocío
Nutricionista, Servicio de Endocrinología y Nutrición, Hospital Clínico Universitario Virgen de la Victoria, Málaga.

Frühbeck Martínez, Gema
Catedrática, Facultad de Medicina, Universidad de Navarra, Pamplona. Facultativa Especialista de Área, Servicio de Endocrinología y Nutrición, Clínica Universitaria de Navarra, Pamplona.

Galindo, Rodolfo J.
Profesor Titular, Facultad Miller School of Medicine, Miami, Florida. Director Médico, Endocrinology, Diabetes and Metabolism, Comprehensive Diabetes Center, Miami, Florida.

García Alemán, Jorge
Facultativo Especialista de Área, Servicio de Endocrinología y Nutrición, Hospital Clínico Universitario Virgen de la Victoria, Málaga.

García Almeida, José Manuel
Profesor Asociado, Facultad de Medicina, Universidad de Málaga. Jefe de Servicio de Endocrinología y Nutrición, Hospital Quirónsalud, Málaga. Responsable Unidad de Nutrición, Hospital Clínico Universitario Virgen de la Victoria, Málaga.

García García, Cristina
Investigadora del Programa de Doctorado en Biomedicina, Investigación Traslacional y Nuevas Tecnologías. Facultad de Medicina, Universidad de Málaga.

García Luna, Pedro Pablo
Profesor Asociado, Facultad de Medicina, Universidad de Sevilla. Coordinador de la Unidad de Nutrición Clínica, Servicio de Endocrinología y Nutrición, Hospital Universitario Virgen del Rocío, Sevilla.

García Olivares, María
Nutricionista, Servicio de Endocrinología y Nutrición, Hospital Quirón Salud, Málaga.

Genua Trullos, Idoia
Investigadora, Facultad de Medicina, Universidad Autónoma de Barcelona. Facultativa Especialista de Área, Servicio de Endocrinología y Nutrición, Hospital de la Santa Creu i Sant Pau, Barcelona.

Gómez-Ambrosi, Javier
Profesor Titular, Facultad de Medicina, Universidad de Navarra, Pamplona. Investigador, Departamento de Endocrinología y Nutrición, Clínica Universitaria de Navarra, Pamplona.

Gómez Peralta, Fernando
Jefe de Unidad de Endocrinología y Nutrición, Hospital General de Segovia.

Gómez Pérez, Ana María
Facultativa Especialista de Área, Servicio de Endocrinología y Nutrición, Hospital Clínico Universitario Virgen de la Victoria, Málaga.

González Arnaiz, Elena
Facultativa Especialista de Área, Servicio de Endocrinología y Nutrición, Complejo Asistencial Universitario, León.

González Juanatey, José Ramón
Catedrático, Facultad de Medicina, Universidad de Santiago de Compostela, A Coruña. Jefe de Servicio de Cardiología, Complejo Hospitalario Universitario de Santiago de Compostela, A Coruña.

Isidro Donate, Felipe
Colaborador Docente, Facultad de Actividad Física y Deporte, Universidad Alfonso X el Sabio, Barcelona. CEO, Physical Exercise Health Consulting, Badalona, Barcelona.

Jiménez Villodres, Manuel
Facultativo especialista de Área, Servicio de Nefrología, Hospital Clínico Universitario Virgen de la Victoria, Málaga.

Lecube Torelló, Albert
Profesor Titular, Facultad de Medicina, Universidad de Lleida. Jefe de Servicio de Endocrinología y Nutrición, Hospital Universitario Arnau de Vilanova, Lleida.

Malagón Poyato, María del Mar
Catedrática, Facultad de Ciencias, Universidad de Córdoba. Grupo Adipobiología-GC11, Instituto Maimónides de Investigación Biomédica de Córdoba, Hospital Universitario, Reina Sofía, Córdoba.

Matía Martín, Pilar
Profesora Asociada, Facultad de Medicina, Universidad Complutense, Madrid. Facultativa Especialista de Área, Servicio de Endocrinología y Nutrición, Hospital Clínico San Carlos, Madrid.

Morales Portillo, Cristobal
Jefe de Servicio de Endocrinología y Nutrición, Hospital Vithas, Castilleja de la Cuesta, Sevilla.

Oliveira Fuster, Gabriel
Profesor Titular, Facultad de Medicina, Universidad de Málaga. Jefe de Servicio de Endocrinología y Nutrición, Hospital Regional Universitario de Málaga.

Orozco Fernández, Rodrigo
Colaborador Docente, Facultad de Medicina, Universidad de Málaga. Jefe de Servicio de Ginecología, Hospital Quirón Salud, Málaga.

Palmas Candía, Fiorella
Facultativa Especialista de Área, Servicio de Endocrinología y Nutrición, Hospital Universitario Vall d'Hebrón, Barcelona.

Pérez Pérez, Antonio
Profesor Asociado, Facultad de Medicina, Universidad Autónoma de Barcelona. Jefe de Sección de Endocrinología y Nutrición, Hospital de la Santa Creu i Sant Pau, Barcelona.

Piñar Gutiérrez, Ana
Facultativa Especialista de Área, Servicio de Endocrinología y Nutrición, Hospital Virgen del Rocío, Sevilla.

Rodríguez Carnero, María Gema
Facultativa Especialista de Área, Servicio de Endocrinología y Nutrición, Complejo Hospitalario Universitario de Santiago de Compostela, A Coruña.

Romero Gómez, Manuel
Catedrático, Facultad de Medicina, Universidad de Sevilla. Jefe de Sección de Aparato Digestivo, Hospital Universitario Virgen del Rocío, Sevilla.

Rubio Herrera, Miguel Ángel
Profesor Asociado, Facultad de Medicina, Universidad Complutense, Madrid. Jefe de Sección de Endocrinología y Nutrición, Hospital Clínico San Carlos, Madrid.

Salinas Roca, Blanca
Profesora Ayudante Doctora, Facultad de Ciencias de la Salud. Universidad de Ramón Llull, Barcelona. Investigadora, Instituto de Investigación Biomédica de Lleida.

Salvador Rodríguez, Javier
Profesor Titular Emérito, Facultad de Medicina, Universidad de Navarra, Pamplona.

Sánchez Torralvo, Francisco José
Facultativo Especialista de Área, Servicio de Endocrinología y Nutrición, Hospital Regional Universitario de Málaga.

Sardà Simó, Helena
Investigadora, Facultad de Medicina, Universidad Autónoma de Barcelona. Facultativa Especialista de Área, Servicio de Endocrinología y Nutrición, Hospital de la Santa Creu i Sant Pau, Barcelona.

Tejera Pérez, Cristina
Facultativa Especialista de Área, Servicio de endocrinología y Nutrición, Complejo Universitario Hospitalario del Ferrol, A Coruña.

Tinahones Madueño, Francisco José
Catedrático, Facultad de Medicina, Universidad de Málaga. Jefe de Servicio de Endocrinología y Nutrición, Hospital Clínico Universitario Virgen de la Victoria, Málaga.

Vegas Aguilar, Isabel María
Técnica Superior en Dietética y Nutrición, Servicio de Endocrinología y Nutrición, Hospital Clínico Universitario Virgen de la Victoria, Málaga.

Yárnoz Esquíroz, Patricia
Colaboradora Docente, Facultad de Medicina, Universidad de Navarra, Pamplona. Nutricionista Departamento de Endocrinología y Nutrición, Clínica Universitaria de Navarra, Pamplona.

Prólogo

La obesidad supone un reto de primera magnitud, sanitario y social, a escala mundial. En España, se estima que 1 de cada dos personas adultas y cerca del 40 % de la población infantojuvenil tienen sobrepeso u obesidad, con una previsión de aumento de la prevalencia en ambos grupos en los próximos años. Actualmente, no cabe ninguna duda de que la obesidad es una enfermedad crónica recidivante, que, a su vez, actúa como puerta de entrada a otras enfermedades, tan graves como la diabetes, las enfermedades cardiovasculares o el cáncer. Además, disminuye no solo la calidad, sino, también, la esperanza de vida de las personas que sufren esta enfermedad, que impacta negativamente en la salud psicoemocional, debido al estigma asociado a la obesidad.

En los últimos años hemos avanzado mucho en el conocimiento de las bases fisiopatológicas de la obesidad y de su asociación con otras enfermedades. Se ha podido establecer también el carácter multifactorial de esta enfermedad y los distintos tipos de factores que contribuyen a su desarrollo, desde factores genéticos o biológicos a ambientales y socioeconómicos. En particular, estos estudios han permitido identificar los procesos patogénicos que ocurren en el tejido adiposo en la obesidad y situar a este tejido en el epicentro de la enfermedad. En este sentido, la Organización Mundial de la Salud establece la definición de sobrepeso y obesidad como *"una acumulación anormal o excesiva de grasa corporal que representa un riesgo para la salud"*. Yendo un poco más allá, y considerando además su carácter crónico y recidivante, podemos hablar por tanto de la obesidad como *"enfermedad metabólica crónica adiposa"* (EMCA).

A pesar de todo lo aprendido, la obesidad sigue siendo una enfermedad no totalmente comprendida y, lamentablemente, desatendida por la sociedad, las instituciones y los propios profesionales sanitarios. En la actualidad, su diagnóstico y tratamiento están centrados, esencialmente, en el peso corporal. Sin embargo, la evidencia científica y clínica apunta a la necesidad de hacer un cambio de aproximación, de manera que en la evaluación de la obesidad no solo se considere el índice de masa corporal, sino que este se complemente con otras medidas antropométricas y, especialmente, con medidas de composición corporal y de actividad funcional, que pueden ofrecer una visión más completa y real de la disfunción del tejido adiposo y de su impacto sobre otros tejidos, como el músculo, para ayudar a identificar la presencia de obesidad sarcopénica. Estas aproximaciones son imprescindibles, además, para ofrecer una visión personalizada de la obesidad que ayude a establecer los factores contribuyentes a esta enfermedad en cada paciente.

Por estos motivos, desde la Sociedad Española de Obesidad (SEEDO), y bajo el liderazgo de los cuatro editores de este texto y la contribución de reconocidos expertos en el ámbito de la obesidad, nos planteamos elaborar este libro. A través de 23 Capítulos, divididos en tres Secciones, se ofrece una puesta al día completa y rigurosa sobre lo que se conoce sobre la enfermedad, las técnicas disponibles para la determinación de la composición y funcionalidad corporal, así como sobre la aplicación de la valoración morfofuncional en el abordaje de las diferentes complicaciones y comorbilidades asociadas a la EMCA. Cada Capítulo se acompaña de numerosas ilustraciones, esquemas explicativos y tablas.

Concretamente, el libro ofrece una visión inicial global de la obesidad, explorando los mecanismos centrales de control de la ingesta y del gasto energético, así como de la fisiología del tejido adiposo. Se analizan a continuación las complicaciones de esta enfermedad y su impacto sobre la funcionalidad de otros órganos, haciendo una revisión de la clínica asociada a dichas complicaciones y los avances en el tratamiento farmacológico de la obesidad. Varios de estos aspectos se exploran en profundidad en los temas siguientes, incluyendo una revisión exhaustiva del tejido adiposo y de los mecanismos contribuyentes tanto a la disfunción de dicho tejido como a los asociados al desarrollo de enfermedad cardiovascular, metabólica o cáncer. Veremos también aspectos curiosos sobre el sentido evolutivo de este tejido esencial para la vida. La relevancia de otros órganos metabólicos clave, como el músculo, se analiza en profundidad en un tema independiente, en el que se revisa su participación activa en varios aspectos del metabolismo, desde el gasto calórico hasta la regulación de la glucosa, lípidos, proteínas y su interacción con otros sistemas corporales, como el sistema nervioso o el sistema inmune. Uno de los conceptos más novedosos e importantes que se consideran en este libro es la revisión del valor del índice de masa corporal (IMC), como único indicador para el diagnóstico de EMCA, o la cantidad de grasa corporal total, argumentando, sobre la base del conocimiento científico actual, la necesidad de considerar la calidad, la disfuncionalidad y los patrones de distribución, o deposición ectópica, de la grasa corporal. Ciertamente, una evaluación completa requeriría la determinación de marcadores bioquímicos de la disfunción adiposa, estableciendo su importancia clínica y su relación con otras enfermedades, como la diabetes tipo 2 (DT2), las enfermedades cardiovasculares y el síndrome metabólico, como se plantea en otro Capítulo del libro. También se comenta la contribución de la medicina de precisión, con la consiguiente estratificación de los pacientes, para facilitar un manejo y tratamiento más ajustado al pronóstico de

riesgo individual y optimizar la respuesta a las distintas terapias.

El último Capítulo sobre los conceptos generales de la EMCA incluye una revisión general sobre los métodos para su valoración integral, más allá del índice de masa corporal, introduciendo las diferentes técnicas disponibles en la actualidad, centradas en la valoración morfofuncional. Así, se propone la realización de un fenotipado multidimensional, que incluya el análisis de la presencia de complicaciones, su gravedad y la repercusión sobre la vida diaria de las personas con EMCA. Este Capítulo sirve de introducción a la segunda Sección del libro, orientada a introducir los conceptos básicos, aplicación y contribución de las distintas técnicas empleadas para la valoración morfofuncional de los/as pacientes, incluyendo revisiones exhaustivas de las medidas de antropometría, Bioimpedancia (BIA) y ángulo de fase, y análisis vectorial de la bioimpedancia (BIVA), así como de la ecografía musculoesquelética o nutricional y otras técnicas morfológicas de referencia, como la Absorciometría Radiológica de Doble Energía (DXA) y la Tomografía Computarizada (TC) y la Resonancia Magnética (RM), con las nuevas definiciones por imagen del tejido adiposo para la evaluación y seguimiento de las personas con obesidad. Se dedican dos Capítulos a la revisión de la información más relevante y aplicabilidad de las pruebas de funcionalidad muscular y de la dinamometría de mano, para finalizar con un Capítulo dedicado a las técnicas celulares y moleculares que facilitan la identificación de dianas terapéuticas y biomarcadores potenciales para el diagnóstico molecular personalizado de la obesidad.

La última Sección aborda la valoración clínica, centrada en los cambios que ocurren en la evaluación de la composición y función, de las enfermedades asociadas a la enfermedad metabólica crónica adiposa, como la diabetes tipo 2, la nefropatía secundaria, la obesidad sarcopénica, la enfermedad metabólica crónica adiposa hepática (*metabolic dysfunction-associated steatotic liver disease, MASLD*), la patología respiratoria, la dislipemia, la diabetes tipo 1 o la patología ginecológica. En definitiva, se trata de sentar las bases para entender la relevancia de la valoración morfofuncional como complemento de la información obtenida a partir de las herramientas clásicas de cálculo de riesgo, con el fin de mejorar la prevención, el diagnóstico y el tratamiento de la enfermedad metabólica crónica adiposa. La Sección finaliza con un Capítulo dedicado a la monitorización de la valoración morfofuncional en la propia enfermedad.

Les invitamos a adentrarse y a disfrutar de la lectura de este libro, con el que pretendemos ofrecer una visión completa y original sobre el fenotipado de 360° de la EMCA. Planteamos una nueva manera de abordar el diagnóstico de la obesidad, que estamos convencidos de que facilitará la práctica clínica de los profesionales sanitarios con el fin de mejorar el diagnóstico y seguimiento de las personas que viven con obesidad.

María M. Malagón Poyato
Presidenta de la Sociedad Española
de Obesidad (SEEDO)

Prefacio

El concepto de valoración morfofuncional (VMF) agrupa un conjunto de técnicas de imagen, bioquímicas y de funcionalidad, dirigidas a conseguir una evaluación más precisa de la composición corporal y de la funcionalidad de los diferentes compartimentos que la integran. Persigue una exactitud mayor en el manejo clínico del paciente con Desnutrición Relacionada con la Enfermedad (DRE) o con Enfermedad Metabólica Crónica Adiposa (EMCA), estudiando la cantidad, distribución y disfuncionalidad del tejido adiposo, y de la masa y funcionalidad muscular.

La estimación de parámetros morfológicos, junto con pruebas bioquímicas y dinámicas, mediante herramientas al alcance del clínico, van a permitir realizar un fenotipado más exacto de la composición corporal y del estado funcional del individuo. Esta evaluación global es necesaria para completar un diagnóstico de precisión que nos permita llevar a cabo una terapia y una monitorización más precisa y personalizada de la evolución del paciente.

El análisis de la composición corporal hasta ahora ha servido para establecer las proporciones relativas de los compartimentos en diferentes situaciones fisiopatológicas y también para la valoración de los cambios durante el seguimiento. Sin embargo, el estudio de la composición corporal de forma aislada es solo una valoración estática de la arquitectura corporal. La VFM propone añadir una valoración dinámica, estudiando la calidad de la estructura, mediante la estimación de la funcionalidad o disfuncionalidad de los compartimentos corporales.

Una VMF de los pacientes es importante en la evaluación de la enfermedad metabólica crónica, englobando, en su concepto más amplio, el tejido adiposo y el muscular. Para ello, la VMF debe integrar parámetros antropométricos y bioquímicos junto con técnicas de imagen y herramientas de análisis de composición corporal, dirigidas a cuantificar la cantidad y distribución de los tejidos corporales, añadiendo baterías de tests que estimen la funcionalidad muscular. Lo más interesante es que todas estas metodologías están ya en uso en la clínica diaria, en mayor o menor grado de desarrollo, y son de gran accesibilidad. El concepto de VMF pretende agruparlas y utilizarlas para una estimación fisiopatológica más global del sujeto.

El concepto de valoración morfofuncional tiene todavía lagunas en muchas áreas, tanto a nivel metodológico como a nivel discriminativo, pero se presenta como un concepto abierto que explora los límites de la frontera del conocimiento. Sin embargo, es una visión holística que permite abordar las entidades clínicas, aunando la fisiopatología con el análisis de la composición corporal. Es otra perspectiva de enfoque para comprender los cambios fisiológicos de la edad o de la enfermedad como el resultado de la interacción de las diferentes estructuras corporales, no solo evaluando un compartimento con el nivel de corte de un marcador biológico, que, además, es una variable de grado.

La incorporación de estas técnicas, asumibles en la practica diaria del profesional sanitario, y que ya han sido ampliamente abordadas y validadas en la desnutrición relacionada con la enfermedad, tienen si cabe el mismo o mayor interés en la patología metabólica, pero todavía tenemos muchas asignaturas pendientes.

Algunas de ellas son optimizar la metodología, establecer puntos de corte, incorporar evidencias en las guías de práctica clínica, establecer *"outcomes"* de respuesta al tratamiento y valorar su relación con la morbi-mortalidad. En definitiva, estamos abriendo puertas al futuro con la incorporación del concepto de VMF a la EMCA, valorando este concepto en un sentido amplio, en el que la evaluación va más allá del peso, la talla, la cintura y el porcentaje de grasa corporal, individualizando e incorporando el concepto de nutrición y función ampliado no solo a la obesidad, sino a la patológica crónica que implica cambios metabólicos en los tejidos muscular y adiposo.

Esperamos que esta obra ayude a comprender esta idea, aportando bases y herramientas para que su aplicación sea un valor añadido a la actividad clínica actual.

Diego Bellido Guerrero
Isidoro Cano Rodríguez
Cristóbal Morales Portillo
José Manuel García Almeida

Índice

Conceptos generales de la enfermedad metabólica crónica

I

Visión global de la enfermedad metabólica crónica adiposa: desde la fisiología a la clínica

J. Salvador Rodríguez

1

INTRODUCCIÓN

La obesidad constituye una auténtica pandemia, alcanzando en el momento actual una cifra superior a los 1.000 millones de personas que poseen un valor de índice de masa corporal (IMC) superior a 30 kg/m^2 en todo el mundo. Las predicciones del Atlas Mundial de Obesidad contemplan una cifra mundial próxima a los 2.000 millones en el año 2035. En España, que muestra actualmente una prevalencia en población adulta del 22 %, se estima una frecuencia del 37 % para el año 2035, con el consiguiente impacto en la calidad de vida y el gasto sanitario derivado en gran parte de las complicaciones asociadas a la obesidad.

El IMC es el procedimiento diagnóstico más empleado desde el punto de vista epidemiológico, por su sencillez y operatividad para llevar a cabo estudios comparativos entre poblaciones. Sin embargo, la obesidad se define como un exceso de masa grasa, que no se puede inferir con precisión a partir del valor de IMC a título individual.

Los avances experimentados en los últimos años con el desarrollo de la adipobiología, como el descubrimiento de la leptina y de hormonas que controlan el comportamiento alimentario y otras funciones, ha generado un extraordinario viraje en el concepto de la obesidad, que implica no solo a su etiopatogenia, sino también a su diagnóstico y tratamiento.

La relación entre el exceso de masa grasa y su disfuncionalidad con el desarrollo de complicaciones se tradujo en la declaración por parte de la Asociación Médica Americana de la obesidad como enfermedad crónica en el año 1983, que fue adoptada por las sociedades científicas más relevantes y por parte de algunos gobiernos. Posteriormente, y de forma acertada, la Asociación Americana de Endocrinólogos Clínicos propuso como denominación de obesidad el término *Adiposity-Based Chronic Disease* - ABCD (enfermedad crónica basada en la adiposidad) en el año 2012, en razón del papel primordial desempeñado por el tejido adiposo y de la afectación multiorgánica que genera. Como consecuencia, se establece la necesidad de un abordaje holístico, no solo centrado en el peso corporal, y se destierra la base que sustenta la culpabilidad individual como causa de estigmatización de las personas que viven con obesidad.

TEORÍA DEL PUNTO DE AJUSTE DEL PESO CORPORAL Y ORIGEN DE LA ABCD

La obesidad/ABCD se inicia con el excesivo acúmulo de tejido adiposo como consecuencia de un desequilibrio en el balance energético a favor de la ingesta respecto al gasto calórico.

La regulación de la ingesta alimentaria viene dada por dos componentes, el homeostático, que está mediado por señales hormonales, metabólicas y neurales dirigidas desde tejidos periféricos al hipotálamo y al tronco encefálico en el sistema nervioso central (SNC), y el hedónico, relacionado con fenómenos de placer y recompensa. La integración de ambas influencias modula el hambre y la saciedad que determinarán la ingesta en un momento dado (Fig. 1-1).

El gasto calórico, segundo componente del balance energético, está determinado por el gasto energético en reposo (requerimiento de

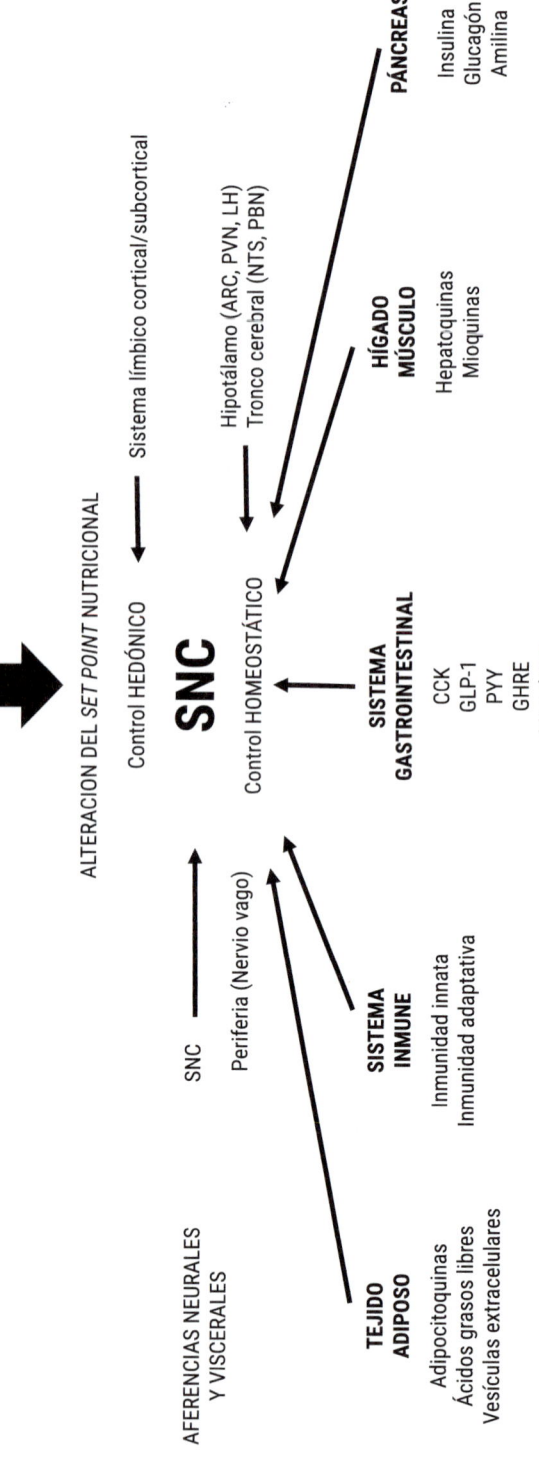

Figura 1-1. Causas de ABCD y su efecto sobre la teoría del *set-point* y su regulación por influencias neurales y periféricas sobre el control homeostático y hedónico de la ingesta.
ARC: Núcleo arcuato. CCK: colecistoquinina. GHRE: ghrelina. GLP-1: péptido análogo al glucagón tipo 1. HL: hipotálamo lateral. NTS: núcleo del tracto solitario. PBN: núcleo parabraquial. NPV: núcleo paraventricular. PYY: péptido YY.

energía estimado mediante calorimetría indirecta o REE), que representa hasta el 75 % del consumo diario, a lo que se añade la termogénesis inducida por la ingesta y la derivada de la actividad física. La masa muscular es uno de los mayores determinantes del REE. La pérdida de peso asociada al tratamiento de la ABCD genera, dependiendo del tratamiento recibido, reducción de masa magra y un proceso de adaptación metabólica que atenúa el gasto energético y dificulta el mantenimiento del éxito terapéutico.

La regulación homeostática de la ingesta reconoce su centro de operaciones en el hipotálamo y, particularmente, en los núcleos arcuato, paraventricular y en el hipotálamo lateral (hormona concentradora de melanina o MCH y orexinas). En el núcleo arcuato se localizan neuronas de efecto orexiante productoras de neuropéptido Y (NPY) y el péptido AgRP (proteína relacionada con agutí) y otras de efecto saciante, que producen proopiomelanocortina (POMC) y transcripto regulado de cocaína y anfetamina (CART). Otros neurotransmisores neuronales, como dopamina, noradrenalina, serotonina, endocannabinoides y péptidos opiáceos, se colocalizan en áreas del sistema nervioso central (SNC) implicadas en el control del comportamiento alimentario.

La complejidad del sistema viene potenciada por numerosas señales hormonales y neurales que desde la periferia informan a los centros del SNC del estatus nutricional y de la necesidad de iniciar o detener la ingesta. Por un lado, el tejido adiposo, a través de la secreción de adipoquinas, como la leptina, ejerce un poderoso efecto saciante. En segundo lugar, el páncreas, a través de la secreción de insulina, glucagón y amilina, transmite también influencias saciantes. Finalmente, el sistema gastrointestinal, con la mayoría de señales saciantes de liberación postprandial, entre las que destacan colecistoquinina, péptido análogo al glucagón tipo 1 (GLP-1), péptido YY (PYY) y oxintomodulina, y una potente señal orexiante, como es la ghrelina, de síntesis preferencial por la mucosa gástrica, participa también en un diálogo multilateral con el SNC para controlar el apetito y la saciedad. Diversas aferencias viscerales, procedentes del sistema gastrointestinal, páncreas e hígado, son conducidas por el nervio vago al núcleo del tracto solitario en el tronco encefálico para transmitir también señales moduladoras. A este universo, aún por conocer en su totalidad, se añaden señales procedentes de receptores del gusto y olfato, moléculas de efecto modulador de la inmunidad, hepatoquinas y mioquinas, derivadas del hígado y del tejido muscular, respectivamente (ver **Fig. 1-1**). El conocimiento de esta complicada red reguladora de señales sienta las bases para el desarrollo de moléculas aplicables clínicamente al tratamiento farmacológico de la ABCD.

La teoría del *set point* o punto de ajuste del peso corporal se propone para explicar el rango en el que debe moverse el peso corporal de una persona en situaciones fisiológicas. Supuestamente, es el regulador funcional que determina la actividad de influencias orexiantes y saciantes para mantener el peso. El *set-point* se regula por influencias genéticas, hormonales y ambientales; su modulación puede variar, dependiendo de circunstancias biológicas, como la edad o la menopausia. Obviamente, los factores etiopatogénicos de la obesidad/ ABCD pueden alterar el set point y generar una disfunción de la relación ingesta-gasto que produzca un balance calórico positivo y un acúmulo excesivo de grasa corporal, que define a la ABCD (ver **Fig. 1-1**). El *set point* encuentra sentido también en la recuperación ponderal tras tratamiento de la obesidad.

Las causas reconocidas de obesidad se pueden observar en la **figura 1-1**. La interacción de influencias genéticas, epigenéticas, biológicas, ambientales y psicosociales son potenciales disruptores del *set-point* ponderal o nutricional y provocar el desarrollo de ABCD.

El papel de la genética está ampliamente demostrado tanto en alteraciones monogénicas, como las mutaciones en componentes del eje POMC-leptina, que son poco frecuentes, de inicio precoz de la obesidad y gran penetrancia, y en poligénicas, las más frecuentes y con importante participación del componente ambiental. Probablemente, genética y ambiente interaccionan para potenciar o atenuar la influencia del entorno obesogénico.

El estrés mental y las enfermedades psiquiátricas, como la depresión o la esquizofrenia, se asocian con ABCD de forma bilateral. Algunas enfermedades endocrinológicas, como el hipogonadismo, la deficiencia de hormona de crecimiento, el hipercortisolismo y el síndrome del ovario poliquístico también se asocian con ABCD, lo que hace necesario rastrear clínicamente estas entidades para realizar un correcto diagnóstico etiológico.

Las alteraciones en la nutrición y el estilo de vida, como la cronodisrupción y la deprivación de sueño, la sobrealimentación y el sedentarismo, y el entorno obesogénico son candidatos a alterar el *set-point*, favoreciendo la influencia orexiante y el balance calórico positivo.

La obesidad pregestacional y durante el embarazo se asocian con un alto riesgo de desarrollo de obesidad infantil.

Algunos fármacos, como corticoides, betabloqueantes y diversas medicaciones psicotropas son promotores de ABCD, al igual que algunos disruptores endocrinos.

La microbiota intestinal puede ejercer también un papel relevante en la homeostasis, a través de modular la saciedad y la inflamación.

La multifactorialidad del origen de ABCD y sus efectos sobre el *set point* y la complejidad del sistema regulador contribuyen a explicar la heterogeneidad de la enfermedad y la variabilidad de su respuesta terapéutica.

Incorporar a la historia clínica el perfil etiológico de una persona que vive con obesidad, incluyendo factores genéticos y ambientales, facilita el diseño de un abordaje etiopatogénico personalizado que incrementa la probabilidad de éxito terapéutico a largo plazo.

PAPEL DEL TEJIDO ADIPOSO EN LA PATOGENIA Y EXPRESIÓN DE LA ABCD

Conceptualmente, la ABCD se deriva del exceso de adiposidad. Los avances en adipobiología permiten aprovechar las características del tejido adiposo para establecer vías y mecanismos, así como biomarcadores aplicables a la práctica clínica que faciliten el control y la monitorización de su masa y función.

Fisiología del tejido adiposo

El tejido adiposo (TA) se reconoce actualmente como un auténtico órgano endocrinológico capaz de modular a través de su secreción interna múltiples funciones del organismo, incluyendo la regulación del balance energético y de la homeostasis metabólica. El descubrimiento de la leptina abrió la puerta a un innumerable catálogo de mediadores, entre los que se encuentran adipoquinas, citoquinas, ácidos grasos libres y vesículas extracelulares (**Fig. 1-2**) que posibilitan su interacción con otros tejidos de importancia clave en el concierto metabólico, como SNC, hígado, músculo y páncreas.

Además de los adipocitos, el TA alberga otros tipos celulares, como preadipocitos, fibroblastos, macrófagos, monocitos, células endoteliales y células madre, que poseen funciones en la adipogénesis, fibrogénesis y respuesta inmune.

Son bien conocidas las diferencias entre el tejido adiposo subcutáneo (TAS) de producción preferencial de leptina y adiponectina, y el visceral (TAV), con un perfil más proinflamatorio (TNF-alfa, IL-6). El tejido adiposo marrón (TAM), está dotado de significativa actividad termogénica, merced a que sus adipocitos reconocen intensa inervación simpática y expresan la proteína desacoplante mitocondrial (UCP-1), que cataliza la conversión de energía en calor, regulando así el balance energético.

El TA se caracteriza por una marcada plasticidad puesta de manifiesto en su capacidad de conversión de adipocitos blancos en adipocitos beige, que poseen cierta capacidad termogénica. Adicionalmente, el tejido adiposo blanco posee capacidad de expandirse o encogerse en respuesta al balance energético.

La masa grasa, su distribución y su funcionalidad son características clave. La regulación de la distribución corporal del TA se lleva a cabo mediante influencias genéticas, raciales (con patrones distintos en asiáticos, caucásicos y afroamericanos) y hormonales,

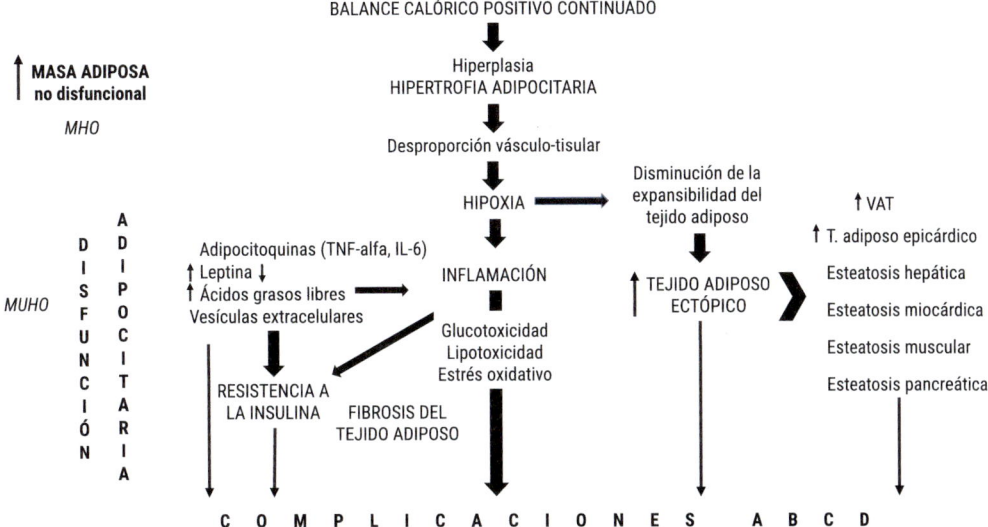

Figura 1-2. Vía desde el balance calórico positivo al aumento de masa grasa, a la disfunción adipocitaria y al desarrollo de complicaciones de la ABCD.
MHO: obesidad metabólicamente sana. MUHO: obesidad metabólicamente alterada. TAV. Tejido adiposo visceral.

que contribuyen a la diferente distribución del TAS en el varón (abdominal) respecto a la mujer (glúteo-femoral). Otros compartimentos específicos del TA se relacionan con la fisiopatología cardiometabólica u oncogénica, como la grasa ectópica (hepática, miocárdica, intramuscular), epicárdica, perivascular, del seno renal, periprostática y de médula ósea.

Disfunción adipocitaria: clave en el desarrollo de las complicaciones de la ABCD

El mantenimiento de un balance energético positivo de forma continuada provoca un aumento del tejido adiposo blanco, que puede llevarse a cabo en forma de hiperplasia o de hipertrofia, la más habitual en la edad adulta. El aumento del tamaño adipocitario se asocia con reducción de la sensibilidad a la insulina y limitada estimulación de la lipogénesis e inhibición de la lipólisis, reducción de la adipogénesis *de novo* y mayor expresión de genes relacionados con la inflamación y la fibrogénesis. La variable desproporción entre riego vascular y tamaño celular originan fenómenos de hipoxia y necrosis adipocitaria, que dan lugar

a un reclutamiento de macrófagos que rodean a los adipocitos. Las células proinflamatorias estimulan la migración de fibroblastos y generan un depósito excesivo de matriz extracelular, originando fibrogénesis de parte del TAS, que impide una función normal, produciendo, junto con la desproporción circulatoria, una deficiencia de expansibilidad en respuesta a la obesidad, que facilita el depósito de tejido adiposo ectópico en órganos como hígado, miocardio, músculo y páncreas (ver **Fig. 1-2**). Las células proinflamatorias generan citoquinas (TNF-alfa, IL-6), que dan lugar a una inflamación de bajo grado que contribuye al desarrollo de la resistencia a la insulina y estrés oxidativo.

Este escenario de inflamación, resistencia a la insulina y fibrosis caracteriza a la disfunción adipocitaria, que es un proceso clave en el inicio de las complicaciones de la ABCD (**Fig. 1-2**), por lo que su detección precoz puede ayudar a tratar de revertir el proceso y prevenir o tratar las complicaciones desarrolladas. Así pues, la recuperación de la funcionalidad normal y la plasticidad del tejido adiposo emerge como una necesidad clara en el tratamiento de la ABCD.

Biomarcadores y tejido adiposo

Los biomarcadores son especialmente interesantes en la obesidad/ABCD porque se trata de una enfermedad crónica y progresiva, cuyas características pueden evolucionar, lo que ayuda a tomar medidas terapéuticas precozmente.

La tabla 1-1 muestra diferentes biomarcadores, basados en la composición corporal, evaluación de la disfunción adipocitaria, que es un fenómeno clave en el desarrollo de comorbilidades, y estudios radiológicos dirigidos a evaluar el TAV y el tejido ectópico.

No aplicar técnicas de valoración morfofuncional puede producir profundos errores diagnósticos en personas con valores de IMC compatibles con sobrepeso o con normalidad de la relación peso-talla, como se ha demostrado en estudios previos.

ASPECTOS COMUNES EN LA FISIOPATOLOGÍA DE LAS COMPLICACIONES DE LA ABCD

La disfunción adipocitaria y sus consecuencias constituyen el enlace que une la ABCD con el desarrollo de comorbilidades, el deterioro de calidad de vida y el aumento de mortalidad propios de la ABCD (Fig. 1-3). Sin embargo, los mecanismos que intervienen en el desarrollo de complicaciones muestran superposición de fenómenos fisiopatológicos en la mayoría de las comorbilidades asociadas a ABCD, como inflamación, esteatosis orgánica, fibrosis, participación de adipoquinas, estrés oxidativo, y gluco y lipotoxicidad, que son componentes propios de la disfunción adipocitaria (ver Fig. 1-3).

ABCD se asocia con el desarrollo de complicaciones múltiples, de modo que una persona con obesidad alcanza a los 55 años la misma tasa de multicomorbilidad acumulada que la correspondientes a individuos sin obesidad a los 75 años. Se estima que por cada 5 unidades de IMC por encima de 25 kg/m², el riesgo de mortalidad aumenta en un 31 %.

Se han descrito más de 200 complicaciones asociadas a la obesidad. En este caso señalaremos las más relevantes por frecuencia e impacto sobre la salud (ver Fig. 1-3).

Cardiovasculares

Existen evidencias epidemiológicas que relacionan la comorbilidad cardiovascular con la ABCD:

Hipertensión arterial (HTA). La obesidad es responsable de la HTA en el 78 % de los varones y en el 65 % de las mujeres. Un aumento de peso del 5 % por encima de la normalidad incrementa en un 20-30 % el riesgo de HTA. Igual que otras complicaciones cardiovasculares de ABCD, también participan la inflamación, el tejido adiposo epicárdico (TAE) y los factores de riesgo cardiovascular (ver Fig. 1-3).

Enfermedad coronaria (EC). Cerca del 80 % de las personas que padecen EC presentan obesidad. Un IMC superior a 40 kg/m² se asocia con un riesgo relativo de EC de 2,7 en varones y de 1,9 en mujeres. Por cada 5 kg/m² de aumento del IMC por encima de la normalidad, el riesgo de EC aumenta un 30 %. Algunos estudios indican que la obesidad en sí misma constituye un factor de riesgo independiente de la EC.

Insuficiencia cardiaca (IC). El riesgo de IC en personas con obesidad se eleva al doble respecto a las personas con IMC entre 20 y 25 kg/m², es superior en varones y aumenta con la edad. El TAE, que genera estrés oxidativo y señales proinflamatorias y fibrogénicas, también se encuentra implicado, junto a los fenómenos de esteatosis miocárdica, lipotoxicidad y efectos endocrinos y paracrinos del tejido adiposo. Es el tipo de IC con fracción de eyección preservada más relacionado fisiopatológicamente con la obesidad.

Fibrilación auricular (FA). El riesgo de FA, la arritmia más frecuente, aumenta un 5 % por cada incremento de una unidad por encima de 30 kg/m² en el valor de IMC. Como en otras comorbilidades cardiovasculares, los factores que participan son diversos (ver Fig. 1-3).

Accidente cerebrovascular (ACV). El riesgo de ACV puede aumentar en las personas jóvenes con obesidad (73 % en varones y 46 % en mujeres).

Tabla 1-1. Biomarcadores en ABCD

DIAGNÓSTICO DE OBESIDAD

Antropometría
Perímetro de cintura (cm)
Índice cintura/cadera
Índice cintura/talla
Índice de masa corporal

Composición corporal (BIA, DXA, *Bod-Pod*, TC, RM, espectroscopia de resonancia, ecografía)
Masa grasa (%)
Masa libre de grasa (%)
Agua corporal
TAV (cm^2)
Tejido adiposo epicárdico
Grasa hepática
Fórmulas:
• CUN-BAE-% masa grasa
• Índice de grasa visceral (VAI)
• Índice de adiposidad disfuncional (DAI)

DISFUNCIÓN ADIPOCITARIA

Hiperinsulinemia
Índice HOMA-R elevado
Cociente adiponectina/leptina disminuido
Proteína C reactiva elevada
TNF-alfa, IL-6 y SAA elevados
IGFBP-1 e IGFBP-2 disminuidos
IGF-1 biodisponible elevado

EFICACIA TERAPÉUTICA

Porcentaje de pérdida ponderal (*treat to target*)
Reducción de masa grasa
Mantenimiento de masa magra
Reducción de disfunción adipocitaria
Reducción de grasa ectópica
Biomarcadores de complicaciones:
• HbA1c
• Colesterol-LDL
• Presión arterial
• Índice apnea-hipopnea
• Microalbuminuria
• Fracción de eyección miocárdica

BIA: bioimpedancia. *Bod-Pod*: pletismografía de desplazamiento de aire, CUN-BAE: estimador de grasa corporal de la Clínica Universidad de Navarra. DXA: absorciometría de rayos X de energía dual. HbA1c: hemoglobina glicosilada. IGF-1: factor de crecimiento análogo a la insulina tipo 1. IGF-BP1: proteína transportadora del factor de crecimiento análogo a la insulina tipo 1. IGF-BP2: proteína transportadora del factor de crecimiento análogo a la insulina tipo 2. IL-6: interleuquina 6. RM: resonancia magnética. SAA: sustancia amiloide A. TAV: tejido adiposo visceral. TC: tomografía computarizada. TNF-alfa: factor de necrosis tumoral alfa.

Metabólicas

Las comorbilidades metabólicas asociadas a la ABCD se encuentran determinadas en gran medida por la disfunción adipocitaria generadora de inflamación, estrés oxidativo, esteatosis orgánica y fibrosis con fallo orgánico, especialmente, en la diabetes tipo 2 y la enfermedad grasa hepática (MAFLD):

Diabetes mellitus tipo 2. Hasta un 90 % de las personas con diabetes presentan ABCD, si

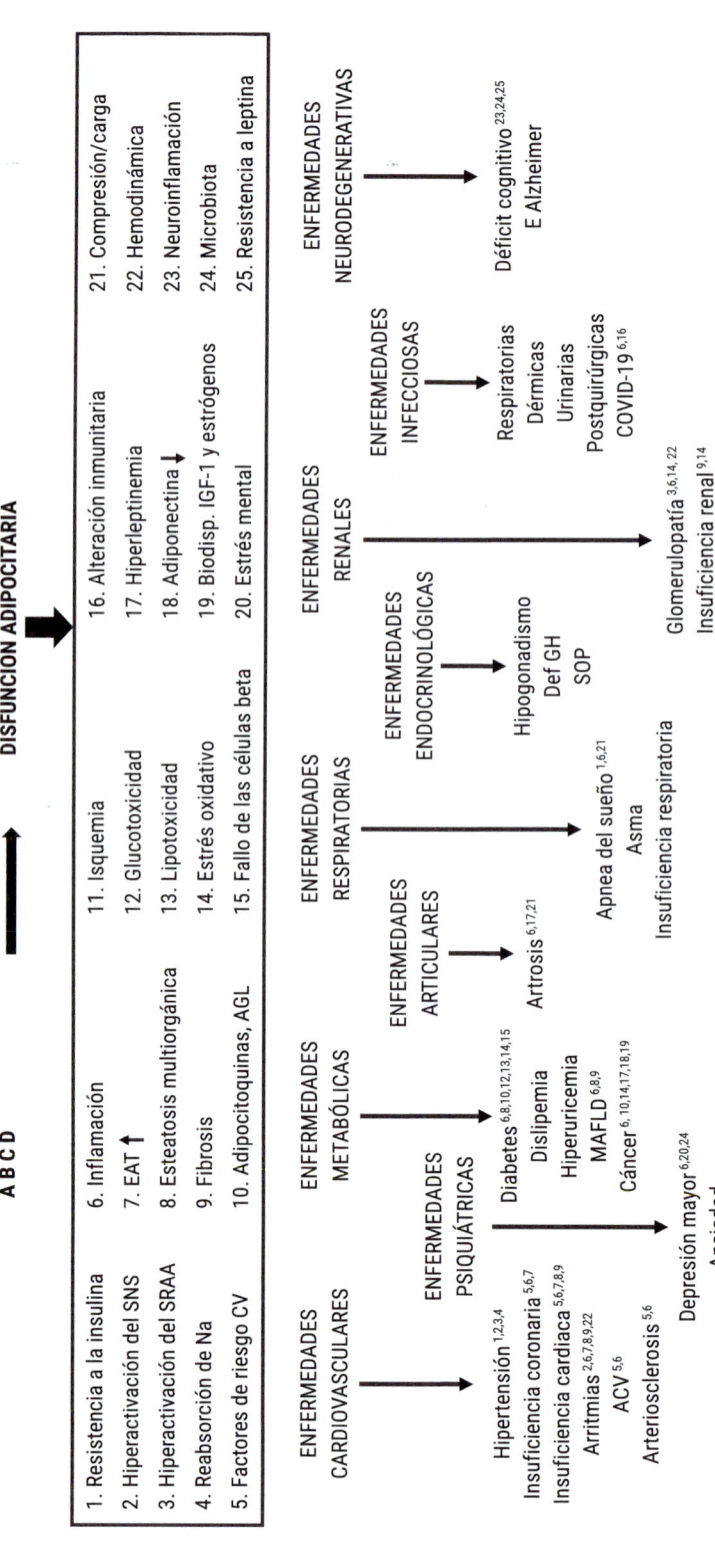

Figura 1-3. Conexión entre la ABCD, la disfunción adipocitaria y los mecanismos implicados en el desarrollo de comorbilidades y sus manifestaciones clínicas en el contexto de la ABCD. Los números adjuntos a cada manifestación se corresponden con los mecanismos implicados en cada entidad clínica. ACV: accidente cerebrovascular. AGL: ácidos grasos libres. CV: cardiovascular. GH: hormona del crecimiento. IGF-1: factor de crecimiento análogo a la insulina tipo 1. MAFLD: enfermedad metabólica asociada al hígado graso. Na: sodio. SNS: sistema nervioso somático. SRAA: sistema reticular activador ascendente. SOP: síndrome del ovario poliquístico. TAE: tejido adiposo epicárdico.

se evalúan con criterios de composición corporal. La reducción del 15 % de peso corporal ha demostrado ser capaz de inducir remisión de la diabetes tipo 2 en casos de duración inferior a 6 años, que recuperan la función de las célula beta, reafirmando la importancia de la categorización de la pérdida ponderal para conseguir un determinado objetivo.

NAFLD-MAFLD. La nueva denominación de disfunción metabólica asociada a MAFLD caracteriza mejor la enfermedad y su fisiopatología. Afecta al 15-30 % de la población general y al 50-90 % de las personas con ABCD. Se trata de una enfermedad relacionada con el exceso de masa grasa y sus consecuencias, que, potencialmente, puede evolucionar hacia esteatohepatitis, cirrosis y hepatocarcinoma.

Cáncer. El exceso de grasa corporal, sobre todo, del área abdominal, se asocia con la promoción de al menos, 13 tipos diferentes de cáncer. Por cada aumento de 5 kg/m^2 de IMC, el riesgo de desarrollo de cáncer varía con el tipo, desde el 9 % para el cáncer rectal hasta el 56 % para el derivado de las vías biliares. Adicionalmente, las evidencias indican que la obesidad se asocia con peor evolución y menor supervivencia en las personas con obesidad respecto a las que no presentan exceso de peso. La fisiopatología es multifactorial y se combina con otros factores etiológicos adicionalmente a la ABCD.

Respiratorias

Apnea obstructiva del sueño. Afecta al 40 % de las personas que viven con obesidad, especialmente, varones, fumadores y mujeres menopáusicas. Sus mecanismos se relacionan con efectos compresivos del tejido adiposo acumulado a nivel cervical junto a otros factores funcionales (hormonas, fármacos, genética, etc.) (ver Fig. 1-3).

Psiquiátricas

Depresión y ansiedad. Existe una relación bilateral entre enfermedad psiquiátrica y obesidad. La depresión y la ansiedad son las enfermedades más prevalentes. Las personas con depresión tienen un riesgo del 55 % de obesidad y el 58 % de las personas con depresión presentan obesidad. Sin embargo, otras entidades, como la esquizofrenia, que triplican el riesgo de obesidad, cursan con frecuencia con ABCD, que aumenta el riesgo de síndrome metabólico y la morbimortalidad cardiovascular.

Otras complicaciones

Articulares. La ABCD aumenta el riesgo de artrosis en enfermedades que soportan carga, y en las que no están sometidas a la misma, sobre las que también influyen entre otros efectos inflamatorios derivados de la ABCD.

Renales. La ABCD por sí sola se asocia a la enfermedad renal crónica, cuya prevalencia se ha duplicado desde 2009. Son diversos los mecanismos implicados (ver Fig. 1-3). La traducción analítica es la microalbuminuria, que puede progresar a macroalbuminuria y al descenso del índice de filtración glomerular (IFG).

Hormonales. La ABCD se asocia con hipogonadismo y con deficiencia funcional de hormona de crecimiento, aspectos que deben tenerse en cuenta en la evaluación global de las personas con obesidad.

Neurológicas. Diversas investigaciones han puesto de manifiesto un posible aumento del riesgo de desarrollar la enfermedad de Alzheimer en modelos y personas con alteraciones metabólicas. El mayor protagonismo etiológico se encuentra a cargo de la obesidad y la diabetes, que cursan con fenómenos inflamatorios en el SNC.

Infecciones. La obesidad y, particularmente, el aumento de grasa visceral, incrementa la frecuencia de infecciones dérmicas, urinarias y respiratorias, así como el riesgo de morbimortalidad en la infección por SARS-CoV-2.

Digestivas. Tanto el reflujo gastroesofágico, cuya prevalencia puede alcanzar hasta al 70 % de las personas con obesidad, se deriva de la presión intraabdominal y supone un factor de riesgo de cáncer de esófago. El desarrollo de litiasis biliar puede afectar al 25 % de personas con IMC superior a 40.

Incontinencia urinaria y anal. Junto con la edad y la paridad, la obesidad es un factor de riesgo para la incontinencia urinaria y anal asociada a la ABCD.

La mayoría de las complicaciones son más frecuentes e intensas en los casos de obesidad sarcopénica, como consecuencia de la acompañante reducción de masa y función muscular, que genera mayor deterioro metabólico, promueve caídas, fracturas y afecta a la movilidad, aumentando la mortalidad.

Existe una gran interacción entre los distintos tipos de complicaciones de ABCD para compartir mecanismos y potenciar el desarrollo de enfermedades, reforzando el papel común de la fisiopatología ABCD en todas ellas. La obesidad debe suscitar la búsqueda de complicaciones y, viceversa, la presencia de una complicación hace necesario evaluar la existencia de obesidad, que deberá ser tratada en tal caso.

Clasificación

Añadiendo el perfil de complicaciones, se pueden establecer clasificaciones más completas y personalizadas de la ABCD. Además del *Edmonton Obesity Staging System* (EOSS), que se basa en afectación metabólica, mecánica y mental, y se relaciona con el riesgo de mortalidad mejor que el IMC, la propuesta por la AACE es más completa, incluyendo datos causales, antropométricos, complicaciones y gravedad.

OBJETIVOS Y NUEVOS AVANCES EN EL TRATAMIENTO FARMACOLÓGICO DE LA ABCD

Objetivos

Entre los objetivos del tratamiento de la ABCD se encuentran:

- Acercar a la normalidad el *set point* o punto de ajuste del peso corporal, que permita mantener la homeostasis metabólica y energética.
- Establecer la pérdida del exceso de peso y masa grasa necesarias para conseguir mejorar o remitir las complicaciones establecidas de la ABCD.

- Y, por encima de todo, a título individual, el objetivo debe centrarse en mejorar la salud de la persona, abarcando holísticamente todas las circunstancias relacionadas con el estilo y calidad de vida, como control del estrés y del estado emocional, del dolor, del sueño, de la higiene nutricional, de la actividad física y de la autoestima.

La pirámide del tratamiento de la ABCD descansa sobre la alimentación, el estilo de vida y el equilibrio psicológico. Sin embargo, cuando se habla de ABCD con complicaciones asociadas, en la mayoría de los casos, estos recursos no son suficientes para conseguir el control o la eventual remisión de las comorbilidades, por lo que, habitualmente, es necesario recurrir al tratamiento farmacológico y/o a la cirugía bariátrica/metabólica.

Hoy en día son muy conocidos los rangos de magnitud de pérdida ponderal que se deben alcanzar para obtener el control de diferentes comorbilidades (Tabla 1-2). Esta categorización de la pérdida ponderal permite decidir las opciones de tratamiento que alcancen dichos resultados, actuando según un criterio orientado de acuerdo a una estrategia *"treat to target"*, basada en el porcentaje de pérdida de peso a alcanzar. Estos datos confirman que las complicaciones de la ABCD son sensibles a la magnitud de la reducción ponderal, confirmando la estrecha relación entre el exceso de masa grasa, y sus consecuencias, con el deterioro funcional y multiorgánico, y encierran las claves de la superioridad del tratamiento con cirugía bariátrica/metabólica, con reducciones de peso superiores al 20 %, frente a los tratamientos farmacológicos clásicos que solamente alcanzan descensos ponderales inferiores al 10 % del peso corporal.

Estrategia terapéutica y efectos del tratamiento de ABCD sobre las complicaciones

Dado el carácter crónico, progresivo y recidivante de la ABCD es importante:

- Mantener el tratamiento de forma continuada.

Tabla 1-2. Relación entre pérdida de peso y mejoría de comorbilidades asociadas a ABCD			
Pérdida de peso			
0-5 % (hasta 15 %)	5-10 %	10-15 %	> 15%
	Hipogonadismo	Prediabetes	
	Incontinencia urinaria	MAFLD (esteatohepatitis)	Reducción del riesgo cardiovascular
Dislipemia	Prevención de la diabetes tipo 2	Apnea del sueño	Remisión de la diabetes tipo 2
Hipertensión arterial	Insuficiencia respiratoria	Reflujo gastroesofágico	Mortalidad cardiovascular
Hiperglucemia	MAFLD (esteatosis)	Artrosis rodilla/cadera	Insuficiencia cardiaca con fracción preservada

MAFLD: enfermedad metabólica asociada a hígado graso.

- Instaurarlo rápidamente para evitar la aparición y progresión de las complicaciones.
- Asumir que el tratamiento dirigido primariamente a la ABCD es un elemento clave para facilitar el control de los mecanismos que promueven las comorbilidades asociadas.

Tratamientos farmacológicos emergentes

Los últimos años han sido testigos de la aparición de nuevas moléculas y combinaciones, la mayoría basadas en estructuras de hormonas gastrointestinales y, particularmente, en GLP-1.

Los resultados obtenidos con el agonista de GLP-1 semaglutida, en una dosis semanal de 2,4 mg en el programa STEP, muestran pérdidas de peso del 17,4 %, notablemente superiores a los del programa SCALE, 3 mg diarios de liraglutida, u otros fármacos de su generación, como fentermina-topiramato o naltrexona-bupropion.

Con tirzepatida, un coagonista GIP-GLP-1, se han obtenido recientemente pérdidas de peso del 22,7 % en un año (programa SURMOUNT). El reciente estudio de fase 2 del triagonista GLP-1/GIP/glucagón, retatrutida, alcanza cifras aún mayores de pérdida ponderal con efectos de interés sobre la esteatosis hepática. Nuevas combinaciones, como cagrilintida (agonista de amilina) con semaglutida y los nuevos agonistas de GLP-1 orales se abren en paso en los ensayos clínicos con resultados también sorprendentes. Estos nuevos avances propiciados por la ingeniería bioquímica inauguran una segunda generación de tratamiento farmacológico que consigue competir y complementar los resultados obtenidos por la cirugía bariátrica, dibujando un horizonte sumamente prometedor para el tratamiento de la obesidad.

Recuperación ponderal después del tratamiento

Fiel a la teoría del *set point*, la retirada de un tratamiento tras conseguir la pérdida de peso se sigue del fenómeno de recuperación ponderal (RP), que certifica la necesidad de mantener un tratamiento crónico integral (nutricional, actividad física, soporte psicológico y fármacos s/n) para no perder los beneficios previamente obtenidos. La monitorización de la masa grasa y otros biomarcadores puede ayudar a reinstaurar el tratamiento con prontitud.

CONCLUSIONES

La ABCD tiene un origen multifactorial que requiere un abordaje holístico para personalizar el tratamiento y aumentar la probabilidad de éxito.

La disfunción adipocitaria desempeña un papel clave en el desarrollo de las complicaciones derivadas de la ABCD, mostrando gran comunidad de los mecanismos fisiopatológicos en todas ellas.

La magnitud de la pérdida ponderal a alcanzar ofrece información sobre el tipo de tratamiento a aplicar para el control o remisión de comorbilidades.

Los datos etiopatogénicos y epidemiológicos aconsejan vivamente priorizar el tratamiento de la ABCD para facilitar el control final de las comorbilidades asociadas.

La precocidad en el tratamiento de la ABCD previene la aparición de complicaciones y de la correspondiente afectación de la calidad de vida.

El carácter crónico y recidivante de la ABCD requiere de tratamiento continuado para evitar la recuperación ponderal y la pérdida de beneficios terapéuticos previos.

La presencia de obesidad debe suscitar la búsqueda de comorbilidades, y viceversa, la identificación de una comorbilidad debe promover la identificación de obesidad.

Los tratamientos farmacológicos emergentes pueden revolucionar la eficacia del control de la ABCD, siempre y cuando se resuelvan las barreras que comprometen su acceso y se difunda ampliamente la educación en obesidad.

BIBLIOGRAFÍA

- Blüher M, Aras M, Aronne L, Batterham RL, Giorgino F, Ji L, et al. New insights into the treatment of obesity. Diabetes Obes Metab. 2023;25:2058-72.
- Frühbeck G, Catalan V, Rodriguez A, Ramirez B, Becerril S, Salvador J, et al. Involvement of the leptin-adiponectin axis in inflammation and oxidative stress in the metabolic syndrome. Sci Rep. 2017;7:6619.
- Frühbeck G, Busetto L, Dicker D, Yumuk V, Goossens GH, Hebebrand J, et al. The ABCD of obesity: An EASO position statement on a diagnostic term with clinical and scientific implications. Obes Facts. 2019;12:131-6.
- Garvey WT. Is obesity or adiposity-based chronic disease curable: the set point theory, the environment and second-generation medications. Endocr Pract. 2022;28: 214-22.
- Garvey WT. New horizons. A new paradigm for treating to target with second-generation obesity medications. J Clin Endocrinol Metab. 2022;107:e1339-47.
- Garvey WT, Mechanick JI. Proposal for a scientifically correct and medically actionable disease classification system (ICD) for obesity. Obesity. 2020;28:484-92.
- Gomez-Ambrosi J, Silva C, Catalan V, Rodriguez A, Galofre JC, Escalada J, et al. Clinical usefulness of a new equation for estimating body fat. Diabetes Care. 2012;35:383-8.
- Nimptsch K, Koningorski S, Pischon T. Diagnosis of obesity and use of obesity biomarkers in science and clinical medicine. Metabolism. 2019;92:61-70.
- Perdomo CM, Cohen RV, Sumithran P, Clement K, Frühbeck G. Contemporary medical, device and surgical therapies for obesity in adults. Lancet. 2023;401:1116-30.
- Wharton S, Lau DCW, Vallis M, Sharma AM, Biertho L, Campbell-Scherer D, et al. Obesity in adults. A clinical practice guideline. CMAJ. 2020;192:E875-91.

RESUMEN CONCEPTUAL

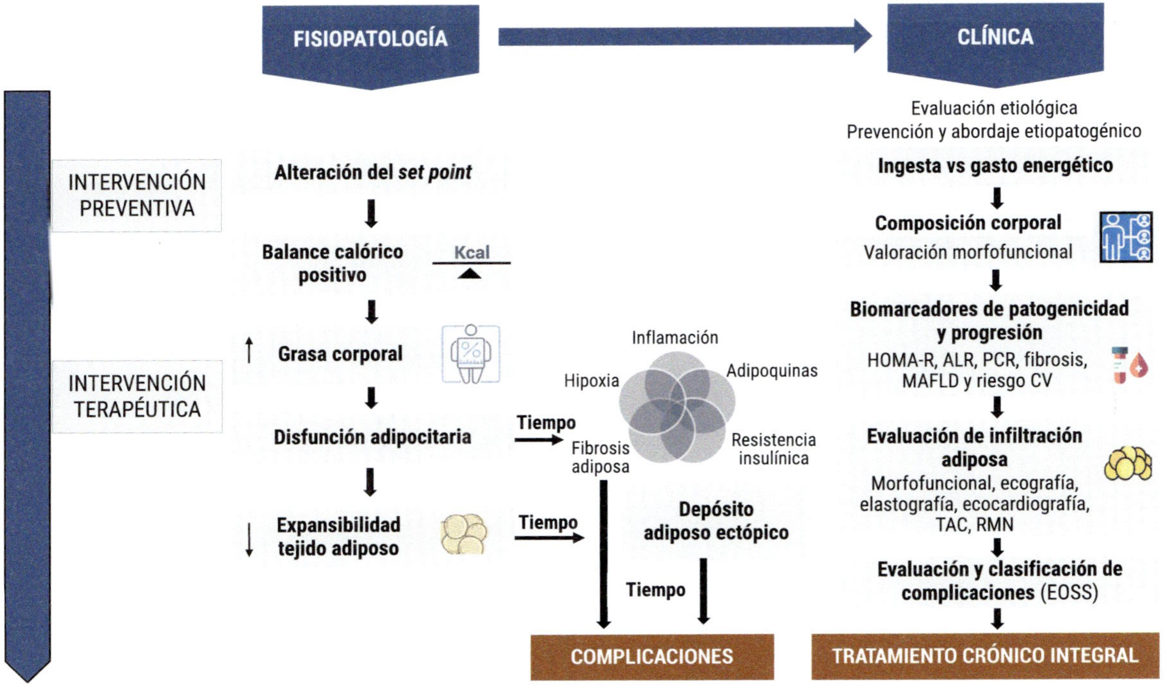

FISIOPATOLOGÍA

INTERVENCIÓN PREVENTIVA

INTERVENCIÓN TERAPÉUTICA

Alteración del set point

Balance calórico positivo

Kcal

Grasa corporal

Disfunción adipocitaria

Expansibilidad tejido adiposo

Inflamación

Hipoxia

Fibrosis adiposa

Adipoquinas

Resistencia insulínica

Tiempo

Depósito adiposo ectópico

Tiempo

Tiempo

COMPLICACIONES

CLÍNICA

Evaluación etiológica
Prevención y abordaje etiopatogénico

Ingesta vs gasto energético

Composición corporal
Valoración morfofuncional

Biomarcadores de patogenicidad y progresión
HOMA-R, ALR, PCR, fibrosis, MAFLD y riesgo CV

Evaluación de infiltración adiposa
Morfofuncional, ecografía, elastografía, ecocardiografía, TAC, RMN

Evaluación y clasificación de complicaciones (EOSS)

TRATAMIENTO CRÓNICO INTEGRAL

HOMA-R: Índice de resistencia insulínica; ALR: Cociente adiponectina/leptina; PCR: Proteína C reactiva; MAFLD: Disfunción metabólica asociada a enfermedad grasa hepática; CV: Cardiovascular; TAC: Tomografía axial computarizada; EOSS: Sistema de estadiaje de la obesidad de Edmonton.

Enfermedad metabólica crónica adiposa. El tejido adiposo: ¿el YIN?

2

A. M. Gómez Pérez y F. J. Tinahones Madueño

Cuando te encargan un capítulo con este título, necesariamente los autores deben esmerarse en ver el tema desde estos dos conceptos del taoísmo, que se usan para representar o referirse a las dos fuerzas fundamentales, opuestas y complementarias, pero interconectadas. Asumamos esta metáfora y aceptemos el tejido adiposo como el YIN y el músculo como el YANG. El YIN es el principio femenino, la tierra, la oscuridad, la pasividad y la absorción. Con estas características es un término claramente ambivalente.

En la primera parte de este capítulo vamos a argumentar al tejido adiposo como un YIN que tiene que ver con la oscuridad y pasividad.

EL TEJIDO ADIPOSO: UN YIN OSCURO Y PASIVO

Tradicionalmente, se entendía que el tejido adiposo era un mero almacén de energía. Sin embargo, la evidencia acumulada en las últimas décadas pone de manifiesto que el tejido graso no solo sirve como almacén de energía, sino que es un órgano dinámico compuesto por multitud de células, con capacidad de diferenciación en distintos tipos de tejido adiposo con diferentes funciones y que tiene un papel central en la génesis de múltiples enfermedades. Actualmente, con la sobrenutrición crónica y el acceso continuo a los alimentos, vivimos una epidemia de obesidad que asocia a una epidemia de enfermedades metabólicas, cardiovasculares y también oncológicas.

Es por ello por lo que para entender cómo interviene el tejido graso en la aparición de comorbilidades, es importante definir primero qué es, cómo se clasifica y qué funciones y sistemas de regulación tiene.

Anatomía y fisiología del tejido adiposo

El tejido adiposo lo podemos clasificar de diferente forma según distintos criterios. Desde un punto de vista exclusivamente topográfico, podemos hablar de tejido adiposo subcutáneo, que es, aproximadamente, el 80 % de toda la grasa corporal, y tejido adiposo visceral, que abarca el 20 % restante y que a su vez podemos dividir en diferentes localizaciones (mesentérico, epicárdico, pericárdico, mamario, etcétera). Esta clasificación tiene importancia en cuanto a la relación del tejido adiposo con diferentes tipos de enfermedad. Por otra parte, si lo clasificamos desde una perspectiva funcional, podemos hablar de tejido adiposo blanco (*White Adipose Tissue* o WAT) y tejido adiposo marrón (*Brown Adipose Tissue* o BAT), así como adipocitos intermedios que serían los adipocitos beige.

Debemos tener en cuenta que el WAT es el más abundante en el ser humano y que abarca tanto los depósitos subcutáneos como viscerales. Este WAT está formado fundamentalmente por adipocitos con una única gota grasa de gran tamaño que ocupa prácticamente toda la célula y muy pocas mitocondrias. Aunque su función principal es el almacenamiento de energía, también tiene importantes funciones endocrinas, ya que cuenta con una rica matriz extracelular, fibroblastos, macrófagos y otras células inmunes, que producen numerosas hormonas y otros factores, como adipoquinas, que participan en la regulación del metabolismo y tienen un impacto central en los fenómenos inflamatorios que facilitan o dificultan la sensibilidad a la insulina. Como hemos comentado, en el tejido adiposo se almacenan y liberan ácidos grasos y se regula el metabolismo de la glucosa.

Por otra parte, el BAT representa una pequeña proporción del tejido adiposo en nuestra especie, más abundante en la primera infancia. Tiene un gran impacto metabólico debido a su capacidad para participar en la termogénesis. Cuando está a pleno rendimiento, es responsable del 40 al 80 % del gasto energético en humanos. Histológicamente, se diferencia del BAT por la presencia de múltiples gotas lipídicas, alta densidad de mitocondrias y la expresión de la *uncoupling protein 1* (UCP1), que tiene un papel fundamental en la termogénesis, ya que es capaz de disipar el gradiente de protones en la síntesis de ATP proveniente del catabolismo de los nutrientes y liberar energía en forma de calor. Respecto a los adipocitos beige, son adipocitos que se desarrollan en los depósitos de WAT en respuesta a la exposición al frío y otros estímulos.

Una de las principales características del tejido adiposo es su gran plasticidad. Esta plasticidad metabólica es un punto clave en el mantenimiento de la salud metabólica y su disfunción se relaciona con la aparición de diferentes enfermedades que se asocian a la obesidad.

Disfunción del tejido adiposo

Cuando hablamos de disfunción del tejido adiposo nos referimos al deterioro de su capacidad para responder de forma apropiada a los estímulos fisiológicos, de modo que se interrumpe su normal funcionamiento y se altera su histología. Existen múltiples mecanismos que intervienen en esta disfunción y que tienen una relación directa con la dificultad de atender a la demanda de expandirse de forma ilimitada. Hay una serie de factores que dificultan esta capacidad de expansión:

- **Limitación de la capacidad de neogénesis de nuevos adipocitos**: desde hace varias décadas sabemos que el tejido adiposo tiene

capacidad de reclutar más adipocitos (hiperplasia) a través de las células mesenquimales presentes en la fracción vascular estromal del tejido. Se ha demostrado que esta capacidad es limitada, llegando estas células, por diferentes mecanismos, a perder esta capacidad de diferenciarse a adipocitos de una forma efectiva.

- **Apoptosis de los adipocitos**: se ha demostrado que, en los sujetos con obesidad, el tejido adiposo tiene una mayor cantidad de estímulos proapoptóticos, lo que contribuye al descenso de la masa celular adiposa.

- **Limitación de la capacidad de expandir la red vascular en el tejido**: durante la obesidad, la ampliación de la red vascular no es suficiente para suministrar suficiente oxígeno a todos los adipocitos y se produce una hipoxia local, que puede generar necrosis o apoptosis de estos.

- **Aumento de la fibrosis en el tejido**: en este momento se está demostrando que este factor es clave para explicar la dificultad de expandirse el tejido y provocar su disfunción.

A continuación, exponemos los mecanismos finales que contribuyen a esa disfunción del tejido adiposo:

- **Inflamación y disfunción del sistema inmune.** Cuando la expansión del tejido graso se realiza mediante hipertrofia de los adipocitos, puede dar lugar a una inflamación crónica de bajo grado, que se caracteriza por un aumento en la producción de moléculas proinflamatorias, como el factor de necrosis tumoral α o TNF-α o la proteína quimiotáctica de monocitos 1 (MCP-1). La hipoxia también contribuye a generar este estado proinflamatorio en el tejido.

- **Lipotoxicidad.** Cuando el tejido adiposo se sobrecarga de triglicéridos, se produce una acumulación de metabolitos lipídicos tóxicos en el propio tejido y en otros, como el hígado o el músculo esquelético, que también contribuyen a la resistencia a la insulina.

- **Disfunción endocrina.** Es frecuente la desregulación de las adipoquinas, como leptina o adiponectina en la obesidad. La leptina, implicada en la regulación del apetito y en el balance energético, se segrega en el tejido adiposo en respuesta a los bajos niveles de reserva energética. El exceso de tejido adiposo produce una resistencia a la leptina. Por otra parte, se reducen las concentraciones de adiponectina, empeorando el metabolismo de la glucosa y los lípidos. Todo ello converge de nuevo en resistencia a la insulina y fenómenos inflamatorios.

- **Factores genéticos y epigenéticos**. Además de los factores ambientales relacionados con la sobrenutrición, existen también variantes genéticas y factores epigenéticos que pueden contribuir al mal funcionamiento del tejido adiposo. Algunos estudios poblacionales han identificado loci genéticos que podrían explicar el 20 % de los casos de obesidad, aunque se estima que la influencia genética podría ser mayor. Del mismo modo, los fenómenos epigenéticos provocados por componentes de la dieta podrían modular la expresión fenotípica de los genes implicados.

El conjunto de todas estas alteraciones modifica notablemente las funciones que desempeña el tejido adiposo en la regulación del metabolismo de la glucosa y los lípidos, fundamentalmente, y, además, se deteriora gravemente su capacidad de adaptación, dando lugar a multitud de enfermedades relacionadas, entre las que podemos destacar la enfermedad metabólica, la cardiovascular y también cada vez con mayor evidencia el cáncer.

Tejido adiposo y enfermedad metabólica

Como se ha comentado previamente, la epidemia de obesidad actual se asocia con un incremento significativo en la prevalencia de ciertas enfermedades metabólicas, entre las que podemos destacar la diabetes tipo 2. Aunque la mayor parte de los datos epidemiológicos sobre obesidad y morbimortalidad se refieren al índice de masa corporal (IMC), sabemos que esta no es una buena medida, ya que no permite distinguir entre grasa y músculo, no nos aporta una idea exacta de la adiposidad visceral y puede presentar variaciones étnicas

que no se tienen en cuenta. Por esto, podemos utilizar medidas alternativas como el perímetro de cintura o el índice cintura-cadera, que nos dan una idea más aproximada de la adiposidad visceral. Algunos estudios sugieren que el perímetro de cintura se correlaciona más con la mortalidad por todas las causas. En una publicación reciente, en la que se incluyeron datos del *National Health and Nutrition Examination Survey* (NHANES), con un total de 19.735 participantes, se observó que la mortalidad por todas las causas presentaba una correlación positiva con la circunferencia de la cintura con un riesgo relativo 1,5-2 veces mayor en los que tenían una circunferencia abdominal mayor. Sin embargo, la asociación con la adiposidad en extremidades fue negativa.

Los mecanismos patogénicos que influyen en la aparición de la enfermedad metabólica son múltiples y muchos de ellos los hemos mencionado con anterioridad, como la lipotoxicidad, la inflamación crónica de bajo grado y la disfunción endocrina que conduce a un aumento de la resistencia a la insulina, evento clave en la diabetes tipo 2 y el síndrome metabólico. En este sentido, debemos tener en cuenta que, a medida que la obesidad progresa, la diferenciación de los preadipocitos también falla, reduciendo la señalización de la insulina y la captación de glucosa por el descenso de la adiponectina que se produce en los adipocitos maduros. Los fenómenos de hipertrofia y de hipoxia son una señal de alarma celular que favorece la expresión de gran cantidad de genes. Estos dan lugar a una cadena de respuesta, que, en última instancia, dan lugar a mayor resistencia a la insulina. Finalmente, se produce un aumento del flujo y depósito de triglicéridos que se acumulan de forma ectópica, principalmente, en el hígado y el músculo esquelético, dando lugar a los fenómenos de lipotoxicidad que contribuyen también a la resistencia a la insulina.

Tejido adiposo y enfermedad cardiovascular

En cuanto a los mecanismos por los que la obesidad se asocia con enfermedades cardiovasculares son muy similares a los de la enfermedad metabólica y, difícilmente, se pueden separar. De nuevo aparecen la expansión y disfunción del tejido adiposo, la disfunción endocrina y la inflamación crónica de bajo grado como actores principales en el deterioro del sistema cardiovascular en las personas con obesidad. Sin embargo, también podemos distinguir algunos mecanismos directos e indirectos del tejido adiposo sobre la salud cardiovascular. La resistencia a la insulina, la diabetes tipo 2 y la enfermedad metabólica relacionada con la obesidad desempeñan un papel central en la disfunción vascular. Pero también la obesidad puede producir compresión mecánica sobre el glomérulo, así como activación simpática y del eje renina-angiotensina-aldosterona, que favorecen la hipertensión arterial. La disfunción del tejido adiposo puede, además, favorecer la trombosis a través del aumento en la producción de isoprostano y factor tisular e induciendo resistencia a la insulina y activación plaquetaria.

Por otra parte, el tejido adiposo secreta gran cantidad de sustancias bioactivas que pueden afectar al sistema cardiovascular mediante efectos endocrinos y paracrinos. Estas sustancias bioactivas incluyen adipoquinas, citoquinas proinflamatorias, microRNA, microvesículas y moléculas inorgánicas, como el sulfuro de hidrógeno o los metabolitos de los ácidos grasos. El tejido adiposo perivascular y epicárdico puede afectar de forma directa a la pared vascular o al miocardio adyacente de forma paracrina mediante estas sustancias bioactivas. También el tejido adiposo depositado en zonas periféricas puede liberar las sustancias al torrente sanguíneo y producir efectos endocrinos sobre el corazón y los vasos. Y finalmente, en algunos casos, el tejido adiposo perivascular puede segregar sustancias que alcanzan la luz de los vasos adyacentes y producen un efecto sobre el lecho vascular.

En la enfermedad cardiovascular desempeña un papel fundamental el estrés oxidativo, ya que, en presencia de mayor estrés oxidativo vascular, los productos de la peroxidación lipídica son liberados al tejido adiposo perivascular. Del mismo modo, cuando hay inflamación y aterosclerosis, se liberan mediadores proinflamatorios que pueden deteriorar la diferenciación de adipocitos. Existe, por tanto, una comunicación intrincada entre el tejido adiposo y el sistema cardiovascular que favorecen la aparición de enfermedades cardiovasculares en personas con obesidad.

De forma similar a la enfermedad metabólica, existen amplios datos del beneficio de la pérdida de la masa grasa sobre la enfermedad cardiovascular, ya sea mediante modificaciones del estilo de vida o mediante intervención farmacológica o cirugía bariátrica. Como ejemplo, podemos citar la reducción de la mortalidad cardiovascular mostrada por análogos de GLP-1 e inhibidores del cotransportador sodio-glucosa 2 (iSGLT2) en los estudios de seguridad cardiovascular de dichos fármacos. También la cirugía bariátrica ha demostrado su eficacia en este sentido.

Tejido adiposo y cáncer

Otro aspecto en las comorbilidades de la obesidad que cada vez cobra más importancia es su relación con diferentes tipos de cáncer, incluyendo el cáncer de mama, útero, ovario, esófago, estómago, colorrectal, colangiocarcinoma, hígado, páncreas, riñón o mieloma múltiple. Se estima que por cada incremento de 5 puntos en el IMC, el riesgo relativo de cáncer aumenta de 1,05 a 1,62. El riesgo parece ser mayor en mujeres y aunque cuanto mayor es el IMC, mayor parecen ser las muertes atribuibles a la obesidad, existen múltiples factores de confusión que favorecen esta relación obesidad-cáncer, como pueden ser la dieta, la actividad física y el balance energético. Todo esto unido a la enfermedad metabólica pueden influir en la mayor incidencia de cáncer en personas con obesidad.

Los mecanismos específicos aún no están claros, pero se han identificado tres agentes causales principales que son la hiperinsulinemia, la inflamación crónica de bajo grado y el aumento en la producción de estrógenos. Entre los mecanismos emergentes, la evidencia disponible apunta a que los cambios en el microambiente del tumor y en las células estromales del tejido adiposo desempeñan un papel importante. Estos cambios parecen relacionarse con la inflamación crónica, la transición epitelial a mesenquimal, la fibrosis relacionada con el tumor, la angiogénesis y la inestabilidad genómica.

Las células adiposas estromales son reclutadas por citoquinas producidas en el tumor y su tejido circundante y actúan estimulando a las células endoteliales e incrementando la vascularización del tumor. Además, favorecen los fenómenos de transición epitelial a mesenquimal y esto contribuye a la invasión de otros tejidos y metástasis a distancia. Por otra parte, pueden inducir los mecanismos de fibrosis, alterando la matriz extracelular. Esta fibrosis ejerce gran impacto en la modulación de la señalización celular, la morfología del epitelio y la diferenciación de células precursoras. También favorecen la atracción de células inmunitarias al microambiente del tumor, especialmente, de células T y macrófagos que pueden deteriorar la respuesta inmune frente al tumor.

La influencia hormonal también se relaciona con la génesis tumoral. De hecho, el aumento de la producción de estrógenos en el tejido adiposo, debido a un aumento de la actividad aromatasa, es clave en la asociación del cáncer de mama con la obesidad. Algunos factores derivados del tumor, como las prostaglandinas E2 (PGE2), estimulan la unión de la *AMPc-response element-binding protein 1* (CREB) a los elementos de respuesta al AMPc (CRE) en el promotor de la aromatasa, lo que favorece el aumento de la actividad aromatasa y el consiguiente incremento en la síntesis de estrógenos en las células adiposas estromales. Este exceso de estrógenos favorece el crecimiento y proliferación de las células tumorales mamarias, que expresan de forma habitual receptores de estrógenos.

Otros factores hormonales, como la leptina o el factor de crecimiento similar a la insulina 1 (IGF-1), también se han propuesto como promotores de algunos procesos asociados al cáncer, como la diferenciación epitelial a mesenquimal, la expresión de células precursoras, el aumento de la producción de estrógenos o los cambios en el microambiente tumoral que favorecen su crecimiento. En este sentido,

la relación cáncer-obesidad es un campo de investigación creciente, en el que aún quedan muchos mecanismos por dilucidar.

EL TEJIDO ADIPOSO: UN YIN FEMENINO Y CREATIVO

La capacidad del tejido adiposo de almacenar grasa y retenerla salvó a los homínidos de la extinción

Hasta llegar al hombre actual, se ha pasado por una evolución compleja, de la que tenemos algunos datos.

El origen de la vida, por llamarlo de alguna forma, debió iniciarse con la aparición de los procariotas, que ocurrió aproximadamente hace 3,5-3,8 mil millones de años, durante lo que se conoce como la era Arcaica o Eón Arcaico.

Los primeros monos, los primates del suborden *Haplorrhini*, aparecieron durante el período Eoceno, hace 56 a 34 millones de años, aproximadamente.

Las primeras especies de homínidos considerados como ancestrales o cercanamente relacionadas con ella aparecieron hace más de 7 millones de años. Entre ellas destaca el *Sahelanthropus tchadensis*. Se estima que vivió hace 6-7 millones de años, aproximadamente, en lo que hoy es Chad.

Los primeros representantes del género *Homo* propiamente dicho aparecieron hace aproximadamente 2,8 millones de años. Se cree que el *Homo habilis*, considerado uno de los primeros miembros del género *Homo*, surgió en África Oriental durante el período conocido como Pleistoceno temprano. *Homo habilis* fue seguido por otras especies del género *Homo*, como *Homo erectus*, *Homo heidelbergensis*, *Homo neanderthalensis* y, finalmente, *Homo sapiens* (nosotros mismos).

En términos de alimentos vegetales, se cree que el *Homo habilis* consumía una variedad de frutas, nueces, semillas, tubérculos y otros productos vegetales que recolectaba en su entorno. Dependiendo de la ubicación geográfica y el clima, también podrían haber aprovechado hojas, tallos y raíces de plantas.

En cuanto a los alimentos animales, aunque la evidencia es limitada, se cree que el *Homo habilis* también consumía carne en su dieta. Esto incluiría animales pequeños, como reptiles, aves, mamíferos pequeños e insectos. Aunque, probablemente, no eran cazadores expertos, es posible que aprovecharan oportunidades para capturar y consumir carne de animales pequeños.

A medida que los homínidos evolucionaron y desarrollaron herramientas más sofisticadas, como las piedras talladas, comenzaron a procesar y despiezar la carne de animales más grandes, lo que les permitió incorporar más proteínas animales en su dieta. Este cambio en la alimentación se asoció con el desarrollo del género *Homo* y el aumento en el tamaño del cerebro.

Uno de los períodos más desafiantes para la alimentación de los homínidos fue durante el Pleistoceno, también conocido como la Edad de Hielo, que comenzó hace, aproximadamente, 2,6 millones de años y terminó hace unos 11.700 años. Durante este período se produjeron fluctuaciones climáticas significativas con ciclos de glaciaciones y periodos interglaciares más cálidos.

Durante el Pleistoceno, la obtención de alimento se volvió más difícil, debido a varias razones relacionadas con los cambios climáticos y ambientales que ocurrieron durante ese período:

- **Fluctuaciones climáticas y glaciaciones**: el Pleistoceno fue una época caracterizada por ciclos de glaciaciones y periodos interglaciares más cálidos. Durante las fases más frías de las glaciaciones, grandes áreas de la Tierra estaban cubiertas de hielo, lo que dio como resultado la disminución de la vegetación y la reducción de los hábitats adecuados para la fauna y la flora. Esto llevó a la escasez de alimentos disponibles para los homínidos.
- **Cambios en la vegetación y la disponibilidad de recursos**: las fluctuaciones climáticas afectaron a la distribución y la composición de la vegetación. Durante las fases más frías, los bosques se redujeron y las praderas y estepas cubiertas de hierba se

expandieron. Esto implicó una disminución en la disponibilidad de alimentos vegetales, ya que las plantas adaptadas a climas más cálidos y húmedos se redujeron en cantidad y diversidad.
- **Migración de animales**: las glaciaciones también provocaron la migración de especies animales en busca de hábitats adecuados y recursos alimenticios. Esto afectó a la disponibilidad de presas para la caza por parte de los homínidos.
- **Competencia con otras especies**: durante el Pleistoceno, los homínidos compartieron su entorno con otras especies de homínidos, y con animales depredadores y carroñeros. La competencia por los recursos alimenticios, como la caza y los cadáveres de animales, aumentó en estos períodos de escasez.

Justo en la mitad del Pleistoceno, los homínidos estuvieron a punto de extinguirse. Estudios recientes estiman que los antepasados humanos atravesaron un grave cuello de botella poblacional con alrededor de 1.280 individuos reproductores, aproximadamente, hace 813.000-930.000 años. El cuello de botella duró unos 117.000 años y llevó a los ancestros humanos al borde de la extinción.

Ante estos desafíos, los homínidos desarrollaron adaptaciones y estrategias para sobrevivir.

Al parecer, entre los procesos fisiológicos que atravesó el ser humano cuando se bajó del árbol, está el haber aumentado el tejido adiposo, pues solo el 0,1 % de la masa corporal de los bonobos está formada por masa grasa, y cuando una hembra está en embarazo o cercana a él, esta puede aumentar a un 8,6 %. Una cifra bajísima cuando se compara con el 15 % de masa grasa que acumulan los hombres y el 30 % que suelen tener las mujeres. También se produjeron otros cambios en la masa corporal de los homínidos, que disminuyeron la musculatura de los miembros superiores e incrementaron la musculatura de los inferiores.

¿Para qué adquirieron estos homínidos más grasa que sus antecesores? La razón fundamental fue la de ayudar a la reproducción, pues los *Homos* eran nómadas que recorrían largas distancias en el día. Por esto, las mujeres acumularon grasa para mantener a sus crías. Pero en ese período crítico de nuestra evolución, de los 1.280 ancestros que tuvieron que superar la hambruna y la carencia de alimentos, casi con toda seguridad sobrevivieron los que tenían un tejido adiposo capaz de almacenar reservas para gastarlas lo más lentamente posible. Hoy día hay numerosos antropólogos que opinan que el tejido adiposo salvó a la especie humana.

Hace más de seis décadas aparecieron los postulados formulados por Neel. La hambruna puede haber favorecido directamente la selección de alelos metabólicamente ahorradores; pero la hambruna también puedo inducir cambios fisiológicamente relevantes en el del epigenoma. Por uno u otro medio, aquellos individuos que eran capaces de gestionar mejor sus reservas en el tejido adiposo fueron los que sobrevivieron. Curiosamente, estos cambios evolutivos que nos adaptaron al Pleistoceno, hoy se han vuelto en nuestra contra.

BIBLIOGRAFÍA

- Bhaskaran K, Douglas I, Forbes H, dos-Santos-Silva I, Leon DA, Smeeth L. Body-mass index and risk of 22 specific cancers: a population-based cohort study of 5·24 million UK adults. Lancet. 2014 Aug 30;384(9945):755-65.
- Cypess AM. Reassessing Human Adipose Tissue. N Engl J Med. 2022;386(8):768-79.
- Donohoe CL, Lysaght J, O'Sullivan J, Reynolds JV. Emerging Concepts Linking Obesity with the Hallmarks of Cancer. Trends Endocrinol Metab. 2017 Jan;28(1):46-62.
- Koenen M, Hill MA, Cohen P, Sowers JR. Obesity, Adipose Tissue and Vascular Dysfunction. Circ Res. 2021;128(7):951-68.
- Hu W, Hao Z, Du P, Di Vincenzo F, Manzi G, Cui J, *et al.* Genomic inference of a severe human bottleneck during the Early to Middle Pleistocene transition. Science. 2023 Sep;381(6661):979-84.
- Lingvay I, Sumithran P, Cohen RV, Le Roux CW. Obesity management as a primary treatment goal for type 2 diabetes: time to reframe the conversation. Lancet. 2022;399(10322):394-405.
- Neel JV. Diabetes mellitus: a "thrifty" genotype rendered detrimental by "progress"? Am J Hum Genet 1962;14:353-62.
- Oikonomou EK, Antoniades C. The role of adipose tissue in cardiovascular health and disease. Nat Rev Cardiol. 2019;16(2):83-99.
- Roldan M, Macias-Gonzalez M, Garcia R, Tinahones FJ, Martin M. Obesity short-circuits stemness gene network in human adipose multipotent stem cells. FASEB J. 2011 Dec;25(12):4111-26.
- Sakers A, De Siqueira MK, Seale P, Villanueva CJ. Adipose-tissue plasticity in health and disease. Cell. 2022;185(3):419-46.
- Shulman GI. Ectopic fat in insulin resistance, dyslipidemia, and cardiometabolic disease. N Engl J Med. 2014 Sep 18;371(12):1131-41.
- Stunkard AJ, Harris JR, Pedersen NL, McClearn GE. The body-mass index of twins who have been reared apart. N Engl J Med. 1990 May 24;322(21):1483-7.
- Tinahones FJ, Coín Aragüez L, Murri M, Oliva Olivera W, Mayas Torres MD, Barbarroja N, *et al.* Caspase induction and BCL2 inhibition in human adipose tissue: a potential relationship with insulin signaling alteration. Diabetes Care. 2013 Mar;36(3):513-21.
- Ye J. Emerging role of adipose tissue hypoxia in obesity and insulin resistance. Int J Obes (Lond). 2009 Jan;33(1):54-66.
- Zihlman AL, Bolter DR. Body composition in Pan paniscus compared with Homo sapiens has implications for changes during human evolution. Proc Natl Acad Sci USA. 2015 Jun 16;112(24):7466-71.

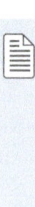

RESUMEN CONCEPTUAL

EL TEJIDO ADIPOSO: ¿EL YIN?

YIN: OSCURO-PASIVO

■ Disfunción del tejido adiposo
Inflamación
Lipotoxicidad
Disfunción endocrina
Genética y epigenética

Enfermedad metabólica
Enfermedad Cardiovascular
Cáncer

YIN: FEMENINO-CREATIVO

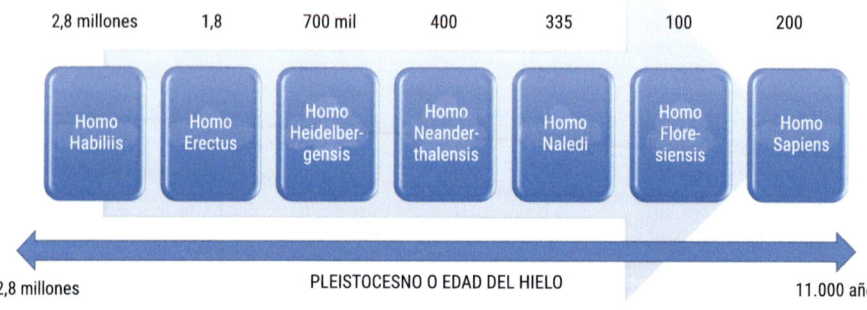

2,8 millones	1,8	700 mil	400	335	100	200
Homo Habilis	Homo Erectus	Homo Heidelbergensis	Homo Neanderthalensis	Homo Naledi	Homo Floresiensis	Homo Sapiens

2,8 millones PLEISTOCESNO O EDAD DEL HIELO 11.000 años

■ El tejido adiposo permitió a los homínidos sobrevivir y no extinguirse en el largo Pleistoceno.

■ Los homínidos que sobrevivieron fueron los que su tejido adiposo fue activo en almacenar reservas y luego gastarlas lo más lentamente posible.

■ Esas reservas grasas garantizaron la reproducción.

Enfermedad metabólica crónica adiposa. El músculo: ¿el YANG?

3

A. Ciudin Mihai

INTRODUCCIÓN

La terminología "YIN" y "YANG" se origina en la filosofía china tradicional, especialmente en la medicina china, y se utiliza para describir la dualidad y el equilibrio de las fuerzas opuestas en la naturaleza y en el cuerpo humano. "YIN" generalmente se asocia con características como la pasividad, la frescura, la oscuridad y la conservación, mientras que "YANG" se asocia con características como la actividad, el calor, la luz y la expansión, pudiéndose comparar de forma metafórica con el tejido adiposo y el músculo, respectivamente.

Durante mucho tiempo se ha considerado que el tejido adiposo y el músculo no desempeñan un papel significativo en el metabolismo humano. El músculo esquelético fue visto desde el punto de vista biomecánico como un órgano encargado de producir movimiento gracias a la contracción de sus fibras. Posteriormente se descubrió su importancia desde el punto de vista del consumo energético, especialmente cuando está activo, y que también influye en el tejido adiposo, reduciendo la energía almacenada. No obstante, la relación entre el músculo y el tejido adiposo va más allá de estos simples mecanismos relacionados con el consumo de energía. Datos recientes, evidencian tanto el papel significativo de cada uno de ellos en la regulación del metabolismo humano, como su interacción bidireccional e inseparable en la regulación metabólica y endocrina, pudiéndose comparar con la clásica imagen de YIN (tejido adiposo) y YANG (músculo).

Por ejemplo, clásicamente, se ha considerado que la adiponectina se sintetiza únicamente en el tejido adiposo. Sin embargo, Krause *et al* mostraron que los miocitos sintetizan adiponectina a nivel local y autorregulan la inclusión del tejido adiposo en el músculo.

A su vez, después de una lesión muscular, la regeneración muscular se realiza mediante la actividad de progenitores fibroadipogénicos (FAP), que aumentan rápidamente dentro del músculo lesionado y cuyo origen ha sido atribuido a su proliferación dentro del propio músculo. No obstante, estudios recientes basados en RNAseq unicelular han revelado heterogeneidad fenotípica y funcional en las FAP, mostrando que algunos provienen del tejido adiposo subcutáneo y las células estromales adiposas (ASC), que se liberan rápidamente en respuesta a una lesión muscular, marcando de esta manera la interrelación entre el tejido adiposo y el músculo, de forma bidireccional. Además, el tejido adiposo marrón y el miocito tienen origen embriológico común, compartiendo mecanismos moleculares y mitocondriales que intervienen en el gasto calórico.

Cada vez hay más evidencia que indican que el músculo esquelético libera una gran cantidad de moléculas de señalización inducidas por la contracción, la proliferación/diferenciación celular y/o procesos metabólicos locales, conocidas como miocinas. Por lo tanto, ahora se hace referencia al músculo esquelético como órgano endocrino.

En las siguientes páginas exploraremos cómo los músculos participan activamente en varios aspectos del metabolismo, desde el gasto calórico hasta la regulación de la glucosa, lípidos, proteínas y sistemas nervioso e inmune, representando una fuerza "YANG".

PAPEL DEL MÚSCULO EN EL GASTO ENERGÉTICO

La masa muscular contribuye significativamente al gasto energético en reposo (GER) y sobre todo durante la actividad física. En reposo, los músculos necesitan energía para mantener funciones básicas como el tono muscular y la postura. En la práctica clínica, debido al uso generalizado del modelo de composición corporal de dos compartimentos, la normalización del GER generalmente se realiza teniendo en cuenta la masa libre de grasa (MLG) metabólicamente activa. La MLG es el principal determinante de GER y explica entre el 53 y el 88 % (en general 75 %) de su varianza, tratándose de un promedio de unas 400 kcal/día para un adulto estándar. Se han publicado numerosas ecuaciones de regresión para la predicción de GER a partir de MLG, con curvas similares que varían de 19,7 a 24,5 kcal × kg FFM-1 × día-1 e intersecciones positivas que varían de 186 a 662 kcal/día. Las diferencias en la metodología utilizada para estimar la MLG (tema que se tratará en otro capítulo) no explican las discrepancias entre esas ecuaciones que pueden deberse más bien a diferencias de población.

Durante la actividad física, la demanda de energía de los músculos aumenta significativamente, teniendo un impacto positivo en el gasto energético total. Las diversas vías metabólicas están reguladas por una variedad de señales intramusculares y hormonales que influyen en la activación enzimática y la disponibilidad de sustrato (glucosa, lípidos, proteínas), asegurando así que la tasa de resíntesis de ATP coincida estrechamente con las demandas de ATP del ejercicio.

PAPEL DEL MÚSCULO EN LA HOMEOSTASIS DE LA GLUCOSA

Los músculos tienen un importante rol de almacenamiento y utilización de glucosa, siendo responsable de la captación de aproximadamente 80 % de la cantidad de glucosa tras una carga postprandial. La captación de glucosa en el músculo esquelético puede ocurrir a través de múltiples vías de señalización, que implican diversas moléculas transportadoras, conocidas como GLUT. En el músculo esquelético humano existen GLUT4, GLUT1 y GLUT3 (siendo el últimos expresado únicamente en el músculo fetal y neonatal). En adultos, la forma más abundante es GLUT4. GLUT1 se localiza en la membrana plasmática, mientras que GLUT4 se localiza principalmente en vesículas intracelulares. GLUT4 se transporta a la superficie celular en respuesta a estímulos: insulina o ejercicio, según el tipo de GLUT4. En condiciones no estimuladas, el transporte de glucosa a través de la membrana muscular está restringido debido a la localización intracelular de GLUT4 y a una expresión limitada de GLUT1 en la membrana plasmática.

La acción de la insulina en el músculo esquelético es fundamental en la homeostasis metabólica, por la vía de señalización de la AKT, por lo que alteraciones a este nivel o (ej: sarcopenia, mioesteatosis, inflamación, etc) convierten el músculo en el principal impulsor de la resistencia a la insulina (IR), sentando las bases de las alteraciones metabólicas (ej diabetes tipo 2, etc).

Además de la insulina, el ejercicio físico estimula la captación de la glucosa, mediante la translocación de vesículas de GLUT4 a la membrana plasmática, por una vía de señalización diferente, la de la AMPK. La duración y la intensidad del ejercicio determinan la cantidad de glucosa absorbida por el músculo esquelético tanto por el número de GLUT4 traslocados a la membrana celular como por el aumento del flujo sanguíneo al músculo esquelético. Es importante destacar que la captación de glucosa estimulada por el ejercicio se mantiene durante la resistencia a la insulina, ya que no depende del brazo de señalización AKT de la vía de translocación de GLUT4 dependiente de insulina. Sin embargo, algunos estudios sugieren que las vías para la translocación de GLUT4 estimulada por la insulina y el ejercicio pueden converger en sentido descendente, y se pueden potenciar.

PAPEL DEL MÚSCULO EN LA HOMEOSTASIS DE LOS LÍPIDOS

El músculo esquelético es uno de los principales reguladores del metabolismo de carbohidratos, tal como se ha explicado anteriormente, así como de lípidos en nuestro organismo, por lo que es altamente susceptible a cambios en la disponibilidad de glucosa y ácidos grasos (AG).

El músculo esquelético es un tejido extremadamente complejo: su capacidad metabólica depende del tipo de fibras que lo componen y del nivel de estimulación que sufre, como por ejemplo una contracción aguda o crónica. Enfermedades como la obesidad a menudo se asocian con niveles elevados de AG, lo que conduce a la acumulación de intermediarios lipídicos tóxicos, estrés oxidativo y autofagia en las fibras esqueléticas, fenómeno denominado "lipotoxicidad". Durante el ejercicio de baja intensidad, (caminar o trotar), los músculos utilizan AG como fuente de energía. Esto contribuye a la movilización y quema de grasa almacenada en el cuerpo. Mediante el proceso de lipolisis, los triacilgliceroles (TAG) se descomponen para generar AG, lo que puede ser beneficioso para la pérdida de peso y la salud cardiovascular. Hay tres lipasas expresadas en el músculo esquelético que son responsables de la descomposición de los TAG: monoacilglicerol lipasa, triglicérido lipasa adiposa (ATGL) y lipasa sensible a hormonas (HSL). Una disminución en la expresión de ATGL caracteriza al músculo envejecido, que se acompaña de defectos en la respuesta antioxidante y sarcopenia. No obstante, la lipotoxicidad es una de las causas más comunes de resistencia a la insulina (IR), que a su vez altera la respuesta muscular y su metabolismo energético, tal como se explica a continuación. El suministro de sustrato para el metabolismo muscular se obtiene a partir de vías enzimáticas implicadas en obtener energía a partir de glucosa y AG, mediante glucólisis y β-oxidación, respectivamente. La IR promueve el aumento de lípidos en el músculo esquelético, influyendo en la acumulación de intermediarios lipídicos, lo que a su vez produce estrés lipotóxico. El exceso de lípidos genera infiltraciones grasas, también llamadas tejido adiposo intermuscular o mioesteatosis. La evidencia sugiere que el tejido adiposo intermuscular está relacionado con el proceso de envejecimiento, la pérdida de fuerza muscular y la disminución de la sensibilidad a la insulina muscular.

PAPEL DEL MÚSCULO EN LA HOMEOSTASIS DE LAS PROTEÍNAS

Los músculos esqueléticos son el principal depósito de proteínas (alrededor del 40 % del peso corporal en adulto estándar) y representan casi el 60 % de la proteína corporal total en humanos.

El mantenimiento del contenido proteico de ciertos tejidos y órganos, como la piel, el cerebro, el corazón y el hígado, es esencial para la supervivencia. En el estado postabsortivo, estos tejidos y órganos dependen de un suministro constante de aminoácidos por la sangre, que son el substrato para la síntesis de nuevas proteínas, manteniendo de esta forma el *turn-over* y homeostasis del metabolismo proteico (degradación y formación de proteínas).

Desde principios del decenio de 1960 se ha reconocido que, en ausencia de la ingesta de nutrientes, la proteína muscular sirve como principal fuente de aminoácidos para la síntesis de proteínas en otros tejidos o fuente de sustrato energético en situación crítica. Por ejemplo, en situación de estrés metabólico, como el asociado con la sepsis, el cáncer avanzado y las lesiones traumáticas), las respuestas fisiológicas necesarias para la recuperación pueden incluir la síntesis acelerada de proteínas de fase aguda en el hígado, síntesis de proteínas implicadas en la función inmune y síntesis de proteínas implicadas en la cicatrización de heridas. Las demandas de aminoácidos precursores para la síntesis de estas proteínas son significativas y el aporte exógeno suele ser insuficiente, por lo que la masa muscular es crucial para asegurar la supervivencia en estas condiciones. Específicamente, la atrofia muscular comienza temprano en la primera semana de una enfermedad crítica y los pacientes con insuficiencia multiorgánica pierden más masa muscular que otros pacientes. Además, estudios observacionales han informado que la atrofia muscular se asocia con una estancia más prolongada en la UC y una mayor mortalidad hospitalaria, lo que refleja el papel importante de la masa muscular en la supervivencia.

PAPEL DEL MÚSCULO EN LA ADAPTACIÓN Y EFICIENCIA METABÓLICA

El ejercicio regular y el entrenamiento de fuerza pueden llevar a adaptaciones a largo plazo en los músculos esqueléticos, como el aumento de la masa muscular y la mejora de la eficiencia metabólica. Estas adaptaciones no solo tienen un impacto positivo en el metabolismo a corto plazo, sino que también promueven una mejor salud y calidad de vida.

Una adaptación distintiva al entrenamiento con ejercicios de resistencia es el aumento de la capacidad de transporte de oxígeno, medida por el VO2 máx, lo que conduce a una mayor resistencia a la fatiga y un mejor rendimiento en el ejercicio. Otra característica adaptativa es obtener una mayor densidad mitocondrial del músculo esquelético, un factor importante que contribuye a la disminución de la utilización y oxidación de carbohidratos y la producción de lactato, el aumento de la oxidación de grasas y el aumento del rendimiento en el ejercicio de resistencia. La capacidad de oxidación de carbohidratos musculares también aumenta, lo que permite mantener una mayor producción de potencia durante el ejercicio y mejorar el rendimiento. Finalmente, el entrenamiento de resistencia produce un aumento de la fuerza, la función neuromuscular y la masa muscular, mejorando además la resistencia a insulina y aumentando el gasto calórico, efectos que contribuyen a mejorar y corregir las alteraciones asociadas con síndrome metabólico y obesidad, tal como se explicará en otros capítulos.

PAPEL DEL MÚSCULO EN LA RESPUESTA INMUNE

La relación entre el músculo y el sistema inmunitario es bidireccional, siendo por un lado importante el papel del músculo en la liberación de citoquinas implicadas en la proliferación, activación y distribución de diversas células inmunitarias, como el papel del sistema inmune en la reparación y regeneración muscular. Estudios recientes sugieren que la pérdida de masa muscular se asocia con un mayor riesgo de inmunidad comprometida e infecciones.

Estudios que se remontan a la década de 1970, especialmente aquellos centrados en el ejercicio, han demostrado la importancia de la actividad física para el sistema inmunológico. Se ha demostrado que la actividad física regular es esencial para aumentar la capacidad del organismo para combatir infecciones oportunistas, a pesar de una inmunosupresión inicial transitoria inducida por el ejercicio.

Por el otro lado, la regeneración del músculo esquelético depende en gran medida de la respuesta inflamatoria. Una respuesta inmune transitoria y controlada es fundamental para el restablecimiento muscular, pero una respuesta inmune hiperactiva y persistente puede ser perjudicial para la reparación de los tejidos, como sucede por ejemplo en estado de resistencia a insulina relacionada con la obesidad donde la inflamación de bajo grado y la infiltración de macrófagos contribuye a la sarcopenia.

PAPEL DEL MÚSCULO EN LA FUNCIÓN DEL SISTEMA NERVIOSO

Múltiples estudios evidencian que el ejercicio físico mejora el aprendizaje, la memoria y la atención, el sueño, la regulación del apetito y el estado de ánimo en sujetos sanos, además de corregir fenotipos y síntomas de enfermedades en una serie de trastornos neurológicos. Datos recientes demuestran que existe una comunicación cruzada entre el músculo y el cerebro que media las respuestas fisiológicas y los efectos beneficiosos del ejercicio físico sobre el sistema nervioso. Más recientemente, el término "exerkine" se ha acuñado para abarcar los factores endocrinos que son estimulados por el ejercicio físico: hormonas, proteínas, metabolitos, ácidos nucleicos. El papel exacto y la caracterización de las exerkinas está todavía por definir.

Además de las moléculas derivadas de los músculos que tienen efectos directos en el cerebro, es posible que los procesos iniciados por los músculos desencadenen consecuencias indirectas en el cerebro a través de la regulación endocrina y metabólica. Las demandas metabólicas del músculo esquelético durante el ejercicio promueven la síntesis mediada por el hígado y la liberación plasmática de cuerpos cetónicos, principalmente acetoacetato y D-β-hidroxibutirato (DBHB). DBHB, por ejemplo, cruza la barrera hematoencefálica y se acumula en el hipocampo para estimular la acetilación de histonas, con efecto directo sobre la función cognitiva. La presencia de sarcopenia se ha asociado con mayor probabilidad de desarrollar deterioro cognitivo y los sujetos presentan cambios estructurales a nivel cerebral consistentes con neurodegeneración. El escenario molecular de la comunicación entre el músculo y el cerebro plantea la posibilidad de que aprovechar la

fisiología muscular a través del ejercicio pueda constituir un enfoque eficaz para promover la salud del cerebro. Múltiples estudios y ensayos clínicos aleatorizados han mostrado que el ejercicio físico mejora la memoria, la velocidad de procesamiento y la función ejecutiva, tanto en niños como en personas mayores, ancianos reflejando el papel activo del músculo esquelético en el sistema nervioso.

La noción de considerar al músculo como un componente "YANG" en el metabolismo no es un término o concepto ampliamente reconocido en la ciencia médica o fisiológica. No obstante, refleja de forma muy ilustrativa que el músculo es uno de los tejidos más dinámicos y activos en el cuerpo humano, que desempeña un papel esencial en la regulación del metabolismo, la calidad de vida y la salud del individuo.

BIBLIOGRAFÍA

- Bhatt M, Rudrapatna S, Banfield L, Bierbrier R, Wang PW, Wang KW, *et al*. Evaluating the evidence for macrophage presence in skeletal muscle and its relation to insulin resistance in obese mice and humans: A systematic review protocol. BMC Res Notes [Internet]. 2017 Aug 8 [cited 2023 Oct 1];10(1):1-6. Available from: ttps://bmcresnotes.biomedcentral.com/articles/10.1186/s13104-017-2686-6
- Bosy-Westphal A, Braun W, Schautz B, Müller MJ, Dulloo AG. Issues in characterizing resting energy expenditure in obesity and after weight loss. 2013 [cited 2023 Oct 1]; Available from: www.frontiersin.org
- Cotman CW, Engesser-Cesar C. Exercise enhances and protects brain function. Exerc Sport Sci Rev [Internet]. 2002 [cited 2023 Oct 1];30(2):75-9. Available from: https://pubmed.ncbi.nlm.nih.gov/11991541/
- Hargreaves M, Spriet LL. Skeletal muscle energy metabolism during exercise. [cited 2023 Oct 1]; Available from: https://doi.org/10.1038/s42255-020-0251-4
- Jaitovich A, Khan MMHS, Itty R, Chieng HC, Dumas CL, Nadendla P, *et al*. ICU Admission Muscle and Fat Mass, Survival, and Disability at Discharge: A Prospective Cohort Study. Chest [Internet]. 2019 Feb 1 [cited 2023 Oct 1];155(2):322. Available from: /pmc/articles/PMC6363817/
- Krause MP, Liu Y, Vu V, Chan L, Xu A, Riddell MC, *et al*. Adiponectin is expressed by skeletal muscle fibers and influences muscle phenotype and function. Am J Physiol Cell Physiol [Internet]. 2008 [cited 2023 Oct 1];295:203-12. Available from: www.ajpcell.org
- Mcpherron AC, Guo T, Bond ND, Gavrilova O. Increasing muscle mass to improve metabolism; © 2013 Landes Bioscience CoMMentAry 92 Adipocyte Volume 2 Issue 2 CoMMentAry. 2013 [cited 2023 Oct 1]; Available from: https://www.tandfonline.com/action/journalInfor-
mation?journalCode=kadi20http://dx.doi.org/10.4161/adip.22500
- Merz KE, Thurmond DC. Role of skeletal muscle in insulin resistance and glucose uptake. Compr Physiol. 2020 Jul 1;10(3):785-809.
- Pani S, Dey S, Pati B, Senapati U, Bal NC. Brown to White Fat Transition Overlap With Skeletal Muscle During Development of Larger Mammals: Is it a Coincidence? J Endocr Soc [Internet]. 2022 [cited 2023 Oct 1];6:1-13. Available from: https://doi.org/10.1210/jendso/bvac151
- Pillon NJ, Institutet K, Sweden KI, Dollet L, Lu SX, Lancha AH, *et al*. Crosstalk Between Skeletal Muscle and Immune System: Which Roles Do IL-6 and Glutamine Play? 2020 [cited 2023 Oct 1]; Available from: www.frontiersin.org
- Safdar A, Tarnopolsky MA. Exosomes as Mediators of the Systemic Adaptations to Endurance Exercise. [cited 2023 Oct 1]; Available from: http://perspectivesinmedicine.cshlp.org/
- Sastourné-Arrey Q, Mathieu M, Contreras X, Monferran S, Bourlier V, Gil-Ortega M, *et al*. Adipose tissue is a source of regenerative cells that augment the repair of skeletal muscle after injury. Nat Commun 2023 141 [Internet]. 2023 Jan 5 [cited 2023 Oct 1];14(1):1-17. Available from: https://www.nature.com/articles/s41467-022-35524-7
- Wolfe RR. The underappreciated role of muscle in health and disease. Am J Clin Nutr [Internet]. 2006 Sep 1 [cited 2023 Oct 1];84(3):475-82. Available from: https://pubmed.ncbi.nlm.nih.gov/16960159/
- Zurlo F, Larson K, Bogardus C, Ravussin E. Skeletal Muscle Metabolism Is a Major Determinant of Resting Energy Expenditure.

RESUMEN CONCEPTUAL

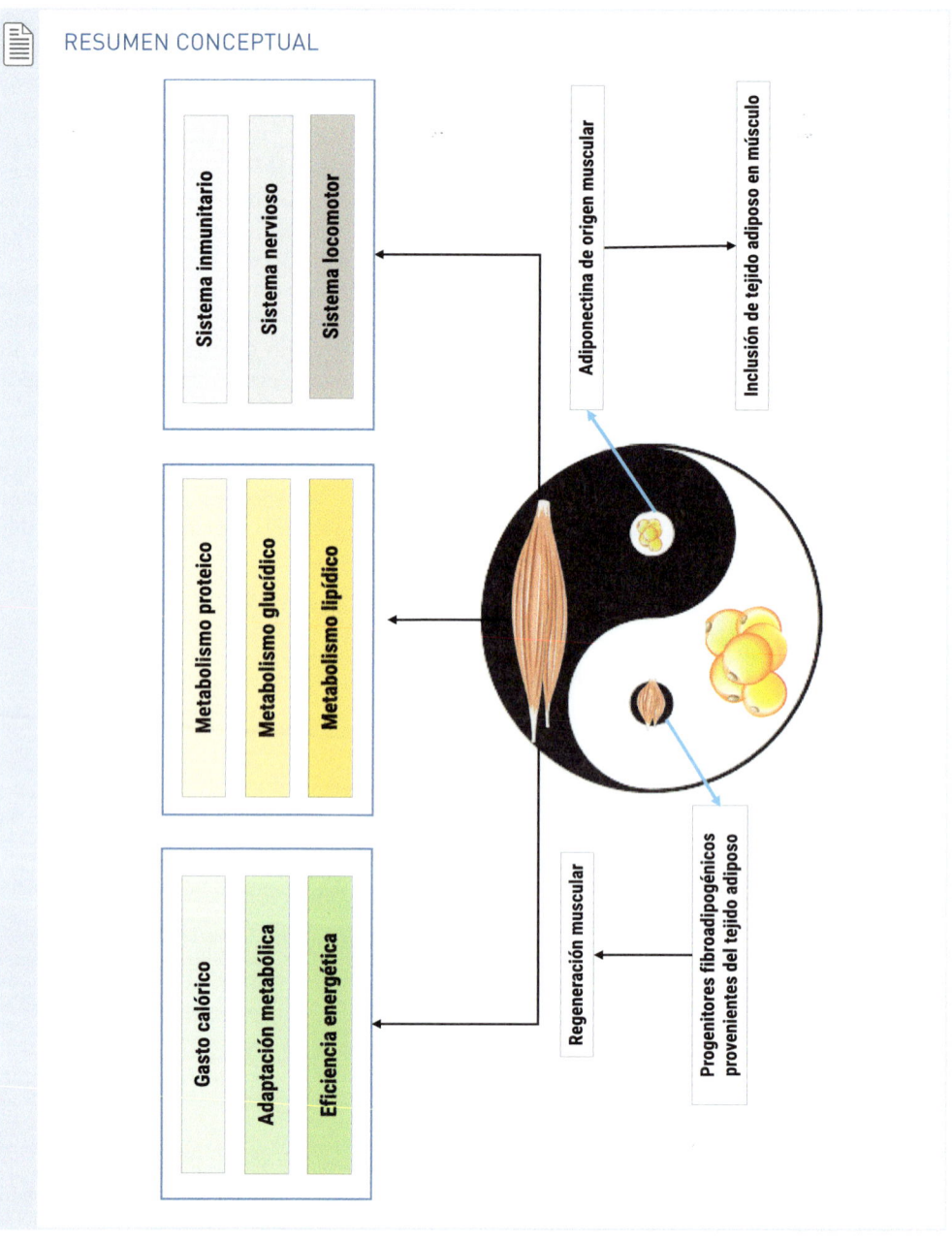

Diagnóstico, evaluación, fenotipos y patrones de distribución de la enfermedad metabólica crónica adiposa

4

I. Cano Rodríguez y E. González Arnaiz

INTRODUCCIÓN

El modelo ABCD ("*Adiposity-Based Chronic Disease*") forma parte de una propuesta más amplia de la enfermedad metabólica formulada por la Asociación Americana de Endocrinólogos Clínicos (AACE). Según esta propuesta, la enfermedad metabólica crónica engloba 3 modelos fisiopatológicos: ABCD ("*Adiposity-Based Chronic Disease*"), DBCD ("*Dysglycemia-Based Chronic Disease*") y CMBCD ("*Cardiometabolic-Based Chronic Disease*").

Sobre una base etiopatogénica, que engloba fundamentalmente la genética, la epigenética, los factores medioambientales y del estilo de vida, la insulino-resistencia y la adiposidad son los catalizadores y moduladores de las 4 etapas evolutivas de cada uno de los 3 modelos, con la evidencia sustentada en clústeres de eventos fisiopatológicos. La propuesta unifica en un mismo marco, y a la vez explica, la interrelación entre insulino-resistencia, adiposidad, síndrome metabólico y diabetes tipo 2 (DM2), la variedad de fenotipos clínicos resultantes y su relación con los eventos micro-macrovasculares.

Este modelo no muestra la obesidad solo como un exceso de expansión de la masa adiposa. El sello distintivo es la disfunción del tejido adiposo, asociado a patrones inadecuados de distribución (ectopias), que influyen en la evolución e intensidad de cada una de las fases por las que atraviesan los modelos DBCD y CMBD (Fig. 4-1).

Desde este punto de vista, para valorar correctamente la enfermedad metabólica crónica adiposa (EMCA), no solo se trata de cuantificar el índice de masa corporal (IMC) o la cantidad de grasa corporal total, también es necesario considerar la calidad, la disfuncionalidad y los patrones de distribución, o ectopias, de la grasa corporal.

EXPANSIÓN GRASA: UN PROBLEMA DE CANTIDAD, DISFUNCIONALIDAD Y ECTOPIAS

El tejido adiposo (TA) es el principal depósito de almacenamiento de lípidos del organismo y regula la grasa dietética diaria que ingresa en la circulación. Una vez superado el umbral de saturación, la adaptación a los cambios crónicos de un balance energético positivo depende, en gran medida, de la capacidad para la expansión del tejido adiposo.

La expansión del TA puede desarrollarse por aumento del número de adipocitos (hiperplasia) o por un incremento de su tamaño (hipertrofia). Es importante destacar que, agotada la capacidad de hiperplasia (o la incapacidad para realizarla) durante un balance energético positivo prolongado, se promoverá la hipertrofia de los adipocitos. Está bien demostrado que el agrandamiento de los adipocitos es una característica clave de la disfunción del tejido adiposo. Los adipocitos hipertróficos se acompañan de isquemia, inflamación de bajo grado, fibrosis y disfunción de la secreción de adipoquinas. Además, tienen menos capacidad de almacenamiento, impulsando el flujo de los lípidos hacia otros órganos con generación de ectopias grasas (hipótesis "*spillover*"). La expansión del TA mediante hiperplasia es una característica del TA subcutáneo y la hipertrofia lo es del TA visceral (Fig. 4-2).

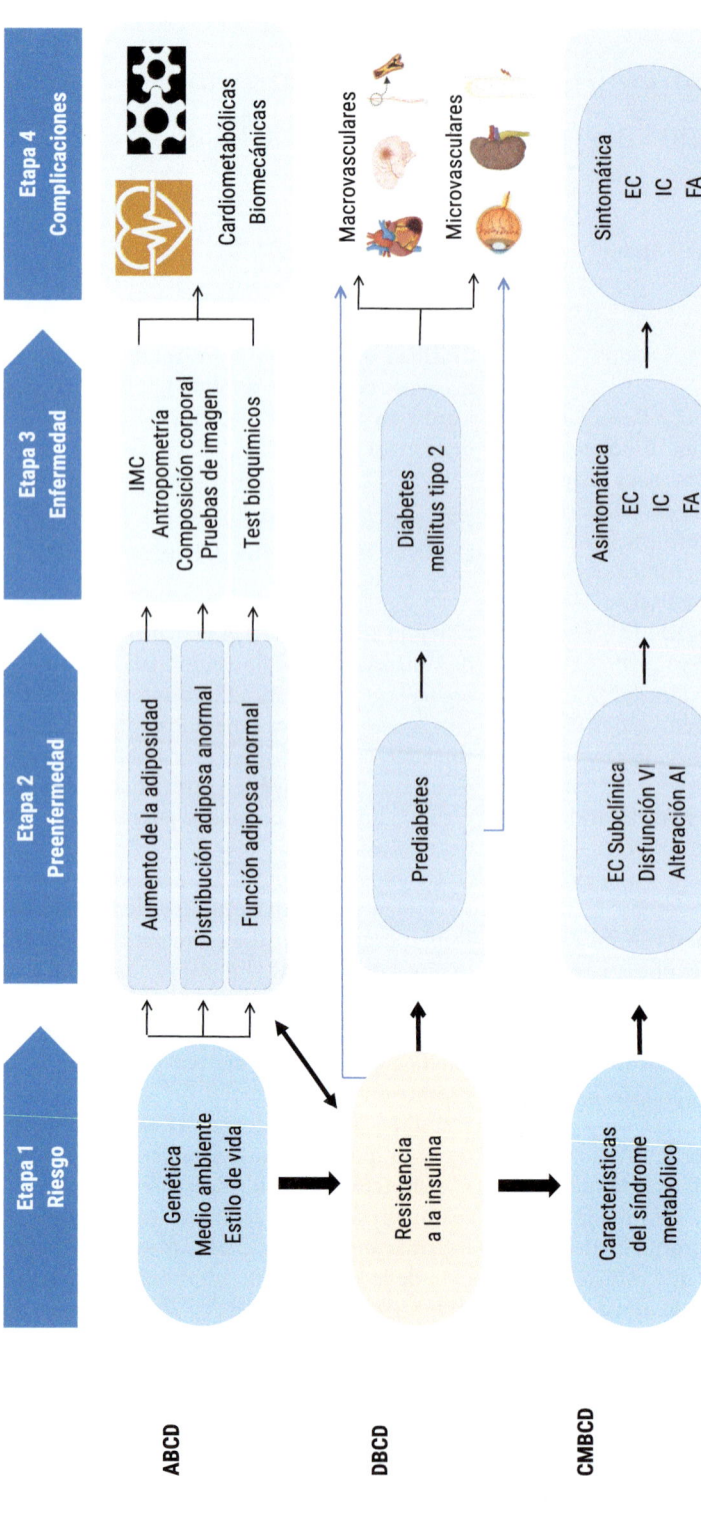

Figura 4-1. Modelo de enfermedad metabólica crónica basado en la adiposidad, la disglicemia y la enfermedad cardiometabólica. Sobre una base genética, epigenética, factores medioambientales y del estilo de vida, la resistencia a la insulina y la adiposidad son los catalizadores y moduladores de las 4 etapas evolutivas de cada modelo. La propuesta unifica en un mismo marco, y a la vez explica, la interrelación entre resistencia a la insulina, adiposidad, síndrome metabólico y diabetes tipo 2, la variedad de fenotipos clínicos y su relación con los eventos micro-macrovasculares. El modelo no muestra la obesidad solo como un exceso de expansión de la masa adiposa. El sello distintivo es la disfunción del tejido adiposo, asociado a patrones inadecuados de distribución, o ectopias, que influye en la evolución e intensidad de cada una de las fases por las que atraviesan los modelos DBCD y CMBD [véase texto].
Adaptado y modificado de Mechanick JI, Farkouh ME, Newman JD, Garvey WT. Cardiometabolic-Based Chronic Disease, Addressing Knowledge and Clinical Practice Gaps: JACC State-of-the-Art Review. J Am Coll Cardiol. 2020 Feb 11;75(5):539-55.
ABCD: Adiposity Based Chronic Disease. AI: aurícula izquierda. CMBCD: Cardiometabolic Based Chronic Disease. DBCD: Dysglycemia Based Chronic Disease. EC: enfermedad coronaria. FA: fibrilación auricular. IC: insuficiencia cardiaca. IMC: índice de masa corporal. VI: ventrículo izquierdo.

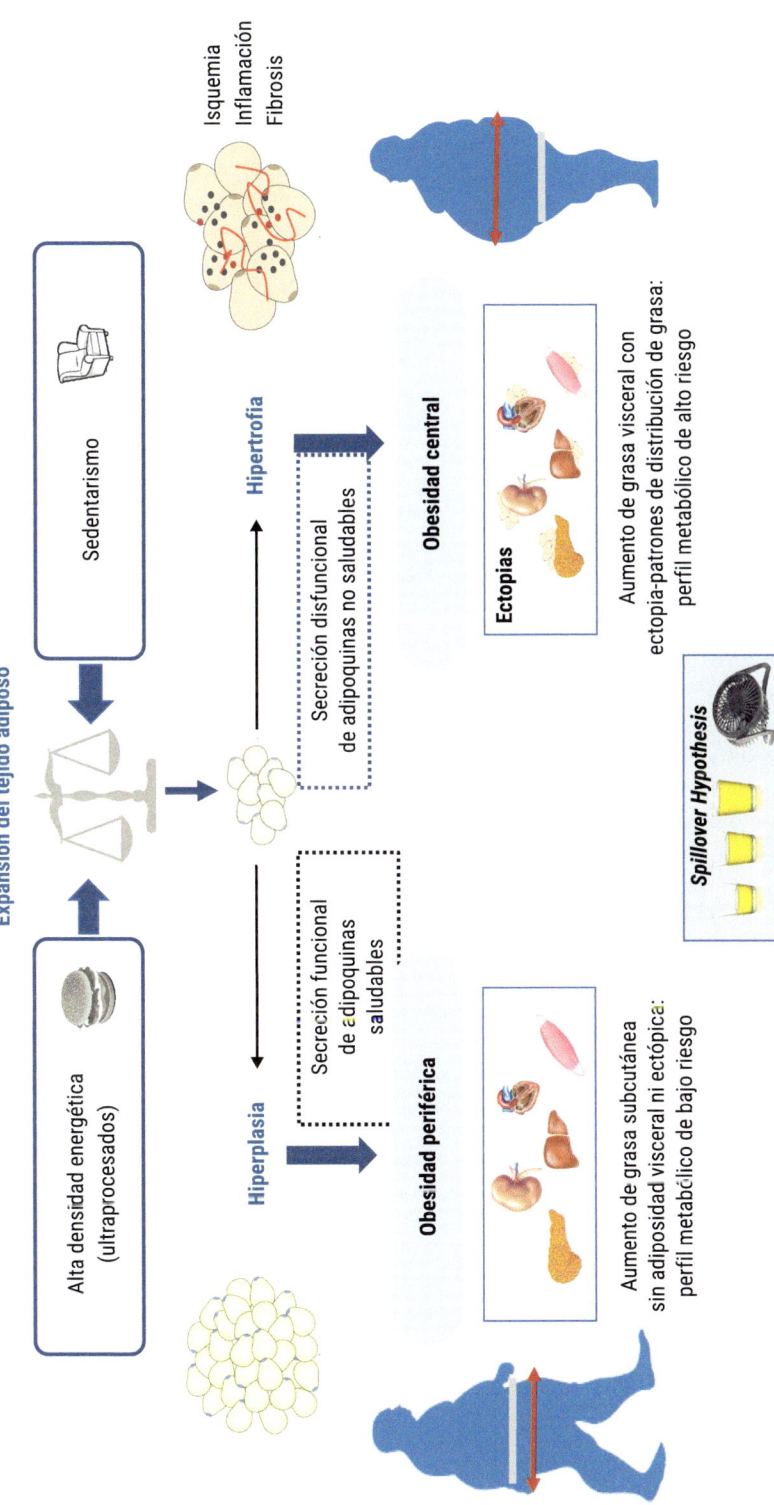

Figura 4-2. Expansión del tejido adiposo. Cantidad, disfunción, distribución y ectopias. El balance energético positivo produce una expansión del tejido graso, bien sea por aumento del número de acipocitos (hiperplasia) o por aumento del tamaño del adipocito (hipertrofia). La hiperplasia sigue manteniendo las funciones normales del adipocito, controlando la liberación de ácidos grasos y facilitando la homeostasis hidrocarbonada. La hipertrofia se asocia a isquemia, inflamación y fibrosis. El adipocito pierde su funcionalidad, altera el perfil de adipoquinas, aumenta la liberación de ácidos grasos y favorece la resistencia a la insulina. Hipótesis "spillover": una vez superada la capacidad de almacenamiento se liberan ácidos grasos y se producen implantes de grasa en otros órganos (ectopias).

El tejido graso subcutáneo incluye numerosos depósitos anatómicos que representan el 80 % de la grasa corporal total. Los depósitos principales residen en la región abdominal subcutánea y en la región glúteo-femoral. El TA subcutáneo abdominal humano está dividido por la fascia de Scarpa en capas de tejido adiposo subcutáneo superficial y profundo; ambos presentan diferentes propiedades estructurales y funcionales.

Se ha demostrado que el TA subcutáneo abdominal profundo expresa más genes proinflamatorios, lipogénicos y lipolíticos, y contiene mayores proporciones de ácidos grasos saturados que el TA subcutáneo superficial. Además, el TA subcutáneo abdominal profundo parece expandirse desproporcionadamente más que el depósito de grasa superficial cuando aumenta la masa grasa corporal.

En los seres humanos, los depósitos intra y retroperitoneales (tejidos adiposos viscerales) representan el 10-20 % de la grasa corporal total en los hombres y el 5-10 % en las mujeres. Los determinantes de la distribución del tejido adiposo no están dilucidados en su totalidad, pero están relacionados con el sexo, la edad, la genética, los factores medioambientales y el patrón de ingesta.

En la obesidad, si el TA subcutáneo no puede expandirse mediante hiperplasia para almacenar los excedentes, provocará el desarrollo y acúmulo del TA visceral. El incremento de los ácidos grasos libres no esterificados durante el periodo postprandial, resultado de una lipólisis mal inhibida en los adipocitos hipertróficos, crea un aumento del flujo de lípidos hacia los tejidos magros, lo que, a su vez, induce lipotoxicidad y aumento del almacenamiento de triglicéridos en estos sitios (ectopias). En consecuencia, se ha demostrado que el exceso de TA visceral se acompaña con frecuencia de acumulación de lípidos en tejidos normalmente magros, como el hígado, el corazón, el riñón, el páncreas, los espacios perivasculares y los músculos esqueléticos. Sin embargo, el patrón de presentación de ectopias no es uniforme o único, variando entre sujetos.

Por lo tanto, los lípidos pueden almacenarse predominantemente en el TA subcutáneo, sin producir alteraciones significativas del perfil metabólico, antes de que ocurra una expansión marcada del TA visceral.

Una razón que explica el menor riesgo cardiometabólico del acúmulo adiposo en el segmento inferior del cuerpo, con respecto al superior, es que los depósitos de grasa abdominal se caracterizan por alto recambio de lípidos, mientras que las reservas de grasa de la parte inferior del cuerpo tienen una tasa de recambio de lípidos reducida, atrapando y almacenando por largos periodos temporales lípidos que de otro modo fluirían hacia los tejidos no adiposos.

Los estudios de asociación han demostrado que el agrandamiento de los adipocitos (hipertrofia), pero no el aumento del número de adipocitos (hiperplasia), está relacionado con un incremento del riesgo cardiometabólico. El tamaño de las células grasas predice numerosas complicaciones relacionadas con la obesidad, como el metabolismo de los lípidos, la acumulación de grasa ectópica, la resistencia a la insulina, la alteración de la homeostasis hidrocarbonada y los trastornos cardiovasculares, todo ello independientemente del IMC. El número de características del síndrome metabólico aumenta con la hipertrofia de los adipocitos y la acumulación de masa grasa. Sin embargo, los individuos con pequeños adipocitos muestran un número bajo de características del síndrome metabólico, incluso con una masa grasa corporal elevada.

Por lo tanto, el riesgo de alteraciones metabólicas y cardiovasculares se relaciona más con el tipo/funcionalidad del TA y su localización que con la masa adiposa total. La obesidad central, principalmente, por TA visceral, pero también por TA subcutáneo abdominal profundo, confiere mayor riesgo de complicaciones metabólicas y cardiovasculares. La obesidad periférica, con acumulación preferencial de grasa en las regiones glúteo-femorales, se asocia con un menor riesgo y puede ser incluso protectora. En este sentido, se especula si el riesgo cardiometabólico de la adiposidad troncular es "per se" o más bien por la ausencia de TA glúteo-femoral.

Por otro lado, los fenotipos de adiposidad

con implantación hepática se relacionan más con la DM2 que con la enfermedad cardiovascular. Por el contrario, un incremento de la proporción de TA visceral respecto al subcutáneo se asocia preferentemente con la enfermedad cardiovascular.

DIAGNÓSTICO Y EVALUACIÓN DE LA ADIPOSIDAD

Considerando que no todo es cuestión de cantidad, y que también importa cómo funciona y dónde está la masa adiposa, el diagnóstico y manejo de la enfermedad metabólica crónica adiposa deberá abordar estas dimensiones con una metodología basada en pruebas antropométricas, bioquímicas y de imagen. Es decir, un abordaje morfofuncional (Fig. 4-3).

Índice de masa corporal como base

El diagnóstico actual y categorización para el manejo clínico de obesidad se basan en el índice de masa corporal (IMC). A nivel po-

blacional, el IMC es un buen indicador de la obesidad, correlacionándose con el desarrollo de varias enfermedades metabólicas, cáncer, osteoartritis y mortalidad por todas las causas. Su impacto en el manejo diagnóstico se argumenta en capítulos posteriores.

El concepto de IMC asume que refleja la adiposidad corporal; y esto puede ser correcto a nivel poblacional, pero no a nivel individual. El IMC tiene una limitada precisión a nivel individual para estimar el porcentaje de grasa corporal (%GC) y puede diagnosticar incorrectamente la existencia o no de obesidad.

Algunos hombres con un IMC de 30 pueden mostrar un %GC que oscila entre el 21 y el 40 % y algunas mujeres con el mismo IMC de 30 presentan valores entre 35-50 % de grasa corporal (Tabla 4-1). Esta situación conduce a la paradoja de que haya algunos sujetos con IMC > 30 exentos de enfermedades metabólicas, que se denominan obesos metabólicamente sanos, y que, sin embargo, aparezcan sujetos con enfermedades metabólicas con IMC en el entorno de 25 y se les denomine normopesos

Tabla 4-1. Porcentaje de grasa corporal en función del IMC y de la edad, según el sexo y la etnia. Basada en Gallagher D, *et al.* Healthy percentage body fat ranges: an approach for developing guidelines based on body mass index. Am J Clin Nutr. 2000;72(3):694-701

Sexo/IMC Raza asiática	20-39 años	40-59 años	60-79 años	Sexo/IMC Raza afroamericana/ blanca	20-39 años	40-59 años	60-79 años
Mujeres				**Mujeres**			
IMC < 18,5 kg/m²	25 %	25 %	26 %	IMC < 18,5 kg/m²	21 %	23 %	24 %
IMC ≥ 25 kg/m²	35 %	36 %	36 %	IMC ≥ 25 kg/m²	33 %	34 %	36 %
IMC ≥ 30 kg/m²	40 %	41 %	41 %	IMC ≥30 kg/m²	39 %	40 %	42 %
Hombres				**Hombres**			
IMC < 18,5 kg/m²	13 %	13 %	14 %	IMC < 18,5 kg/m²	8 %	11 %	13 %
IMC ≥ 25 kg/m²	23 %	24 %	24 %	IMC ≥ 25 kg/m²	20 %	22 %	25 %
IMC ≥ 30 kg/m²	28 %	29 %	29 %	IMC ≥ 30 kg/m²	25 %	28 %	30 %

Raza asiática (calculada por la ecuación y edad 30, 50, 70 años): mujeres (porcentaje de masa grasa = 64,8-752 x (1/IMC) + 0,016 x edad), n: 322, R: 0,88, EE: 2,91 % y hombres (51,9-740 x (1/IMC) + 0,029 x edad), n: 633, R: 0,88, EE: 2,91 %. Raza afroamericana/blanca (calculada por la ecuación y edad 30, 50, 70 años): Porcentaje de masa grasa= 64,5-848 x (1/IMC) + 0,079 x edad-16,4 x sexo + 0,05 x sexo x edad + 39 x sexo (1/IMC). Sexo: 1 para varones y 0 para mujeres. R: 0,86 y EE: 4,98 %. Dada la similitud, se agrupan las etnias afroamericana y blanca en una ecuación (en la tabla se muestran los valores para la raza blanca).

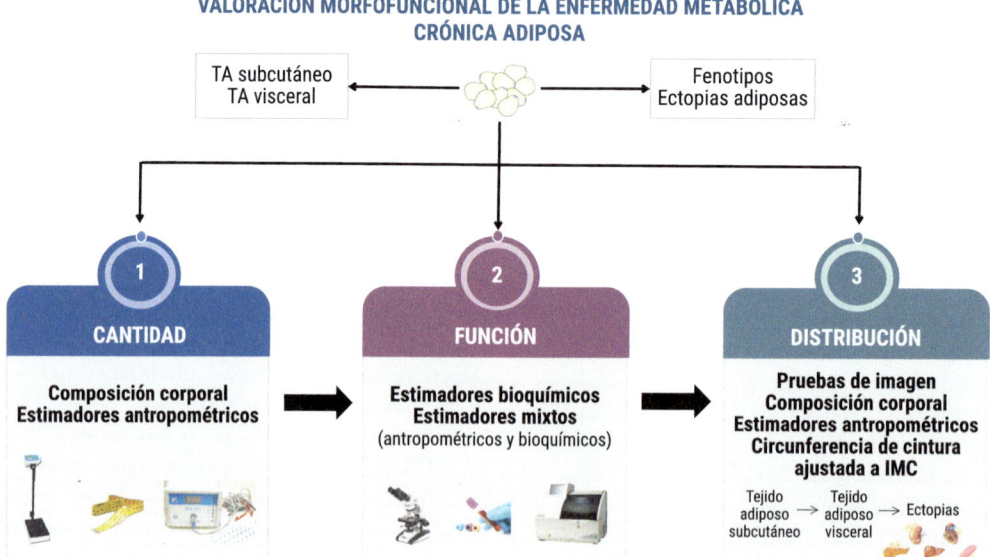

Figura 4-3. El enfoque morfofuncional de la adiposidad supone valorar la cantidad, la funcionalidad y la distribución del tejido adiposo con sus ectopias, aplicando un conjunto de técnicas antropométricas, análisis bioquímicos y pruebas de imagen (más información en el texto). IMC: índice de masa corporal. TA: tejido adiposo.

metabólicamente enfermos. Las causas de la dispersión individual del %GC están relacionadas con el sexo, la edad, la etnia o el nivel de actividad física, como más relevantes entre otras. Además, el IMC tampoco informa de la funcionalidad del tejido adiposo, de su distribución ni de la existencia de las diferencias entre los patrones de distribución. Tomar decisiones terapéuticas a nivel individual exigen metodologías de mayor precisión.

Cuantificación del tejido adiposo más allá del IMC

El porcentaje de grasa corporal (masa de TA en relación con el peso corporal total) se asocia de forma independiente con la mortalidad, mejor que el IMC, tanto en hombres como en mujeres. Su cuantificación es importante y podemos hacerla con métodos de análisis de composición corporal (BIA, DEXA, TC y RM) o mediante una combinación de estimadores matemáticos basados en variables antropométricas en caso de no tener accesibilidad a los dispositivos de análisis compartimental.

Gallagher *et al.* estudiaron a 1.626 sujetos (1.013 mujeres, con IMC < 35, sanos, con actividad física normal, de varias etnias [afroamericanos, blancos y asiáticos] y reclutados en 3 centros de diferentes continentes). Como estándares de referencia escogieron tritium o deuterio, métodos hidrostáticos y DEXA. Cuantificaron el porcentaje de grasa corporal (%GC) en función del IMC, de la edad y de la etnia y no apreciaron diferencias entre etnia blanca y afroamericana, pero sí en función de sexo y de la edad en todas las etnias. Generaron unas ecuaciones predictivas del %GC en función del IMC, sexo, edad y etnia, que permiten cuantificar la adiposidad a nivel individual (ver Tabla 4-1).

A pesar de que la estimación precisa del porcentaje de grasa corporal es relevante desde una perspectiva clínica, no hay un consenso en la actualidad que permita establecer el dintel de adiposidad porcentual asociado a morbilidad o mortalidad. La mayoría de los investigadores han usado un valor de grasa porcentual para definir el sobrepeso de 20,1-24,9 en hombres y 30,1-34,9 en mujeres. Como punto de corte para la obesidad se propone un valor ≥ 25 en hombres y ≥ 35 en mujeres en sujetos de 40-50 años.

Valoración morfofuncional en la adiposidad

El concepto de valoración morfofuncional, como visión global de la enfermedad metabólica crónica adiposa, agrupa un conjunto de técnicas dirigidas a evaluar no solo el contenido graso total, sino también la disfunción y la distribución del tejido adiposo sin perder la perspectiva del otro compartimento con gran importancia en la homeostasis metabólica: el músculo.

En la actualidad, la valoración morfofuncional es una estrategia complementaria del IMC y de la cuantificación del %GC con el objetivo de individualizar el manejo terapéutico. Para ello, se apoya en herramientas antropométricas, bioquímicas y de imagen junto con la tecnología indicada previamente para el análisis compartimental. El objetivo es caracterizar el tejido adiposo: cantidad, disfuncionalidad y distribución mediante dispositivos de análisis compartimental y de imagen junto a estimadores matemáticos basados en combinaciones de variables antropométricas y bioquímicas (ver **Fig. 4-3**):

Marcadores de la distribución de la TA: circunferencia de la cintura abdominal (CCA)

La distribución de la grasa corporal es un factor de riesgo metabólico y cardiovascular que no se capta en su totalidad al estimar la cantidad de grasa total. A pesar de las numerosas evidencias de que la circunferencia de la cintura proporciona información independiente y complementaria al IMC para predecir la morbilidad y el riesgo de muerte, esta medición no se obtiene de forma rutinaria en la práctica clínica. Se recomienda que la disminución de la circunferencia de la cintura sea un objetivo de tratamiento tanto para hombres como para mujeres. Los valores umbral para la CCA (≥ 88 cm en las mujeres y ≥ 102 cm en los hombres) hay que adaptarlos en función del IMC, como se muestra en la **tabla 4-2**.

Se han propuesto otros indicadores derivados de la CCA, como la relación con cintura de cadera ("*Abdominal Obesity Index*") o de la CCA con la estatura o en función de la estatura y el peso ("*Conicity Index*"). La relativa utilidad de estos indicadores derivados de la circunferencia de la cintura abdominal se abordará en los capítulos siguientes.

Tabla 4-2. Consenso sobre los valores del perímetro de la cintura abdominal en función del IMC

Valores de la circunferencia de la cintura abdominal			
	IMC	**Circunferencia de la cintura abdominal (cm)**	**Circunferencia de la cintura abdominal (cm)**
		Mujeres	**Hombres**
Normal	18,5-24,9	≥ 80	≥ 90
Sobrepeso	25,0-29,9	≥ 90	≥ 100
Obesidad I	30,0-34,9	≥ 105	≥ 110
Obesidad II y III	≥ 35	≥ 115	≥ 125

Tomado y adaptado de Ross R, *et al*. Waist circumference as a vital sign in clinical practice: a Consensus Statement from the IAS and ICCR Working Group on Visceral Obesity. Nat Rev Endocrinol. 2020;16:177-89.

Marcadores relacionados con la función

La hipertrofia de los adipocitos se correlaciona positivamente con marcadores de senescencia y necrosis celular e inflamación. Por ejemplo, aparecen valores elevados de PCR ultrasensible, TNF-alfa, IL-6 y IGF-1 biodisponible y reducidos de IGFBP-1 e IGFBP-2. Las determinaciones del inhibidor del activador del plasminógeno-1 (PAI1), TP53 y el factor de crecimiento transformante beta 1 (TGFB1) pueden ser de utilidad.

Por otro lado, el tejido adiposo es un órgano endocrino extremadamente activo, basado en su capacidad para secretar una gran cantidad de adipoquinas. Comparado con el TA subcutáneo, el TA visceral muestra mayor expresión de citoquinas proinflamatorias. Por el contrario, el TA subcutáneo expresa más cantidad de adiponectina, que se asocia con funciones cardioprotectoras, antiinflamatorias, contra la resistencia a la insulina y evita la acumulación excesiva de lípidos hepáticos. Parece un marcador del adipocito con funcionalidad normal. La expresión de la leptina se asocia con la hipertrofia de los adipocitos y los valores de leptina en sangre aumentan con la obesidad, al contrario que los de la adiponectina, que disminuyen, ambos de forma independiente del IMC o de la masa adiposa. Por este motivo, la relación adiponectina/leptina se ha propuesto como marcador de disfuncionalidad del adipocito.

El índice HOMA2 es un marcador de homeostasis hidrocarbonada, que valora la insulino-resistencia, la sensibilidad de la célula beta a la glucemia y la capacidad de producción de insulina, pero también es un marcador que determina la disfuncionalidad del adipocito.

La hipertrofia de los adipocitos se ha correlacionado positivamente con alteraciones del perfil lipídico (aumento de triglicéridos, ácidos grasos libres no esterificados y disminución de colesterol HDL). Con esta base, se han propuesto estimadores matemáticos basados en combinaciones lipídicas exclusivamente o involucrando variables antropométricas que les aporta la dimensión de distribución. Al final del capítulo se muestra una relación de estimadores de función y/o distribución.

Estudios de composición corporal

La resonancia magnética (RM) evidencia que en ocasiones hay grados muy altos de adiposidad, con obesidad subcutánea, pero los tejidos cardíaco, hepático y musculoesquelético no presentan afectación adiposa.

Los estudios que utilizan TC o RM han demostrado que la alta masa grasa visceral, independientemente de la masa grasa total, puede predecir un mayor riesgo cardiometabólico. Por lo tanto, es indiscutible que el aumento de la masa grasa visceral (en comparación con otros depósitos de grasa) es uno de los determinantes más fuertes de las enfermedades cardiometabólicas.

La cantidad de grasa visceral del cuerpo está definida por la cantidad de grasa del peritoneo y del retroperitoneo, como zonas habituales para la grasa visceral. Más allá de estas zonas omentales, la expansión de la grasa visceral produce implantes ectópicos en el hígado, epicardio, miocardio, aparato perivascular, páncreas y en el músculo esquelético. No todas las ectopias se relacionan con la aparición de diabetes tipo 2 y el riesgo cardiovascular varía de unas a otras.

FENOTIPOS DE ADIPOSIDAD EN FUNCIÓN DEL IMC Y DE LA DISTRIBUCIÓN

La obesidad definida por el IMC, y asociada o no a patología metabólica, presenta varios fenotipos clínicos, aparentemente paradójicos y llenos de controversias. La valoración morfofuncional consigue explicar esta paradoja y caracterizar mejor su repercusión clínica, facilitando el manejo de la enfermedad (**Fig. 4-4**).

En función del IMC

- Obesidad metabólica con normopeso (MONW o NWO, por sus siglas en inglés): la padece un subgrupo de individuos caracterizados por los mismos factores de riesgo cardiovascular que los individuos con obesidad, pero con un IMC dentro del rango normal. Este grupo tiene menos sensibilidad a la insulina, más dislipidemia y mayores concentra-

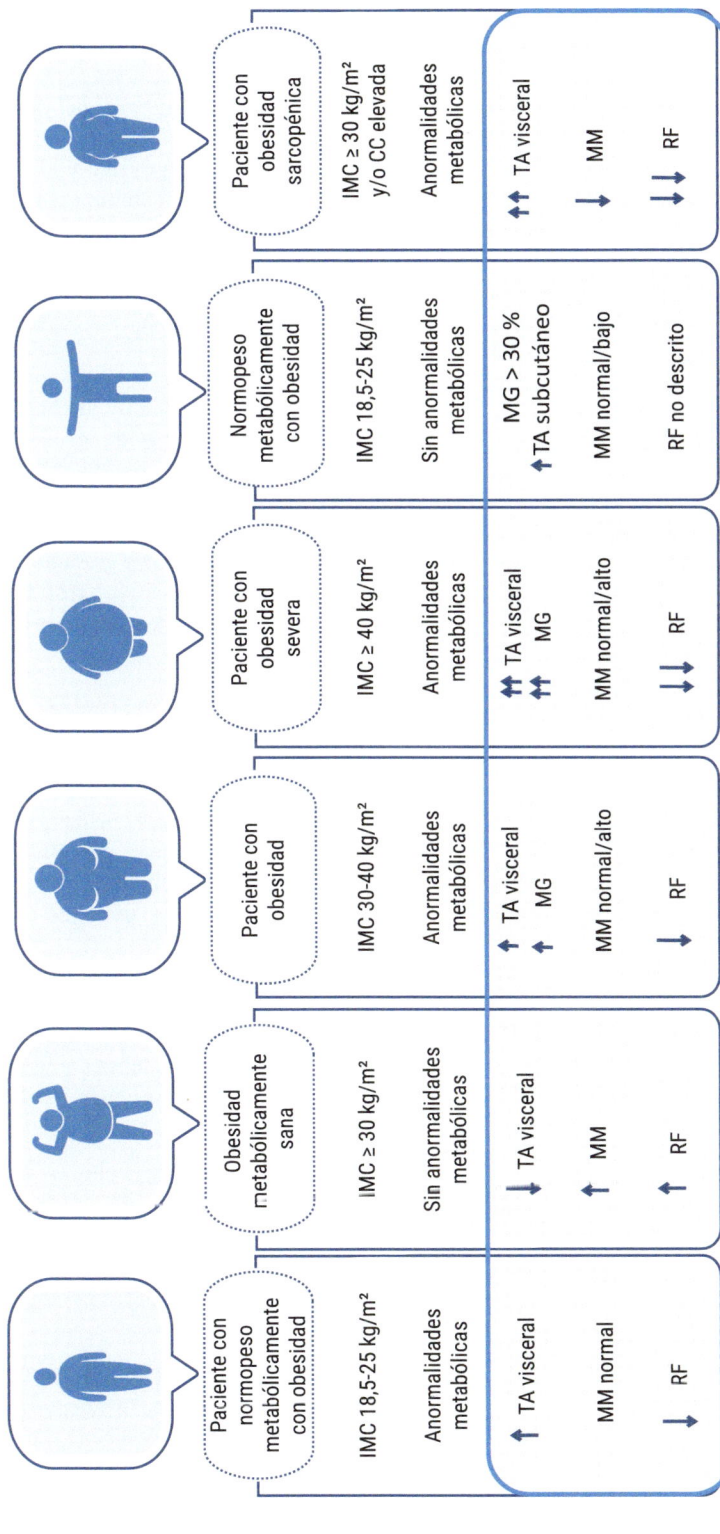

Figura 4-4. Fenotipos de obesidad. La descripción de los fenotipos de obesidad basados en el índice de masa corporal asociado a alteraciones metabólicas genera controversias. Sin embargo, cuando se aporta el enfoque morfofuncional (recuadro), se comienza a vislumbrar una explicación y las incongruencias se difuminan. Adaptado de Vecchie *et al.* (EJIM 2C18); con datos de Donini *et al.* (JClin Nut 2022) y Piché *et al.* (Circulation Res 2020). CC: circunferencia de la cintura. MG: masa grasa. MM: masa magra. RF: rendimiento físico. TA: tejido adiposo.

ciones plasmáticas de citoquinas proinflamatorias. Muestran un mayor porcentaje de TA visceral y una cantidad de masa magra dentro de la normalidad con un rendimiento físico reducido. Son sujetos sedentarios. La identificación temprana de este subtipo de obesidad es importante para promover cambios oportunos en el estilo de vida y, eventualmente, para iniciar el tratamiento farmacológico. Debido a la falta de una definición uniforme, se subestima el riesgo cardiovascular.

- Obesidad metabólicamente sana (MHO): pacientes con fenotipo de obesidad aparentemente sin síndrome metabólico y menor riesgo CV que otros fenotipos de obesidad. No obstante, la frecuencia de presentación de este fenotipo en los estudios depende del número de criterios de síndrome metabólico empleados. Quizás es una condición inofensiva "*per se*" o una etapa en la evolución hacia la enfermedad metabólica. Este grupo presenta menor porcentaje de TA visceral, con aumento de la masa magra y del rendimiento físico.

- Obesidad y obesidad severa: sujetos con IMC > 30, con gran número de alteraciones bioquímicas propias del síndrome metabólico y otras comorbilidades. Se caracterizan por aumento del TA global (subcutáneo y visceral) y deterioro del rendimiento físico. Todo lo anterior está en proporción al incremento de la adiposidad.

- Normopeso con obesidad: comprende a un grupo de sujetos con IMC en el rango normal, pero con una masa grasa > 30 %. No presentan aumento de la proporción de TA visceral y asociado a una masa magra normal o reducida. A diferencia del grupo MONW/ NWO, los sujetos carecen de anomalías metabólicas. Las mujeres han demostrado estar en una condición proinflamatoria y valores de citoquinas intermedia entre normopesos y con obesidad. Quizás este fenotipo precise una reclasificación en función de la valoración morfofuncional, evaluando el rendimiento físico.

- Obesidad sarcopénica: describe a un conjunto de sujetos con IMC > 30 o bien un IMC < 30 más aumento de la CCA y anomalías metabólicas. Presentan un incremento de la proporción del TA visceral con deterioro de la funcionalidad muscular asociada o no a evidencias del declive de la masa muscular. Su impacto en la salud es más alto que la adiposidad y la sarcopenia por separado y requiere una consideración especial en un capítulo posterior.

Fenotipos en función del patrón de distribución

Con el objetivo de valorar los patrones o ectopias de distribución del TA y su relación con la fisiopatología, Linge *et al.* desarrollaron un estudio transversal con datos de UKBIOBANK, obteniendo información del tejido adiposo subcutáneo, del visceral, infiltración grasa muscular y la existencia de grasa hepática.

Con estas variables encontraron 6 patrones de distribución de grasa agrupados en 3 fenotipos de riesgo:

1. El fenotipo con riesgo prioritario para diabetes tipo 2 presenta un predominio de TA subcutáneo sobre TA visceral, pero con importante acúmulo de grasa hepática.

2. El fenotipo con riesgo prioritario cardiovascular presenta mayor proporción de TA visceral sobre TA subcutáneo, pero menor acúmulo de grasa hepática que el fenotipo de diabetes.

3. El tercer fenotipo, denominado mixto, tiene un alto riesgo tanto cardiovascular como de diabetes, presentando altas cantidades de TA visceral, TA subcutáneo, grasa hepática e infiltración grasa muscular. Es el fenotipo con mayor morbilidad.

En definitiva, el riesgo clínico se relaciona con el patrón distribución de la grasa. No todos los sujetos con grasa visceral tienen el mismo riesgo de enfermedad cardiovascular. Importa el dónde.

INDICADORES Y ESTIMADORES MATEMÁTICOS EN ADIPOSIDAD

Se han propuesto varias decenas de marcadores clínicos subrogados para valorar la cantidad, disfuncionalidad y distribución del tejido adiposo, como herramientas para detectar el riesgo cardiometabólico.

Cui *et al.* evaluaron 26 fórmulas para la estimación de la grasa corporal y compararon con DEXA su precisión y exactitud en una población de referencia de 14.221 sujetos (1999-2004 NHANES), agrupando a los sujetos en función de la edad, el peso y la etnia. Consideraron que, en conjunto, tienen buena correlación que oscila entre R2: 0,5-0,7, una dispersión (RMSE) de 3,0-4,0 % para hombres y 3,5-4,5 % para mujeres y las diferencias medias significativas respecto a la estimación por DEXA oscilan entre 2,0 y 5,0 puntos porcentuales.

Las ecuaciones que incorporan la CCA o su relación con la talla (valoración indirecta de grasa visceral) obtienen mejores resultados en hombres y las que incorporan el IMC lo hacen mejor en mujeres. Tanto las basadas en IMC como en CCA tienden a infraestimar el porcentaje de grasa corporal en adultos con normopeso, pero lo sobreestiman en obesidad.

En cualquier caso, las ecuaciones obtienen un mejor resultado cuando se aplican a la población base del estudio en el que se definieron.

En la tabla 4-3 se describen las características, objetivos y formulación de algunas de ellas. Como más relevantes cabe destacar los siguientes: los estimadores CUN-BAE y de Gallagher *et al.* para calcular la cantidad de grasa, el índice "*Relative Fat Mass*" y "*Waist-to-Height ratio*" (WHtR), que combinan cantidad de grasa con distribución, el "*Dysfunctional Adiposity Index*" (DAI) y el "Lipid Accumulation Product (LAP), que intentan valorar la distribución y funcionalidad y, finalmente, el marcador "*Triglyceride-Glucose index*" (TyG), junto a sus variantes, como estimador de funcionalidad. Este último, con valores de corte desarrollados en varias etnias, no es inferior al HOMA-IR para la detección de insulino-resistencia.

IMPACTO DE LA VALORACIÓN MORFOFUNCIONAL EN EL MANEJO DE LA OBESIDAD

La estratificación del riesgo de morbilidad y el manejo clínico de la obesidad se basa hoy en día en el IMC. Sin embargo, el IMC es un predictor imperfecto de la composición corporal y de la morbilidad. Por este motivo, para mejorar la predicción del riesgo se propone categorizar el IMC en función de la circunferencia de cintura abdominal o sus variantes. En base a las dos variables, se establece una matriz con niveles de riesgo para cada una de las categorías (Fig. 4-5A). Un paso más allá se encamina la propuesta de Salmón-González *et al.*, que utilizan el porcentaje de grasa corporal, en vez del IMC, y la CCA para estratificar a los sujetos en 9 subtipos y asignar un nivel de riesgo (Fig. 4-5B). El impacto de estas propuestas en los resultados de salud aún está por validar.

CONCLUSIÓN

La expansión del tejido adiposo es un proceso con múltiples pasos cuya génesis se basa en la saturación del tejido adiposo subcutáneo para almacenar el exceso de energía. Una vez alcanzado el nivel de incapacidad para aumentar el número de adipocitos (hiperplasia), culmina con el agrandamiento del adipocito (hipertrofia), que ocasiona fibrosis, isquemia e inflamación de bajo grado, alterando el perfil de secreción de adipoquinas, y, finalmente, dificulta la homeostasis metabólica global, alterando la distribución de la adiposidad con implantes en órganos como corazón, vasos, hígado, riñón, músculos o páncreas. En definitiva, caracterizar la enfermedad metabólica crónica adiposa exige cuantificar la cantidad, valorar la disfunción y determinar la distribución del tejido adiposo mediante un conjunto de dispositivos de análisis compartimental y herramientas que agrupen antropometría y bioquímica con el objetivo de poder dar unas recomendaciones terapéuticas más individualizadas. Es necesario diferenciar la expansión de la adiposidad de la obesidad propiamente dicha, siendo esta última la que implica el concepto de enfermedad, pero no se debe minimizar el riesgo de la primera como paso necesario.

Tabla 4-3. Estimadores matemáticos agrupados en función del objetivo de evaluación de la adiposidad. Los estimadores engloban datos de antropometría y bioquímica como forma de aproximarse a la cantidad, funcionalidad y distribución de la adiposidad

Basados en antropometría

Denominación/Referencia	Formulación	Información efecto adiposidad	Observaciones
Gallagher Gallagher y cols. Am J Clin Nut 2000	Ecuación global Percentage body fat = 63.7 - 864 x (I/BMI) - 12.1 x Sex + 0.12 x Age + 129 x Asian x (I/BMI) - 0.091x Asian x Age - 0.030 x Sex x African American x Age Sex = 0 for female and 1 for male; Asian = 1 for Asians and 0 for the other races; AfrincanAmerican=1 and 0 for other races	Estimador de cantidad grasa corporal	Estándar de referencia: Tritium o Deuterio, métodos hidrostáticos y DEXA R^2 = 0.89 and SEE = 3.97%. Varias etnias
CUN-BAE Gómez-Ambrosi y cols. Diab Care 2012	PBF = −44.988 + (0.503 x age) + (10.689 x sex) + (3.172 x BMI) − (0.026 x BMI^2) + (0.181 x BMI x sex) − (0.02 x BMI x age) − (0.005 3BMI^2 x sex) + (0.00021 x BMI^2 x age) where female = 1 and male = 0 for sex, and age in years	Estimador de cantidad de grasa	Desarrollado en caucásicos. Predice riesgo metabólico en función cantidad grasa. Mejor en mujeres Estándar referencia Air Displacement Plethysmography (ADP); R2: 0.88 con SEE: 4.74%
Relative Fat Mass (RFM) Woolcott, O.O, Bergman, R.N Sci Rep 2018	RFM: 64-(20 x height/waist circumference) + (12 x sex) sex = 0 for men and 1 for women. Height and waist expressed in meters	Estimador de cantidad grasa, intentando capturar distribución	Estándar referencia DEXA. Validado en la población NHANES 2005-2006 RFM ≥ 33,9 mujeres y ≥ 22,8 hombres. Más preciso y exacto para detectar obesidad en mujeres y en hombres a cualquier edad, pero la precisión se reduce con un % de grasa < 30 en mujeres y < 20 en hombres Asociado con características de síndrome metabólico
Body shape index (ABSI) Krakauer NY, Krakauer JC. PLoS One 2012	$$ABSI = \frac{WC}{BMI^{2/3}\ Height^{1/2}}$$ WC y Height expressed in meters	Estimador de cantidad grasa, intentando capturar distribución	El valor oscila entre 0,070 y 0,088 en función de edad y sexo. Expresa el exceso de riesgo en función de un perímetro cintura superior al esperable para la talla y el peso. +1SD incrementa riesgo 33%. Factor de riesgo de mortalidad, independiente del IMC o cintura abdominal
Body Roundness Index (BRI) Thomas DM y cols. Obesity 2013	$$BRI = 364.2 - 365.5 \times \sqrt{1 - \frac{(WC/(2p))^2}{(0.5\ height)^2}}$$	Estimador de cantidad grasa, intentando capturar distribución	Modelo geométrico para representación visual de la forma corporal mediante elipses. Herramienta en https://www.pbrc.edu/research-and-faculty/calculators/body-roundness/
"Waist-to-Hip ratio" (WHR)	Cintura abdominal (cm)/cintura cadera (cm)	Estimador distribución	Según la OMS, puntos de corte para detectar la obesidad: ≥ 0,85 en mujeres y ≥ 1,0 hombres. No parece tenga capacidad predictiva de riesgo o de grasa adiposa superior al perímetro cintura aislado.
"Waist-to-Height ratio (WHtR) Ashwell et al. BMJ 1996	Cintura abdominal(cm)/talla(m) Varias formulaciones en función del factor de potencia de la talla	Estimador cantidad y distribución	Mejor correlación con grasa intrabdominal que sólo la cintura abdominal. Mejor predictor de DM2 que el IMC Valor < 0.5 como normalidad [Ashwell et al. BMC Med 2014]. La variante [c. abdominal/talla 0.5] presenta asociación más fuerte con riesgo (Hwaung P y cols. Obes Rev. 2020)

Basados en antropometría y bioquímica

Índice / Referencia	Fórmula	Tipo	Descripción
"Visceral adiposity Index" (VAI) Amato y cols. Diab Care 2010	$$\text{Male VAI}: \left[\frac{WC\,(cm)}{39.68+(1.88\times BMI)\left(\frac{Kg}{m^2}\right)}\right]\times\left[\frac{TG\,(mmol/l)}{1.03}\right]\times\left[\frac{1.31}{HDL\,(mmol/l)}\right]$$ $$\text{Female VAI}: \left[\frac{WC\,(cm)}{36.58+(1.89\times BMI)\left(\frac{Kg}{m^2}\right)}\right]\times\left[\frac{TG\,(mmol/l)}{0.81}\right]\times\left[\frac{1.52}{HDL\,(mmol/l)}\right]$$	Estimador de cantidad, distribución y funcionalidad	Desarrollado en caucásicos. Asociado con riesgo cardiometabólico, NAFDL/NASH, prediabetes y DM2. Valores de corte según población,edad y patología, oscilando entre 1,28-2,52. Con valores de TG>3,15 mmol/l, la predicción no es mejor que triglicéridos por separado.
"Dysfunctional Adiposity Index" (DAI) Reyes-Barrrera y cols. Adipocyte 2021	$$DAI\ female = \frac{WC}{(24.02+(2.37*BMI))}\left(\frac{TG}{1.32}\right)\left(\frac{1.43}{HDL-C}\right)$$ $$DAI\ male = \frac{WC}{(22.79+(2.68*BMI))}\left(\frac{TG}{1.37}\right)\left(\frac{1.19}{HDL-C}\right)$$ Tg: mmol/l; WC: cm; HDL-c mmol/l.	Estimador de distribución y funcionalidad	Intenta mejorar VAI, lo adapta a población hispana y lo relaciona con biosias de tejido graso. DAI ≥1,065 se asoció de forma independiente con diabetes, enfermedad del hígado graso no alcohólico, aterosclerosis subclínica e hipertensión.
LIPID ACCUMULATION PRODUCT (LAP) Khan HS BMC Cardiovasc Dis 2005	$$LAP_{women} = (WC - 58) * TG$$ $$LAP_{men} = (WC - 65) * TG$$ Tg: mmol/l; WC: cm; HDL-c mmol/l.	Estimador de distribución y funcionalidad	Asociado a riesgo de insulino resistencia y DM2. Asociado con riesgo cardiovascular en sujetos con IMC normal. Discrimina diabetes/prediabetes con un valor de corte global de 56,70 hombres y 30,40 en mujeres, pero en función de la edad.

Basados en bioquímica

Índice / Referencia	Fórmula	Tipo	Descripción
"Tygliceride- Glucosa index" (TyG) Simental-Mendia, L. E y cols. Metab Syndr Relat Disord 2008	TyG index: Ln [TG (mg/dL) × FPG (mg/dL/2)]	Estimador de funcionalidad	Sensible y específico comparado con "clamp" euglucémico. Contrastado en diversas etnias. Valor de corte de 8,40-8,75 para hombres y de 8,19-8,53 en mujeres para diabetes/prediabetes según poblaciones. Estable con la edad. Variantes: TyG index × WC; TyG index × BMI. Incluir IMC mejora asociación con HOMA-IR al incluir adiposidad.
Adiponectina- Leptina index (AL) Finucane FM y cols. Diabetologia. 2009	Adipcnectin (mg/ml)/ leptin (ng/ml)	Estimador de funcionalidad	Correlaciona con resistencia insulina. Controversia respecto a valores del índice en los extremos del IMC. Fruhbeck y cols (Sci Rep 2017), población caucásica, proponen niveles de corte asociados a síndrome metabólico. Riesgo normal > 1; riesgo moderado entre 0,5 y 1,0 ;riesgo grave < 0,5.
Adiponectina Restina Index (AR)	AR in cex: 1 + log10 (fasting resistin [ng/mL]) – log10 (fasting adipor ectin [μg/mL])	Estimador de funcionalidad	Estudiado en etnia malaya. Faltan datos en otras poblaciones. Valor normal: 1,120-1,206; valor normal: > 1,206 se asocia con síndrome metabólico; > 1,379 se asocia DM2.

CCA: circunferencia de la cintura abdom nal. IMC: índice de massa corporal. DM2: diabetes tipo 2. TG: tiglicéridos.

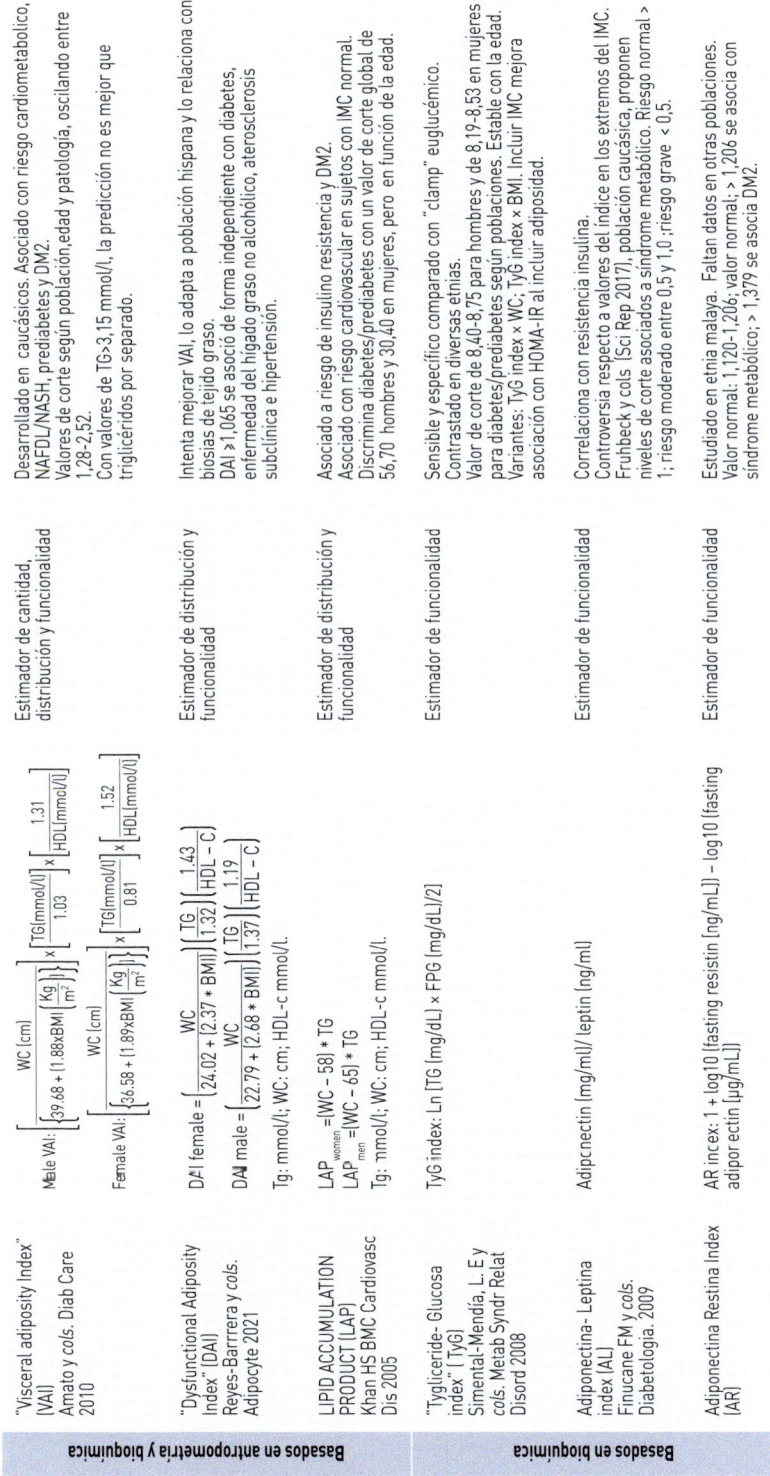

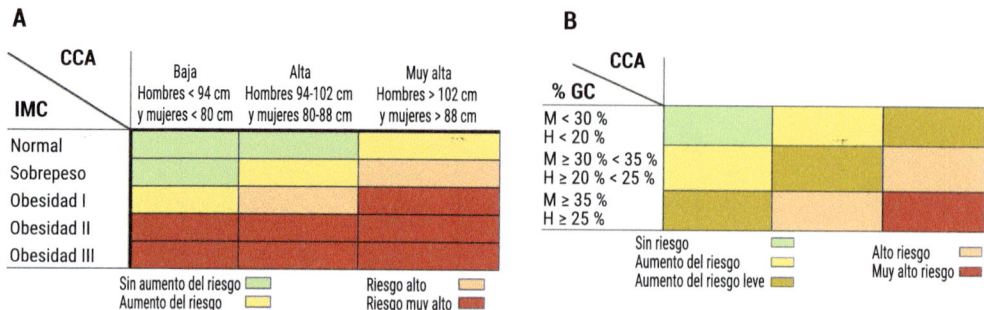

Adaptado de Gibson S y Ashwel M (2020)
% GC: porcentaje de grasa corporal; CCA: Circunferencia Cintura Abdominal; H: hombre; M: mujer
Adaptado de Salmón-González *et al.* (2023)

Figura 4-5. Estratificación del riesgo de comorbilidades en la enfermedad metabólica crónica adiposa. Dos propuestas: (A) en función del índice de masa corporal y de la circunferencia de cintura abdominal y (B) en función del porcentaje de grasa corporal y de la circunferencia de cintura abdominal. CCA: circunferencia de la cintura abdominal. GC: grasa corporal.

RESUMEN CONCEPTUAL

- Al alcanzar el punto de saturación para almacenar energía, el tejido adiposo se expansiona vía hiperplasia o hipertrofia.
- La hipertrofia se acompaña de fibrosis, isquemia e inflamación de bajo grado. El adipocito se hace disfuncional, se altera el perfil de adipoquinas, la relación entre grasa subcutánea y visceral, aparecen implantes de grasa en otros tejidos y, finalmente, se dificulta la homeostasis metabólica (**Fig. 4-2**).
- Para valorar la obesidad es preciso considerar la masa adiposa total, su patrón de distribución corporal, y el grado de disfuncionalidad mediante técnicas antropométricas, bioquímicas, funcionales y de composición corporal (**Fig. 4-3**).
- La valoración morfofuncional de la EMCA ayuda a clarificar las controversias en los fenotipos de obesidad establecidos en función del IMC (**Fig. 4-4**) con vistas a una medicina de mayor precisión.

BIBLIOGRAFÍA

- Borga M, West J, Bell JD, Harvey NC, Romu T, Heymsfield SB, Dahlqvist Leinhard O. Advanced body composition assessment: from body mass index to body composition profiling. J Investig Med. 2018 Jun;66(5):1-9. doi: 10.1136/jim-2018-000722. Epub 2018 Mar 25. PMID: 29581385; PMCID: PMC5992366.
- Cui Z, Truesdale KP, Cai J, Stevens J. Evaluation of anthropometric equations to assess body fat in adults: NHANES 1999-2004. Med Sci Sports Exerc. 2014 Jun;46(6):1147-58. doi: 10.1249/MSS.0000000000000213. PMID: 24576861.
- Frühbeck G, Catalán V, Rodríguez A, Ramírez B, Becerril S, Salvador J, *et al.* Involvement of the leptin-adiponectin axis in inflammation and oxidative stress in the metabolic syndrome. Sci Rep. 2017 Jul 26;7(1):6619. doi: 10.1038/s41598-017-06997-0. PMID: 28747790; PMCID: PMC5529549.
- Gallagher D, Heymsfield SB, Heo M, Jebb SA, Murgatroyd PR, Sakamoto Y. Healthy percentage body fat ranges: an approach for developing guidelines based on body mass index. Am J Clin Nutr. 2000;72(3):694–701.
- Gibson S, Ashwell M. A simple cut-off for waist-to-height ratio (0·5) can act as an indicator for cardiometabolic risk: Recent data from adults in the Health Survey for England. British Journal of Nutrition. 2020;123(3):681-90. doi:10.1017/S0007114519003301
- Gómez-Ambrosi J, Silva C, Catalán V, Rodríguez A, Galofré JC, Escalada J, *et al.* Clinical usefulness of a new equation for estimating body fat. Diabetes Care. 2012;35(2):383-8.
- Gonzalez MC, Correia MITD, Heymsfield SB. A requiem for BMI in the clinical setting. Curr Opin Clin Nutr Metab Care. 2017 Sep;20(5):314-21. doi: 10.1097/MCO.0000000000000395. PMID: 28768291.

- Goossens GH. The metabolic phenotype in obesity: fat mass, body fat distribution, and adipose tissue function. Obes Facts. 2017;10:207-215.
- Linge J, Whitcher B, Borga M, Dahlqvist Leinhard O. Sub-phenotyping metabolic disorders using body composition: an individualized, nonparametric approach utilizing large data sets. Obesity (Silver Spring). 2019;27:1190-9.
- Mechanick JI, Farkouh ME, Newman JD, Garvey WT. Cardiometabolic-Based Chronic Disease, Adiposity and Dysglycemia Drivers: JACC State-of-the-Art Review. J Am Coll Cardiol. 2020 Feb 11;75(5):525-38. doi: 10.1016/j.jacc.2019.11.044. PMID: 32029136; PM-CID: PMC7187687.
- 11. Piché ME, Tchernof A, Després JP. Obesity phenotypes, diabetes, and cardiovascular diseases. CircRes.2020;126(11):1477-500. https://doi.org/10.1161/CIRCRESAHA.120.316101
- Romero-Corral A, Somers VK, Sierra-Johnson J, Thomas RJ, Collazo-Clavell ML, Korinek J, et al. Accuracy of body mass index in diagnosing obesity in the adult general population. Int J Obes (Lond). 2008;32:959-6. https://doi.org/10.1038/ijo.2008.11.
- Ross R, Neeland IJ, Yamashita S, Shai I, Seidell J, Magni P, et al. Waist circumference as a vital sign in clinical practice: a Consensus Statement from the IAS and ICCR Working Group on Visceral Obesity. Nat Rev Endocrinol. 2020;16:177-89. https://doi.org/10.1038/s41574-019-0310-7
- Salmón-Gómez L, Catalán V, Frühbeck G, Gómez-Ambrosi J. Relevance of body composition in phenotyping the obesities. Rev Endocr Metab Disord. 2023. https://doi.org/10.1007/s11154-023-09796-3
- Woolcott OO, Bergman RN. Relative fat mass (RFM) as a new estimator of whole-body fat percentage -A cross-sectional study in American adult individuals. Sci Rep. 2018;8:10980. https://doi.org/10.1038/s41598-018-29362-1
- Ye RZ, Richard G, Gévry N, Tchernof A, Carpentier AC. Fat Cell Size: Measurement Methods, Pathophysiological Origins, and Relationships With Metabolic Dysregulations. Endocr Rev. 2022 Jan 12;43(1):35-60. doi: 10.1210/endrev/bnab018. PMID: 34100954; PMCID: PMC8755996.

Marcadores bioquímicos de la disfuncionalidad adiposa

5

J. Gómez-Ambrosi, P. Yárnoz Esquíroz, J. Escalada San Martín y G. Frühbeck Martínez

INTRODUCCIÓN

La disfunción adiposa hace referencia a la alteración en la función normal de los adipocitos, las principales células que constituyen el tejido adiposo, que desempeñan un papel fundamental en el equilibrio energético y el metabolismo. La enfermedad metabólica crónica adiposa (**EMCA**) a menudo conlleva que los adipocitos no funcionen adecuadamente, provocando lo que denominamos tejido adiposo disfuncional o disfuncionalidad adiposa. En este capítulo se exploran en detalle los marcadores bioquímicos de la disfunción adiposa (Tabla 5-1), su importancia clínica y su relación con otras enfermedades, como la diabetes tipo 2 (DT2), las enfermedades cardiovasculares y el síndrome metabólico.

ADIPOQUINAS COMO MARCADORES DE LA DISFUNCIÓN ADIPOSA

El tejido adiposo, otrora considerado como un simple reservorio de energía, es ahora reconocido como un órgano endocrino complejo, que secreta una gran variedad de moléculas bioactivas, llamadas adipoquinas. Estas **adipoquinas** ejercen un impacto significativo en la regulación del metabolismo, la inflamación y la homeostasis corporal. Cuando el tejido adiposo se vuelve disfuncional, se produce un desequilibrio en la producción y secreción de estas adipoquinas, lo que contribuye a aumentar el riesgo de desarrollar diferentes alteraciones cardiometabólicas.

Ratio adiponectina/leptina

La **leptina** es una adipoquina clave que regula el apetito y el gasto energético. En la disfunción adiposa, las concentraciones de leptina suelen estar elevadas, debido al desarrollo de resistencia a sus efectos. Esto puede provocar un aumento del apetito y obesidad, creando un círculo vicioso que contribuye a la disfunción metabólica. La **adiponectina** es otra de las adipoquinas mejor estudiadas. Se ha observado que las concentraciones bajas de adiponectina en sangre se asocian con resistencia a la insulina e inflamación crónica. Esta adipoquina ejerce efectos beneficiosos sobre la función vascular y la acumulación de lípidos en el hígado, por lo que su disminución puede ser un marcador temprano de disfunción adiposa. La expresión de adiponectina en el tejido adiposo y las concentraciones séricas de adiponectina están disminuidos en pacientes con EMCA. Por lo tanto, las alteraciones en estas adipoquinas, leptina y adiponectina, contribuyen al desarrollo de un tejido adiposo disfuncional, caracterizado por inflamación crónica de bajo grado.

La EMCA se caracteriza por un aumento en las concentraciones circulantes de leptina, en paralelo a una disminución en las concentraciones séricas de adiponectina. En consecuencia, se ha sugerido que el ratio adiponectina/leptina (**RAL**) es un marcador de disfunción del tejido adiposo (Fig. 5-1). Este biomarcador emergente se correlaciona negativamente con el índice de masa corporal (IMC) y se encuentra estrechamente asociado con marcadores de resistencia y sensibilidad a la insulina, como el *homeostatic model assessment* (HOMA) y el *quantitative insulin sensitivity check index* (QUICKI), respectivamente. Este marcador disminuye con el aumento del número de factores de riesgo metabólico y, además, se ha

Tabla 5-1. Potenciales biomarcadores de la disfunción adiposa

Biomarcador	Efecto/función
Adiponectina	Desempeña un papel protector en la patogénesis de la diabetes tipo 2 y las enfermedades cardiovasculares.
Chemerina	Regula la diferenciación de adipocitos y la captación de glucosa. Posiblemente involucrada en la respuesta inflamatoria.
FABP4	Participa en la regulación del metabolismo energético y los procesos inflamatorios.
IGF-1	Estimula la proliferación de una amplia variedad de células y media muchos de los efectos de la hormona del crecimiento.
IGFBPs	Transportan y modulan la acción de IGF-1.
IL-1RA	Inhibe la acción de IL-1α e IL-1ß, por lo que se le atribuye un efecto eminentemente antiinflamatorio.
IL-6	Tiene efecto proinflamatorio. Participa en la regulación de la captación de la glucosa y en la oxidación de ácidos grasos.
Irisina	Actúa como mioquina y adipoquina y su secreción aumenta con el ejercicio. Induce la termogénesis y mejora la sensibilidad a la insulina.
Leptina	Está implicada en la regulación del apetito y los depósitos de grasa, en el metabolismo de la glucosa y los lípidos, y en la regulación del sistema inmune, entre otras muchas funciones fisiológicas.
Omentina	Estimula la captación de glucosa inducida por insulina.
RAL	Disminuye en paralelo al aumento del riesgo cardiometabólico.
Resistina	Participa en la inflamación y, posiblemente, en la insulinorresistencia.
SAA	Es una proteína de fase aguda implicada en la inflamación y el metabolismo del colesterol HDL.
TNF-α	Tiene actividad proinflamatoria. Interfiere con la señalización del receptor de insulina y es una posible causa de resistencia a la insulina en la obesidad.
VEGF	Son una familia de péptidos que estimulan la angiogénesis.
Visfatina/NAMPT	Cataliza la biosíntesis de nicotinamida adenina dinucleótido. Regula la función del músculo liso vascular y de las células inmunes. Podría estar implicada en la regulación de la sensibilidad a la insulina.

FABP4: proteína de unión a ácidos grasos 4. IGF-1: factor de crecimiento similar a la insulina 1. IGFBPs: proteínas de unión al factor de crecimiento similar a la insulina. IL-1RA: antagonista del receptor de interleuquina-1. IL-6: interleuquina 6. NAMPT: nicotinamida fosforribosiltransferasa. RAL: ratio adiponectina/leptina. SAA: amiloide A sérico. TNF-α: factor de necrosis tumoral-α. VEGF: factor de crecimiento endotelial vascular.

sugerido que un elevado RAL se asocia con un riesgo reducido de desarrollo de algunos tumores. En este sentido, el RAL se correlaciona negativamente con marcadores de inflamación sistémica y de estrés oxidativo. Esto indica que un tejido adiposo disfuncional, evidenciado por una disminución del RAL, contribuye claramente a la inflamación crónica de bajo grado asociada con la EMCA y, por lo tanto, puede usarse como un estimador del riesgo cardiometabólico asociado. Así, se ha propuesto la alteración en los valores de RAL como un mecanismo potencial para explicar el perfil metabólico aparentemente menos dañino de

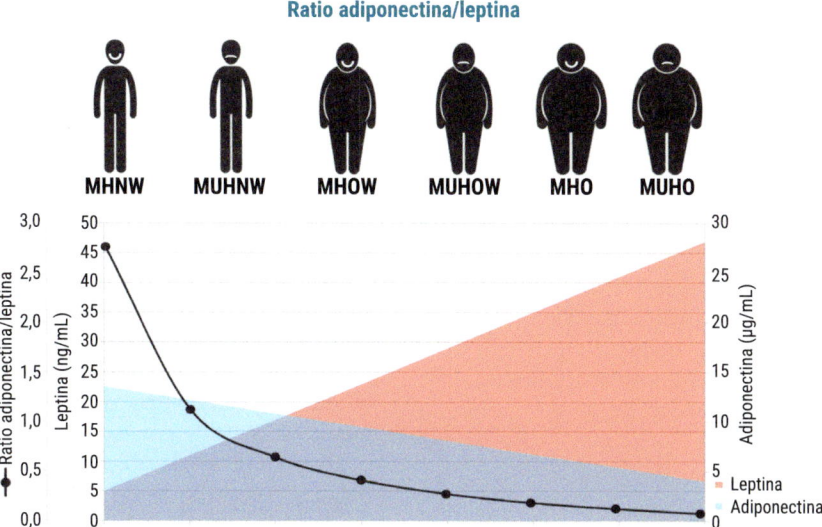

Figura 5-1. Evolución del ratio adiponectina/leptina a medida que se expande el tejido adiposo. Con el aumento de los depósitos de grasa disminuye la expresión y secreción de adiponectina, lo que produce una caída de las concentraciones circulantes. Paralelamente, aumenta la expresión y secreción de leptina, lo que provoca un aumento de las concentraciones en sangre. Así, a medida que el tejido adiposo aumenta y se vuelve disfuncional, el ratio adiponectina/leptina disminuye.
MHNW: normopeso metabólicamente sano (*metabolically healthy normal weight*). MHO: obesidad metabólicamente sana (*metabolically healthy obesity*). MHOW: sobrepeso metabólicamente sano (*metabolically healthy overweight*). MUHNW: normopeso metabólicamente insano (*metabolically unhealthy normal weight*). MUHOW: sobrepeso metabólicamente insano (*metabolically unhealthy overweight*). MUHO: obesidad metabólicamente insana (*metabolically unhealthy obesity*).

los sujetos con obesidad metabólicamente sana en comparación con los individuos con obesidad metabólicamente no saludable (**Fig. 5-1**). Dado que el RAL refleja la disfuncionalidad adiposa, este marcador puede ser clínicamente útil para identificar a las personas susceptibles de desarrollar enfermedades cardiometabólicas. En este sentido, Frühbeck *et al.* han propuesto puntos de corte tentativos que pueden definir el riesgo cardiometabólico según el RAL. Aunque es necesario enfatizar las consideraciones metodológicas sobre las concentraciones diferentes de leptina y adiponectina, dependiendo del método de medida empleado, en particular, con respecto a la cuantificación de la adiponectina, consideramos que un RAL superior a 1,0 (con concentraciones de adiponectina expresadas en µg/mL y concentraciones de leptina en ng/mL) podría considerarse dentro de la normalidad. Un valor entre 0,5 y 1,0 puede indicar aumento del riesgo moderado-medio y cifras inferiores

a 0,5 podrían sugerir un marcado aumento del riesgo cardiometabólico. Hay que tener en cuenta que un ayuno prolongado puede disminuir notablemente las concentraciones de leptina, sin cambios relevantes en la cantidad de grasa corporal. Por tanto, estos puntos de corte deben aplicarse en condiciones de ayuno. Serán necesarios más estudios para validar estos puntos de corte propuestos.

Resistina

La **resistina** es otra adipoquina que ha suscitado interés en la investigación biomédica, debido a su potencial como marcador de disfunción del tejido adiposo. Además de sugerirse que la resistina podría estar implicada en el desarrollo de resistencia a la insulina, si bien este fenómeno no ha sido totalmente confirmado, esta adipoquina también ha sido relacionada con la inflamación crónica, lo que la convierte en un biomarcador potencial en el contexto de la EMCA. Las concentraciones elevadas de resistina se asocian con mayor producción de moléculas inflamatorias en el tejido adiposo, lo que puede contribuir al desarrollo de aterosclerosis u otras enfermedades cardiovasculares. A pesar de que la utilidad clínica de la resistina sigue siendo objeto de debate, su potencial como marcador de disfunción adiposa y su relación con la resistencia a la insulina y la inflamación hacen que sea un área de interés continuo en la búsqueda de una mejor comprensión de la función del tejido adiposo y su impacto en la homeostasis metabólica.

Omentina

La **omentina** es una proteína secretada por el tejido adiposo, que se ha postulado como posible marcador de disfunción del tejido adiposo. Este biomarcador ha generado un creciente interés debido a su papel potencial en la regulación metabólica y su relación con diversas enfermedades crónicas. Uno de los aspectos más intrigantes de la omentina es su capacidad para influir en la resistencia a la insulina. Así, varios estudios han demostrado las concentraciones bajas de omentina se asocian con aumento de la insulinorresistencia, lo que sugiere que esta proteína podría utilizarse como indicador de disfunción del tejido adiposo en pacientes con problemas metabólicos. Además, se ha observado que la omentina tiene propiedades antiinflamatorias, presentando cierto efecto protector, al reducir la inflamación en el tejido adiposo. Esto la convierte en un posible marcador para evaluar la funcionalidad de dicho tejido. Se ha observado que las concentraciones de omentina disminuyen con el aumento de la adiposidad, lo que sugiere que podría desempeñar un papel en la regulación del peso corporal y la acumulación de grasa. Sin embargo, aún se necesitan más estudios para comprender completamente esta relación y su relevancia clínica. Su potencial como marcador de disfunción adiposa podría proporcionar una herramienta de utilidad para la detección temprana y el manejo de enfermedades metabólicas.

Irisina

La **irisina** es una hormona y mioquina que ha ganado una atención creciente en los últimos años debido a su potencial como marcador de disfunción del tejido adiposo. Producida, principalmente, en el músculo esquelético, en respuesta al ejercicio físico, la irisina ha demostrado ejercer múltiples efectos beneficiosos en el metabolismo y la salud en general. Una de las funciones principales de la irisina es su capacidad para convertir el tejido adiposo blanco, que almacena energía, en tejido adiposo pardo, que quema calorías para producir calor. Este proceso, conocido como termogénesis, puede ayudar a combatir la obesidad y sus comorbilidades asociadas, como la DT2. La irisina también se ha relacionado con la mejora de la sensibilidad a la insulina, lo que la convierte en un marcador potencialmente valioso para identificar la disfunción del tejido adiposo en personas con resistencia a la insulina. Además de su papel en el metabolismo de las grasas, la irisina se ha asociado con la regulación del apetito y la reducción de la inflamación sistémica. Su capacidad para modular la expresión de genes relacionados con la inflamación, y el metabolismo en el tejido adiposo, la convierte en un marcador prometedor para evaluar su funcionalidad. Las concentraciones bajas de irisina podrían indicar disfunción del tejido adiposo, lo que a su vez se relaciona con un mayor riesgo de enfermedades cardiovasculares, DT2 y obesidad.

FABP4

La *fatty acid-binding protein 4* (**FABP4**) es una proteína citosólica abundantemente expresada por los adipocitos, además de por macrófagos y células endoteliales. Participa en el transporte de ácidos grasos a los compartimentos celulares, regulando el metabolismo lipídico intracelular y la expresión génica. Las concentraciones plasmáticas de FABP4 se elevan en condiciones de obesidad, resistencia a la insulina, DT2 y riesgo cardiovascular. Aunque no está claro si las concentraciones elevadas de FABP4 son causa o consecuencia de las alteraciones metabólicas, parece evidente que FABP4 puede utilizarse como biomarcador de disfunción del tejido adiposo. Por otra parte, el hecho de que ratones modificados genéticamente para carecer de FABP4 presenten protección frente al desarrollo de resistencia a la insulina, parece apoyar un papel causal de esta molécula en la resistencia a la insulina.

VEGF

El tejido adiposo está muy vascularizado, lo que implica que en su expansión se produce una remodelación de la red vascular. La familia de miembros del factor de crecimiento endotelial vascular (**VEGF**) incluye reguladores fisiológicos y fisiopatológicos clave de la angiogénesis y, generalmente, se acepta que el sistema VEGF/VEGFR representa la mayor parte de la actividad angiogénica en el tejido adiposo. Varios estudios han evidenciado alteraciones en miembros de la familia VEGF en relación con la obesidad en modelos animales y en humanos, sugiriendo la implicación de estos factores en la expansión del tejido adiposo que se observa en la obesidad. Además, diversos trabajos de nuestro grupo han demostrado que algunos miembros de esta familia se correlacionan estrechamente con la cantidad de tejido adiposo en los pacientes, así como con marcadores de inflamación, lo que sugiere que estas moléculas podrían utilizarse como marcadores de disfunción del tejido adiposo.

INFLAMACIÓN Y DISFUNCIÓN ADIPOSA

La inflamación crónica es una característica común de la disfunción adiposa. Las células del tejido adiposo disfuncional, principalmente, adipocitos, macrófagos y otras células infiltradas del sistema inmune, liberan moléculas proinflamatorias, como el factor de necrosis tumoral alfa (TNF-α) y la interleuquina-6 (IL-6), que promueven la inflamación sistémica. Estos marcadores inflamatorios pueden ser detectados en el torrente sanguíneo y se asocian con enfermedades, como DT2 y enfermedades cardiovasculares.

TNF-α

El **TNF-α** es una citoquina proinflamatoria producida por diversas células del organismo, incluido el tejido adiposo. A lo largo de los años ha surgido como un marcador interesante en la evaluación de la disfunción del tejido adiposo, debido a su papel en la inflamación y su implicación en numerosas enfermedades crónicas. En el contexto del tejido adiposo, el TNF-α se produce principalmente en las células inmunitarias, como los macrófagos, que se infiltran en el tejido adiposo en condiciones de obesidad. La presencia de TNF-α en el tejido adiposo indica un estado inflamatorio crónico de bajo grado, que a menudo acompaña a la obesidad y a la insulinorresistencia. Esta inflamación puede contribuir al desarrollo de enfermedades cardiovasculares, DT2 y otros trastornos metabólicos. El TNF-α también se ha asociado con la disfunción del tejido adiposo en relación con su capacidad para interferir con la señalización de la insulina. Por lo tanto, la utilidad del TNF-α como marcador de disfunción adiposa radica en su capacidad para reflejar la inflamación y la desregulación metabólica. La determinación de las concentraciones circulantes de TNF-α proporciona información importante sobre el estado del tejido adiposo y el riesgo de enfermedades metabólicas, pudiendo servir para la identificación temprana de trastornos relacionados con la disfunción del tejido adiposo. En la práctica clínica se ha utilizado el TNF-α como marcador para evaluar el impacto de las intervenciones terapéuticas destinadas a mejorar la disfunción del tejido adiposo y reducir la inflamación.

MCP-1

La proteína quimioatrayente de monocitos 1 (**MCP-1**), también conocida como CCL2 (ligando de quimioquinas 2), fue la primera quimioquina identificada en humanos. Esta molécula desempeña un papel crucial en la atracción de monocitos y macrófagos hacia el sitio de inflamación y se produce en el tejido adiposo durante la inflamación crónica en el contexto de la EMCA. La utilidad de MCP-1 como marcador radica en su relación con la inflamación y la función del tejido adiposo. Con la expansión del tejido adiposo que tiene lugar en la obesidad y la disfunción que puede acompañar a dicho proceso, aumenta la producción de MCP-1, lo que aumenta la infiltración de células inmunitarias, especialmente, macrófagos, en el tejido adiposo. Esta infiltración de macrófagos se asocia con la liberación de citoquinas proinflamatorias y la producción de especies reactivas de oxígeno, lo que contribuye a la inflamación crónica y al desarrollo de resistencia a la insulina. La medición de las concentraciones de MCP-1 en suero o en muestras de tejido adiposo puede proporcionar información clínicamente relevante sobre el grado de disfunción adiposa y el grado de inflamación sistémica. Esta información puede ayudar a la identificación temprana de trastornos metabólicos y a la evaluación de la eficacia de intervenciones terapéuticas destinadas a mitigar la disfunción del tejido adiposo y reducir la inflamación.

IL-6

La **IL-6** es una citoquina proinflamatoria que ha suscitado interés en la investigación biomédica como marcador de disfunción adiposa. Esta molécula multifuncional se produce en varios tipos de células, incluidas las células del tejido adiposo, y desempeña un papel crucial en la regulación de la respuesta inflamatoria y el metabolismo. En condiciones normales, el tejido adiposo secreta cantidades moderadas de IL-6, que desempeña funciones relevantes en la homeostasis metabólica y en la respuesta inmunológica. Sin embargo, en casos de disfunción adiposa mantenida en el tiempo, como es el caso de la EMCA, la producción de IL-6 aumenta significativamente, lo que contribuye a la inflamación crónica de bajo grado, que, sin duda, puede contribuir al desarrollo de DT2. Además, la IL-6 también se ha asociado con la disfunción endotelial, precursora de enfermedades cardiovasculares. Las concentraciones elevadas de IL-6 indican la presencia de inflamación crónica y disfunción adiposa,

lo que permite la identificación temprana de trastornos metabólicos y orientar en la toma de decisiones terapéuticas. En la investigación y en la práctica clínica, la IL-6 se utiliza como un marcador para evaluar la eficacia de las intervenciones destinadas a reducir la inflamación y mejorar la salud del tejido adiposo. Estos enfoques pueden incluir cambios en la dieta, ejercicio y terapias farmacológicas dirigidas a reducir las concentraciones de IL-6.

SAA

El amiloide A sérico (**SAA**) es una proteína de fase aguda producida principalmente en el hígado en respuesta a la inflamación, cuya expresión en el tejido adiposo, así como sus concentraciones circulantes, se encuentran notablemente aumentadas en personas con obesidad. Aunque su papel específico en el tejido adiposo aún está siendo investigado, existen evidencias que sugieren que el SAA puede ser un marcador valioso en la identificación de la inflamación crónica y la disfunción metabólica asociada con la EMCA. La relación entre las concentraciones elevadas de SAA y la disfunción del tejido adiposo se ha asociado con la liberación de citoquinas proinflamatorias por parte de las células adiposas y la infiltración de células inmunitarias, como los macrófagos, en el tejido adiposo. Esta inflamación crónica contribuye al desarrollo de resistencia a la insulina y de otras alteraciones cardiometabólicas. En este sentido, la inflamación crónica inducida por el SAA puede provocar daños en las arterias y promover la aterosclerosis, aumentando así la probabilidad de eventos cardiovasculares adversos. La medición de las concentraciones de SAA en sangre es una herramienta adicional para evaluar la disfuncionalidad adiposa y la inflamación crónica. Nuestro grupo ha demostrado que se encuentran concentraciones circulantes aumentadas de SAA en relación con la obesidad y alteraciones metabólicas desde edades tempranas, detectándose ya en niños y adolescentes. Las concentraciones elevadas de SAA sugieren, por lo tanto, la presencia de disfunción metabólica y un aumento en el riesgo de alteraciones cardiometabólicas.

IL-1RA

La interleuquina-1 (IL-1) es una citoquina proinflamatoria implicada en la inflamación crónica y el antagonista del receptor de la interleuquina-1 (**IL-1RA**) actúa como su regulador natural. IL-1RA se expresa en diferentes tejidos, como cerebro, corazón, piel, colon, riñón, hígado, pulmón, tiroides, glándula suprarrenal, ovario y testículo, entre otros, así como en células inmunes. Asimismo, se ha descrito su expresión en el tejido adiposo. IL-1RA se comporta como una proteína de fase aguda y sus concentraciones séricas aumentan drásticamente en algunos trastornos, como sepsis, enfermedades reumáticas y lesiones tisulares. Nuestro grupo ha demostrado recientemente que esta molécula antiinflamatoria aumenta sus concentraciones circulantes, así como su expresión génica en tejido adiposo visceral, en la obesidad y, todavía más, en pacientes con obesidad y DT2. Las concentraciones de IL-1RA se correlacionan con diferentes marcadores cardiometabólicos. Además, las concentraciones circulantes de IL-1RA se asocian estrechamente con el RAL, lo que sugiere que esta molécula puede ser un buen marcador de disfunción del tejido adiposo.

Proteína C-reactiva

La proteína C-reactiva (**PCR**) es una molécula producida principalmente por el hígado, que se utiliza como indicador de inflamación sistémica, y que se ha convertido en un importante marcador para evaluar la disfunción del tejido adiposo. La relación entre la PCR y el tejido adiposo disfuncional ha sido un área de investigación activa, debido a su utilidad potencial en la detección temprana y la gestión de enfermedades metabólicas y cardiovasculares. La inflamación crónica que acompaña al tejido adiposo disfuncional en la EMCA puede contribuir al desarrollo de insulinorresistencia, un factor clave en la patogénesis de la DT2. Por tanto, la medición de la PCR en análisis de sangre rutinarios puede proporcionar una información valiosa sobre el estado metabólico de la persona y su riesgo de enfermedades cardiometabólicas. Su capacidad para proporcionar información temprana sobre el riesgo de enfermedades metabólicas y cardiovasculares la convierte en una herramienta muy eficaz como marcador de tejido adiposo disfuncional.

DISLIPIDEMIA Y MARCADORES LIPÍDICOS. LIPOQUINAS

La disfunción adiposa también está relacionada con la dislipidemia, que se caracteriza por concentraciones anormales de lípidos en sangre. En la disfunción adiposa, los **triglicéridos** y el **colesterol LDL** (colesterol de lipoproteínas de baja densidad) pueden aumentar, mientras que el **colesterol HDL** (colesterol de lipoproteínas de alta densidad), que se considera beneficioso, puede disminuir. Otras especies lipídicas, como los **ácidos grasos** y algunos lípidos complejos, han surgido como potenciales marcadores en la evaluación de la disfunción del tejido adiposo. Estas moléculas lipídicas desempeñan un papel fundamental en el almacenamiento y el metabolismo de los lípidos, y pueden dar una visión valiosa de la funcionalidad del tejido adiposo y de su impacto en la salud en general. Los ácidos grasos libres, en particular, son marcadores importantes de disfunción del tejido adiposo. En condiciones normales, los ácidos grasos se almacenan en el tejido adiposo y se liberan de manera controlada, según las necesidades energéticas del cuerpo. Sin embargo, en el caso de la EMCA se produce una liberación excesiva de ácidos grasos, lo que puede contribuir a la resistencia a la insulina y a la acumulación ectópica de lípidos en otros tejidos, como el hígado y el músculo esquelético. Dada la abundancia lipídica del tejido adiposo, no resulta sorprendente que sea una de las principales fuentes de mediadores lipídicos bioactivos. El término lipoquina fue propuesto por primera vez en 2008 para designar a las moléculas lipídicas producidas por el tejido adiposo con efectos sistémicos en el metabolismo, participando en la regulación de la sensibilidad a la insulina y la inflamación. Entre las **lipoquinas** con interés como marcadores de disfunción adiposa encontramos algunas ceramidas, oxisteroles, 12,13-diHOME, diacilglicerol, ácido lisofosfatídico o C16:1n7-palmitoleato.

RESISTENCIA A LA INSULINA

La resistencia a la insulina es un componente fundamental de la disfunción adiposa. Los adipocitos disfuncionales no responden adecuadamente a la insulina, lo que disminuye la captación de glucosa y aumenta las concentraciones de glucosa en sangre. La resistencia a la insulina se asocia estrechamente con la obesidad y es un marcador clave de la disfunción metabólica. Las concentraciones elevadas de glucosa o de hemoglobina A1c en ayunas indican problemas en el control de la glucosa en sangre y pueden ser señal de disfunción adiposa. Por otra parte, se han desarrollado marcadores, ampliamente utilizados en la práctica clínica, como el **HOMA** y el **QUICKI**, para evaluar la función del tejido adiposo y la sensibilidad a la insulina en el contexto de la salud metabólica. Ambos índices, calculados a partir de los valores séricos de glucosa e insulina en ayunas, proporcionan información valiosa sobre la disfunción del tejido adiposo y la resistencia a la insulina, factores cruciales en el desarrollo de enfermedades metabólicas, como la DT2 o el síndrome metabólico. Se ha sugerido un punto de corte de HOMA-IR > 2,5 como indicador de resistencia a la insulina. Ambos índices, el HOMA y el QUICKI, son herramientas útiles en la investigación clínica y epidemiológica para evaluar la eficacia de intervenciones terapéuticas y para identificar alteraciones metabólicas en sus etapas iniciales.

OTROS MARCADORES

IGF-1 e IGFBPs

El factor de crecimiento similar a la insulina 1 (**IGF-1**) y las proteínas de unión a IGF (**IGFBPs**) son componentes clave en la regulación del crecimiento y el metabolismo humano. En los últimos años se ha investigado su utilidad como marcadores de disfunción del tejido adiposo en el contexto de la salud metabólica. El IGF-1 es un factor de crecimiento producido en el hígado y otros tejidos, incluido el tejido adiposo. Su principal función es estimular el crecimiento y la proliferación celular. En el ámbito del tejido adiposo, el IGF-1 puede influir en la diferenciación y en el metabolismo de los adipocitos. Las concentraciones elevadas de IGF-1 se han asociado con obesidad y resistencia a la insulina, lo que sugiere que podría ser un marcador de disfunción del tejido adiposo. Por otra parte, las IGFBPs son proteínas que se unen al IGF-1 y regulan su biodisponibilidad. Algunas IGFBPs pueden aumentar la actividad del IGF-1, mientras que otras la inhiben. En el contexto del tejido adiposo, la expresión de las IGFBPs puede verse alterada en situaciones de disfunción metabólica. Las IGFBPs pueden actuar como marcadores de la regulación del IGF-1 en el tejido adiposo y, por lo tanto, proporcionar información sobre la disfuncionalidad adiposa. En particular, se ha descrito que IGFBPs2 podría tener efectos positivos sobre la sensibilidad a la insulina, lo que explica parte de la mejoría observada en pacientes con obesidad tras cirugía bariátrica. No obstante, el potencial de IGF-1 y las IGFBPs como marcadores de disfunción adiposa tiene que ser mejor definido.

CONCLUSIONES

En resumen, los marcadores bioquímicos de la disfunción adiposa desempeñan un papel fundamental en la evaluación de la salud metabólica y el riesgo de enfermedades crónicas asociadas con la EMCA (**Fig. 5-2**). La medición de adipoquinas, marcadores de inflamación, especies lipídicas y otros indicadores puede proporcionar información valiosa sobre el estado del tejido adiposo y su impacto en el organismo. La comprensión de estos marcadores y su monitorización regular pueden ayudar en la prevención y el manejo de enfermedades, como la DT2, las enfermedades cardiovasculares y el síndrome metabólico. El fomento de un estilo de vida que incluya una alimentación saludable y la práctica de actividad física regular sigue siendo una estrategia clave en la prevención de la disfunción adiposa y sus complicaciones asociadas.

RESUMEN CONCEPTUAL

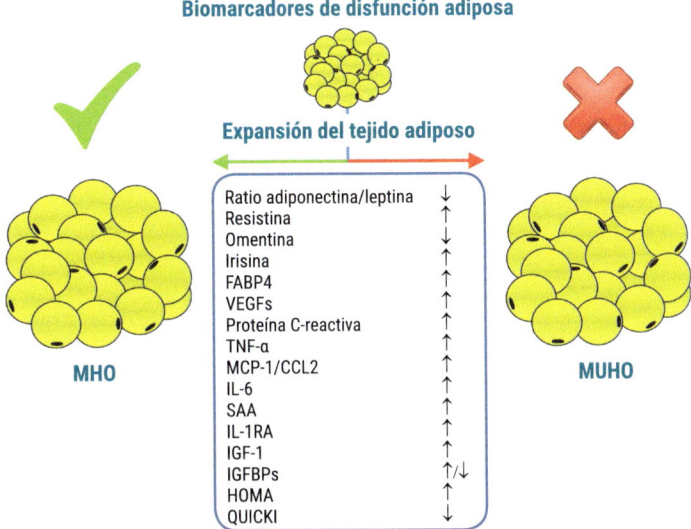

Figura 5-2. Resumen esquemático de la variedad de moléculas que pueden utilizarse como marcadores de disfunción del tejido adiposo. Se indican los cambios esperados en el desarrollo de un tejido adiposo disfuncional. MHO: obesidad metabólicamente sana (*metabolically healthy obesity*). MUHO: obesidad metabólicamente insana (*metabolically unhealthy obesity*).

BIBLIOGRAFÍA

- Crewe C, An YA, Scherer PE. The ominous triad of adipose tissue dysfunction: inflammation, fibrosis, and impaired angiogenesis. J Clin Invest. 2017;127:74-82.
- Derosa G, Catena G, Gaudio G, D'Angelo A, Maffioli P. Adipose tissue dysfunction and metabolic disorders: Is it possible to predict who will develop type 2 diabetes mellitus? Role of markErs in the progreSsion of dIabeteS in obese paTIeNts (The RESISTIN trial). Cytokine. 2020;127:154947.
- Frühbeck G, Catalán V, Ramírez B, Valentí V, Becerril S, Rodríguez A, et al. Serum levels of IL-1RA increase with obesity and type 2 diabetes in relation to adipose tissue dysfunction and are reduced after bariatric surgery in parallel to adiposity. J Inflamm Res. 2022;15:1331-45.
- Frühbeck G, Catalán V, Rodríguez A, Gómez-Ambrosi J. Adiponectin-leptin ratio: A promising index to estimate adipose tissue dysfunction. Relation with obesity-associated cardiometabolic risk. Adipocyte. 2018;7:57-62.
- Frühbeck G, Catalán V, Rodríguez A, Ramírez B, Becerril S, Salvador J, et al. Adiponectin-leptin ratio is a functio-nal biomarker of adipose tissue inflammation. Nutrients. 2019;11:454.
- Frühbeck G, Gómez-Ambrosi J. Adipose tissue. In: Caballero B (editor). Encyclopedia of Human Nutrition. (4rd edition). Oxford, UK: Elsevier Ltd., 2023:94-108.
- Gómez-Ambrosi J, Catalán V, Rodríguez A, Ramírez B, Silva C, Gil MJ, et al. Involvement of serum vascular endothelial growth factor family members in the development of obesity in mice and humans. J Nutr Biochem. 2010;21:774-80.
- Unamuno X, Gómez-Ambrosi J, Rodríguez A, Becerril S, Frühbeck G, Catalán V. Adipokine dysregulation and adipose tissue inflammation in human obesity. Eur J Clin Invest. 2018;48:e12997.
- Vegiopoulos A, Rohm M, Herzig S. Adipose tissue: between the extremes. EMBO J. 2017;36:2126-45.
- Yang RZ, Lee MJ, Hu H, Pollin TI, Ryan AS, Nicklas BJ, et al. Acute-phase serum amyloid A: an inflammatory adipokine and potential link between obesity and its metabolic complications. PLoS Med. 2006;3:e287.

La adiposidad y sus patrones de distribución en la medicina de precisión aplicada a la diabetes tipo 2

6

F. Gómez Peralta e I. Cano Rodríguez

INTRODUCCIÓN

El diagnostico actual de la diabetes se basa exclusivamente en criterios glucémicos, que además son los mismos para todos los tipos de diabetes.

La posterior clasificación de la diabetes señala criterios etiológicos múltiples para la diabetes tipo 1 (DM1) (autoinmunidad) y para el resto de los tipos muy poco frecuentes de diabetes, como causas genéticas (fundamentalmente, las monogénicas), farmacológicas, alteraciones pancreáticas, etcétera. Sin embargo, la clasificación del tipo más frecuente de diabetes, la diabetes tipo 2 (DM2), que engloba, aproximadamente, el 80-90 % de los casos, se basa en la práctica en un diagnóstico de exclusión del resto.

Decimos que el diagnóstico de la diabetes se basa exclusivamente en criterios glucémicos. Sin embargo, las definiciones de la DM2 aluden a varias alteraciones fisiopatológicas, siendo las principales la resistencia a la insulina y la alteración de su secreción. Estas variables no son habitualmente cuantificadas ni definidas individualmente. Resulta evocador que las discusiones en el seno de la Organización Mundial de la Salud sobre cuáles deberían ser los criterios diagnósticos de la diabetes a mediados del siglo pasado (*Wilson & Jungner. Public Health Papers 34*, 1968) ya reconocían que "existe la posibilidad de que los ácidos grasos u otras variables biológicas puedan ser un índice más confiable del estado clínico de la diabetes que el azúcar en la sangre". Las variables aludidas son, por ejemplo, buenos indicadores del grado de resistencia a la insulina y no han sido utilizadas posteriormente para el diagnóstico ni la clasificación de la diabetes tipo 2.

La experiencia indica que en ese tipo de diabetes muy frecuente, llamado actualmente DM2, se incluyen múltiples fenotipos clínicos, como grados de obesidad, patrones de distribución de la grasa, tipos de dislipidemia y características del síndrome de resistencia a la insulina. Además, los sujetos con DM2 evolucionan con diferentes trayectorias clínicas, con una influencia clara de la edad en el diagnóstico. Su clasificación individualizada podría tener consecuencias en su monitorización y tratamiento.

La heterogeneidad fisiopatológica no está captada en las clasificaciones actuales y las pautas para el diagnóstico y tratamiento de la diabetes sigue un criterio estándar y homogéneo que no se ajusta a la realidad heterogénea metabólica. Lo que hacemos en la actualidad es tomar decisiones en función de características clínicas: edad, peso, estado de glucemia y riesgo cardiovascular; y seleccionamos fármacos con estrategias mecanicistas basadas en beneficios cardiovasculares probados en poblaciones no siempre representativas de todos los pacientes con DM2.

El potencial de desarrollo de complicaciones es diferente para los diversos grupos de sujetos, independientemente del grado de control de la glucemia. Sin embargo, el enfoque actual hace que el esfuerzo terapéutico y, por lo tanto, su repercusión en la calidad de vida no sea el esperado para todos los individuos.

El objetivo de la medicina de precisión es conseguir grupos fisiopatológicamente más homogéneos, en los que la estratificación de pacientes permita un manejo y tratamiento más ajustado al pronóstico de riesgo de cada uno y consiguiendo optimizar la respuesta a la terapia.

PAPEL DE LA ADIPOSIDAD Y SUS PATRONES DE DISTRIBUCIÓN EN EL RIESGO DE DIABETES Y ENFERMEDAD CARDIOVASCULAR

Se sabe que la obesidad, y especialmente la obesidad visceral, está relacionada con el desarrollo de DM2 y enfermedad cardiovascular (ECV). La adiposidad ectópica y visceral está relacionada con la resistencia a la insulina, lo que puede explicar en parte el vínculo entre la obesidad, la DM2 y el riesgo cardiovascular.

Por lo tanto, la diabetes mellitus tipo 2, acompañada de adiposidad visceral y un exceso de grasa ectópica, representa claramente un fenotipo de alto riesgo cardiovascular. En ese sentido es necesario prestar atención y caracterizar correctamente la cantidad, funcionalidad y distribución de la adiposidad en sujetos con DM2.

La distribución de la grasa visceral es heterogénea. No se implanta de forma similar en los individuos y forma unos patrones de distribución, con mayor o menor cantidad de grasa en un órgano con respecto a otro. Aunque con controversia, cada día hay más evidencias de que hay patrones de distribución específicos con más riesgo de DM2 y ECV. Como se muestra en el **capítulo 4**, la expansión de la adiposidad sigue patrones diferentes en los sujetos que presentan obesidad. No solo importa la cantidad, también importa la funcionalidad y dónde está. Linge *et al.* demostraron que el predominio de grasa visceral sobre la subcutánea incrementa el riesgo cardiovascular y que el acúmulo de grasa hepática supone un riesgo para el desarrollo de diabetes, pero no supone tanto riesgo cardiovascular. Finalmente, los sujetos que presentan aumento de grasa visceral, de grasa hepática y grasa intramuscular son los que presentan el riesgo cardiovascular más elevado.

Yamazaki *et al.* (2022), basándose en el contenido de grasa en el hígado, el páncreas, el músculo y el lecho visceral, identifican cuatro grupos de distribución de grasa y valoran el riesgo de DM2 en función del patrón de distribución de grasa. Concluyen que el riesgo de DM2 de un individuo se asocia con un patrón específico de distribución de grasa. En comparación con el grupo de individuos con esteatopenia, los tres grupos mostraron mayor riesgo de DM2, pero el riesgo más elevado está relación con la cantidad de grasa hepática, más que con la grasa pancreática o intramuscular. La sensibilidad a la insulina y la secreción de insulina difirieron entre los grupos, lo que indica las contribuciones fisiopatológicas de cada patrón de distribución de grasa al riesgo de DM2 (**Fig. 6-1**).

Los mecanismos celulares y fisiológicos responsables del vínculo entre la obesidad y la diabetes tipo 2 son complejos e implican alteraciones inducidas por la adiposidad en la función de las células beta, la biología del tejido adiposo y la resistencia multiorgánica a la insulina. Por sí sola, la grasa del páncreas no tiene por qué ser problemática; se precisan otros condicionantes, como glucotoxicidad y/o riesgo genético. El mecanismo subyacente intrapancreático son los efectos desfavorables de la acumulación local de lípidos en las células beta, contribuyendo a su disfunción y disminución de la secreción de insulina para generar intolerancia a la glucosa (hipótesis lipotóxica). La liberación de ácidos grasos y citoquinas inflamatorias en el torrente sanguíneo portal es uno de los mecanismos reconocidos en la relación con la resistencia a la insulina, fundamentalmente hepática.

Además, el envejecimiento, generalmente, se asocia con un aumento en la masa grasa que coexiste con una disminución en la masa muscular, lo que lleva a la sarcopenia. La sarcopenia se caracteriza por la pérdida degenerativa de masa y fuerza del músculo esquelético y se correlaciona con la discapacidad física.

En el **capítulo 4** se describen diferentes metodologías para la cuantificación de la adiposidad y sus patrones de distribución. Básicamente, existen medidas directas de adiposidad: impedancia bioeléctrica, absorciometría dual de rayos X (DXA), tomografía computarizada (TC), resonancia magnética (RM) y medidas indirectas de la adiposidad a través de índices que estiman la misma.

Algunas mediciones antropométricas consideradas sustitutos de la obesidad visceral se han

Patrones de grasa ectópica y riesgo de diabetes tipo 2

		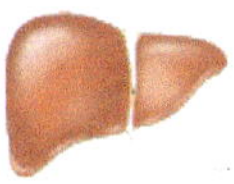 Esteatosis hepática	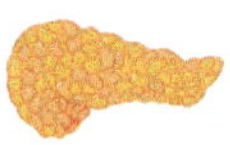 Esteatosis pancreática	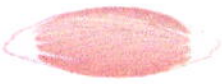 Mioesteatosis troncal	Cluster 4 Esteatopenia
• 2.168 sujetos sin DM2	Riesgo de diabetes	⬆⬆ 4,02 (2,27-7,12)	⬆⬆ 3,38 (1,65-6,91)	⬆ 1,95 (1,07-3,54)	Referencia
• Metodología: TC • Agrupamiento: media de K	Sensibilidad a la insulina	⬇⬇⬇	⬇⬇	⬇	Referencia
• 6 años de seguimiento • Debut de DM2 en 146 casos	Secreción de insulina ajustada a la sensibilidad a la insulina	➡	⬇	⬇	Referencia

Adaptado de Yamazaki y *cols*. "Fat Distribution Patterns and Future Type 2 Diabetes" Diabetes 2022;71:1937–1945 | https://doi.org/10.2337/db22-0315.

Figura 6-1. Patrones de distribución grasa y riesgo de diabetes tipo 2. La mayor incidencia de diabetes tipo 2 (DM2) aparece con la grasa intrahepática y relacionada con la resistencia a la insulina. Cuando aparece DM2 asociada a grasa pancreática se asocia a un deterioro de la función de las células beta y, en menor grado, a resistencia a la insulina respecto al grupo con esteatosis hepática. La grasa intramuscular se asocia con menor incidencia de DM2. Los grupos se replicaron en 319 sujetos alemanes del *"Tubingen Diabetes Family Study"* (TDFS) sin diabetes y la adiposidad fue tipificada por resonancia magnética.

utilizado durante mucho tiempo en entornos médicos para la evaluación del riesgo de salud asociado a la obesidad. Una medida comúnmente utilizada es el índice de masa corporal (IMC). Sin embargo, no sirve para distinguir entre acumulación muscular y grasa, y no da ninguna indicación de la forma del cuerpo. Un aumento en el IMC podría atribuirse a un aumento en la masa grasa, la masa libre de grasa o ambas, lo que limita la utilidad del IMC para estimar la adiposidad. La circunferencia de la cintura (CC) se considera como una medida de adiposidad central. Se ha observado que su asociación con la resistencia a la insulina es mejor que la del IMC. Los índices relacionados, como la relación cintura-altura (RCA), la relación cintura-cadera (RCC) y el índice de redondez se han estudiado ampliamente. Sin embargo, la CC y los derivados de las medidas de la CC (es decir, RCA) están muy correlacionados con el IMC, limitando su utilidad más allá del IMC. Krakauer *et al.* desarrollaron una nueva medida antropométrica compuesta (ABSI), basada en la normalización de la CC al IMC y la altura que predice la mortalidad independientemente del IMC. Nuestros hallazgos sugieren que ABSI podría ser útil para identificar la obesidad visceral y sarcopénica en adultos con sobrepeso/obesidad con DM2, agregando información clínica relevante a las medidas antropométricas tradicionales.

Los anteriores métodos e índices se han usado para incluir la adiposidad y su patrón corporal en la identificación de subtipos de DM2 y acercarse a una mayor individualización de su riesgo de progresión y de ECV en lo que se ha definido como medicina de precisión.

MEDICINA DE PRECISIÓN EN DIABETES

El concepto de medicina de precisión se refiere a la aplicación de tratamientos médicos a grupos de sujetos con un determinado grado de homogeneidad fisiopatológica, determinada por condicionantes genéticos, epigenéticos y ambientales. La medicina de precisión busca mejorar la eficacia y la seguridad de las intervenciones terapéuticas, así como prevenir o retrasar la aparición de las comorbilidades. En la DM2, las complicaciones cardiovasculares sistémicas se fundamentan en la resistencia a la insulina, la inflamación de mayor o menor grado, la adiposidad visceral, la funcionalidad del adipocito, el patrón de distribución de la grasa, el deterioro de la masa y funcionalidad muscular y, por supuesto, en la elevación de la glucemia que, a diferencia de la DM1, ya no es el factor fundamental.

Varios estudios que han demostrado consistentemente que la fuerte relación asumida entre la hemoglobina glicosilada A1c (HbA1c) y las complicaciones crónicas de la diabetes muestran una variación interindividual importante. Los estudios recientes de intervención en DM2 con nuevos fármacos antidiabéticos demuestran que son capaces de evitar eventos cardiovasculares más allá de la simple reducción de la concentraciones de glucosa en sangre. Al contrastar estos resultados se puede extraer la conclusión de que en la diabetes tipo 2 importa la vía fisiopatológica por la que los fármacos disminuyen la glucemia más que la propia reducción de la glucosa. Sin embargo, el efecto no es universal y se reduce a un subconjunto de sujetos. Identificar las características de los grupos de pacientes sensibles ayudará a disminuir la variabilidad de la respuesta. A esta estrategia le denominamos Medicina de Precisión.

FENOTIPADO EN DIABETES TIPO 2

La diabetes monogénica es el paradigma de la medicina de precisión: un gen, una vía fisiopatológica concreta, unas complicaciones determinadas y un tratamiento específico. Sin embargo, la estimación del riesgo genético no tiene suficiente potencial predictivo para el conjunto de los pacientes con DM2 por el impacto del estilo de vida y de las variables medioambientales en la evolución clínica. Además, la accesibilidad y asequibilidad limita su potencial clínico.

El fenotipado en diabetes tipo 2 puede seguir una estrategia de aproximación simple, usando una o dos variables obtenidas por técnicas antropométricas, de laboratorio, evaluaciones fisiológicas y pruebas dinámicas

realizadas en la clínica habitual con valores de corte o índices estimativos. Pero también puede seguir una aproximación más compleja, por conjuntos de variables clínicas, sin utilizar valores de corte predefinidos, y agrupadas por técnicas de *"machine learning"*. Aunque hay algunos fenotipos con fundamento biológico descritos por estrategias de aproximación simple, no son reproducibles ni muestran un impacto definido en resultados de salud. Por el contrario, las técnicas de aproximación compleja indican que hay subtipos robustos en la diabetes tipo 2, asociados a complicaciones clínicas y reproducibles.

Las aproximaciones complejas, se basan en la genética, en la fisiopatología o en variables clínicas con abordajes de minería de datos y machine learning por su capacidad para manejar grandes cantidades de datos y generar modelos predictivos.

Tanto el enfoque de agrupamiento basado en la genética de Udler *et al.* (2018), como en métrica fisiopatológica y de análisis compartimental de Wesolowska-Andersen *et al.* (2022), y, finalmente, el más conocido de Alhqvist *et al.* (2018), basado en variables clínicas, establecen subgrupos de sujetos con diabetes tipo 2 más homogéneos y con características similares, en los que destaca la adiposidad, la adiposidad asociada a alteraciones metabólicas y la relacionada con ectopias de grasa (Fig. 6-2).

Udler *et al.* (2018), desde una perspectiva genética, utilizando 94 variantes genéticas y 47 variables metabólicas, definieron cinco grupos o fenotipos. Los dos primeros, asociados con defectos en la producción de insulina, el tercer grupo, asociado a resistencia a la insulina y obesidad de predominio global y relacionada con genes asociados a la ingesta, el cuarto grupo, asociado con resistencia a la insulina y esteatosis hepática y, por último, el quinto grupo con gran resistencia a la insulina y asociado con predominio de la grasa visceral, sin que por ello exista un IMC elevado. Por su parte, Wesolowska-Andersen *et al.* (2022) proponen un agrupamiento basado en la fisiopatología y describen cuatro arquetipos puros, delgado, con deficiencia insulina, obesidad con sensibilidad normal a la insulina, obesidad resistente a la insulina asociado a incremento de la adiposidad visceral y un grupo denominado Global, que son sujetos con obesidad, resistencia a la insulina y deterioro de la función pancreática tanto de producción como de sensibilidad.

Estos arquetipos puros solo abarcan el 35 % de la muestra y el resto de los sujetos presentan una combinación de matices de los arquetipos puros. Esta distribución nos da una idea de la gran diversidad existente, a pesar de los denominadores comunes.

El abordaje de agrupamiento más conocido es el de Alhqvist *et al.* (2018), realizado sobre variables antropométricas y bioquímicas obtenidas en la clínica diaria. Con esta metodología, describen cuatro grupos en la denominada DM2. Un grupo con deficiencia de las células beta, otro asociado a la edad y dos grupos asociados a adiposidad. De estos últimos, uno se asocia a resistencia a la insulina y esteatosis hepática, que sugieren adiposidad visceral y otro con características similares, pero de menor grado.

EL MODELO DBCD (*"Dysglycemia Based Chronic Disease"*)

En la **figura 4-1** del **capítulo 4** se muestra el modelo DBCD como parte de una propuesta más amplia formulada por la Asociación Americana de Endocrinólogos Clínicos (AACE). Según esta propuesta, la enfermedad crónica metabólica engloba 3 modelos fisiopatológicos: ABCD (*"Adiposity Based Chronic Disease"*), DBCD (*"Dysglycemia Based Chronic Disease"*) y CMBCD (*"Cardiometabolic Based Chronic Disease"*).

Sobre una base genética, de factores medioambientales y del estilo de vida, la resistencia a la insulina es el nudo gordiano del desarrollo de la disglucemia. El modelo evoluciona en 4 fases clínicas, pero la adiposidad es un factor que modula la heterogeneidad de los fenotipos clínicos de disglucemia y de enfermedad cardiovascular con impacto en el desarrollo de complicaciones clínicas. Como se indica en el **capítulo 4**, no basta con determinar la cantidad de adiposidad bien sea por una medida subrogada como el Índice de Masa Corporal (IMC) o directa, mediante la cuantificación del porcentaje de masa grasa corporal, es necesario estimar el grado de disfuncionalidad del tejido adiposo y el patrón de distribución (**Fig. 4-1**).

SÍNTESIS DE LOS SISTEMAS DE FENOTIPADO DE LA DIABETES TIPO 2

Como abstracción de los agrupamientos clínicos, fisiopatológicos y genéticos expuestos anteriormente, podemos establecer 3 dimensiones comunes a todos ellos: disfunción de las células beta, incremento del IMC y resistencia a la insulina. Estas dimensiones se comportarían como ejes de partición de un plano, formando 4 cuadrantes virtuales para caracterizar a 4 fenotipos extremos o arquetipos fisiopatológicos (**Fig. 6-3**) en el contexto del modelo de enfermedad metabólica crónica (DBCD) descrito previamente.

El primer cuadrante está compuesto por sujetos con deterioro pancreático como característica principal, englobando a los sujetos con más edad en el diagnóstico, mayor fragilidad y, posiblemente, afectos de sarcopenia en mayor o menor intensidad.

El segundo cuadrante engloba a sujetos con fallo de secreción de las células beta, asociado a incremento de la adiposidad de predominio subcutáneo, proclive a un predominio en el segmento inferior y sin resistencia a la insulina.

En el tercer cuadrante se encuentran los sujetos con obesidad, aumento de la resistencia de insulina y un grado variable de disfunción de las células beta. Este grupo muestra un aumento de la grasa visceral sobre la grasa subcutánea y un predominio troncular.

En el cuarto cuadrante se disponen los sujetos con normopeso metabólicamente enfermos, en los que no hay obesidad según el IMC, pero el incremento de grasa visceral sobre la subcutánea es predominante y presentan resistencia a la insulina (ver **Cap. 4**).

Además, podemos establecer una quinta zona que abarcaría los 2 cuadrantes inferiores y estaría caracterizada por la disfunción del adipocito asociada a patrones ectópicos de grasa y a lipodistrofia (ver **Cap. 4**).

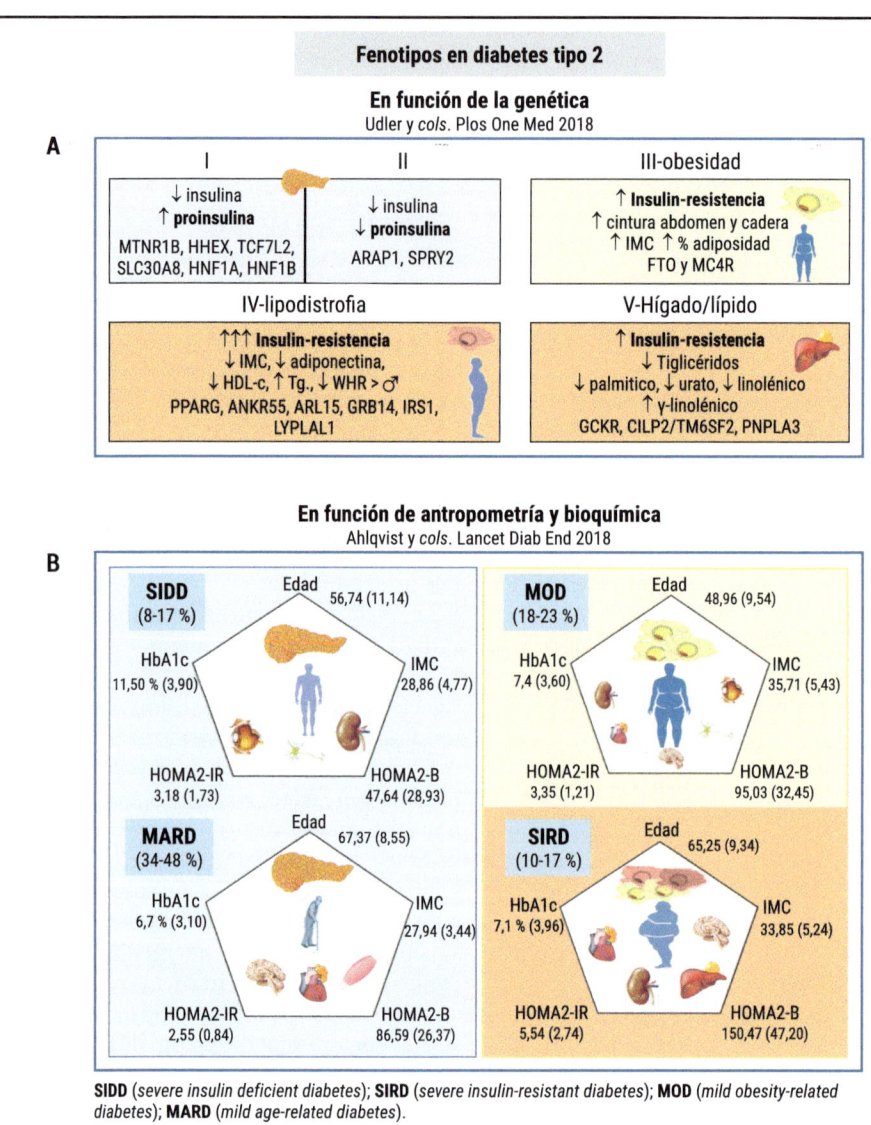

Figura 6-2. Fenotipos de diabetes en función de clústeres. **A**. De características genéticas. **B**. Fisiopatológicas. **C**. De composición corporal. Las características diferenciadoras entre los grupos de los 3 estudios se pueden establecer por la disfunción de las células beta, la adiposidad, la grasa visceral y la existencia o no de resistencia a la insulina. Los fenotipos se asocian con complicaciones clínicas que se muestran en el texto.

Finalmente, las complicaciones microangiopáticas y macroangiopáticas no tienen una distribución clara entre cuadrantes, aunque con predominio de las microangiopáticas en los sujetos con deterioro de las células beta y de las complicaciones macroangiopáticas en los sujetos con afectación de grasa visceral (ver **Fig. 6-2**).

VALORACIÓN MORFOFUNCIONAL EN LOS FENOTIPOS DE DIABETES

Basándonos en lo expuesto en los párrafos anteriores, para establecer la estrategia terapéutica ante un sujeto con diabetes no basta con el índice de masa corporal, la edad y va-

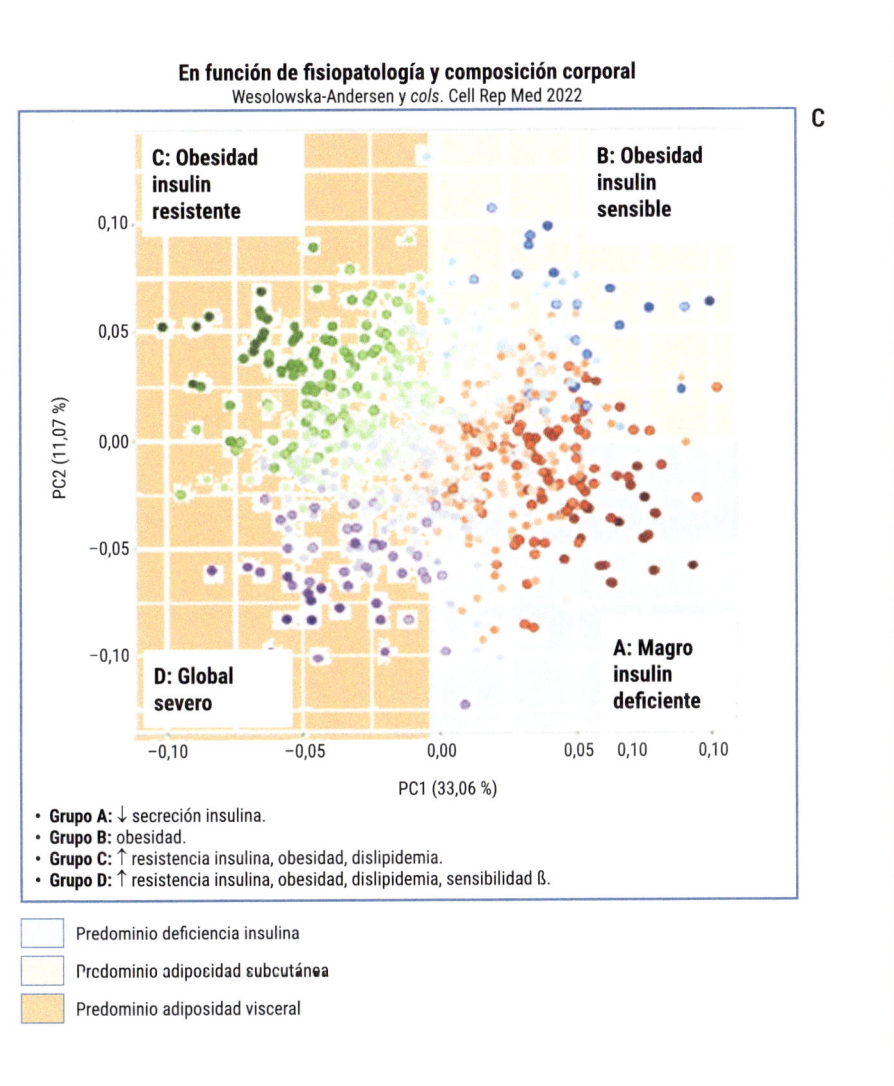

En función de fisiopatología y composición corporal
Wesolowska-Andersen y *cols*. Cell Rep Med 2022

- **Grupo A:** ↓ secreción insulina.
- **Grupo B:** obesidad.
- **Grupo C:** ↑ resistencia insulina, obesidad, dislipidemia.
- **Grupo D:** ↑ resistencia insulina, obesidad, dislipidemia, sensibilidad ß.

Predominio deficiencia insulina

Predominio adiposidad subcutánea

Predominio adiposidad visceral

riables clínicas relacionadas con la homeostasis hidrocarbonada, la dislipidemia o el riesgo cardiovascular. Además, es importante considerar una métrica asociada a la adiposidad y su fisiopatología. Cuantificar la cantidad de grasa, dónde está y el grado de disfuncionalidad ayudará a una medicina de precisión como paso a una medicina individualizada. En este contexto también es preciso incluir la masa y función del músculo, implicado en la homeostasis global.

Enfocar la estrategia de manejo de esta forma puede ayudar a realizar una estratificación en función de la adiposidad, funcionalidad de las células beta, resistencia a la insulina, sarcopenia y riesgo de desarrollo de complicaciones, consiguiendo disminuir la variabilidad de la respuesta y aumentar la eficiencia.

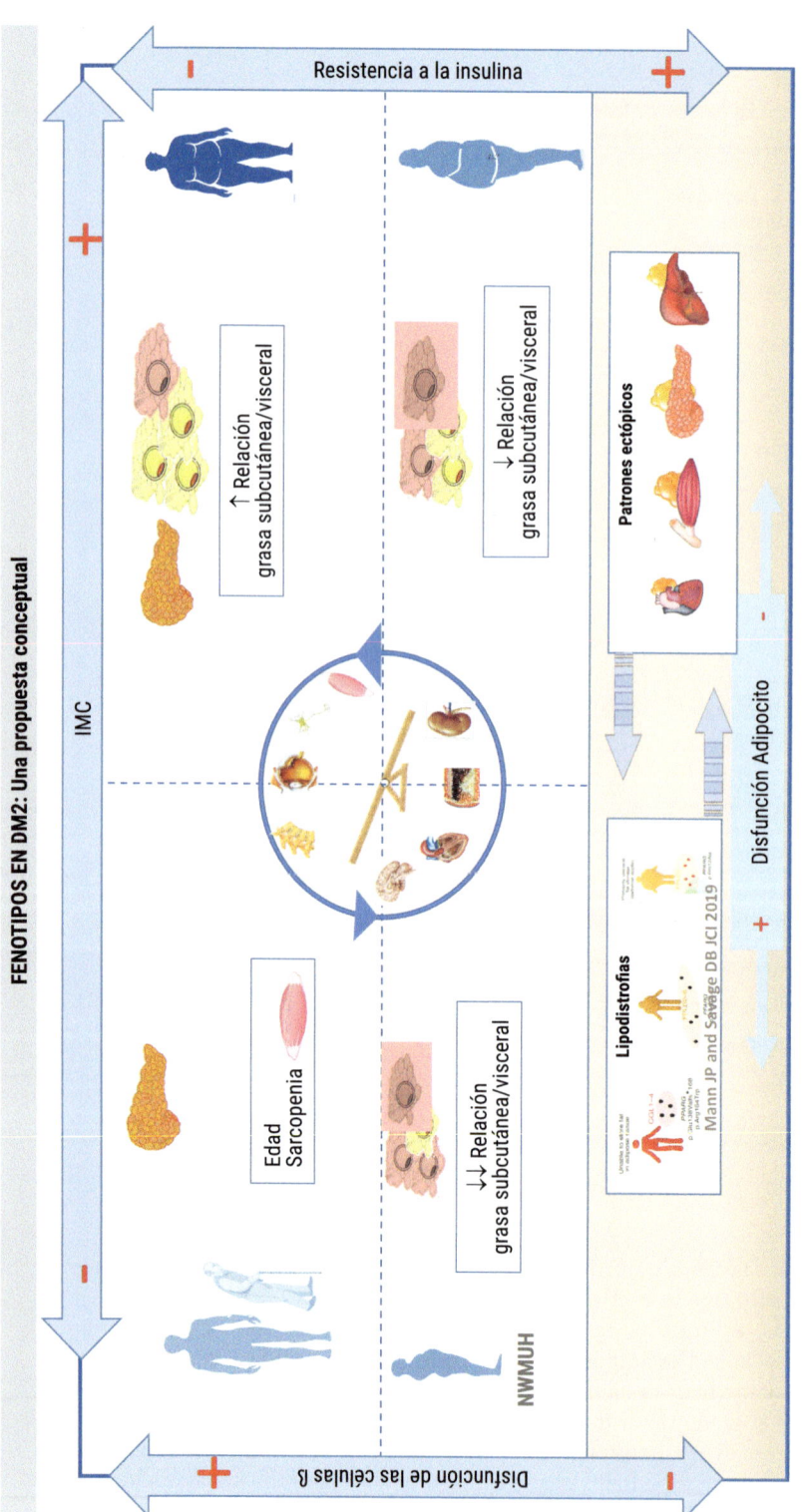

Figura 6-3. Posibles fenotipos de la diabetes tipo 2 en función de 3 ejes: disfunción de células geta, índice de masa corporal (IMC) y resistencia a la insulina. Los ejes forman un espacio virtual con 4 cuadrantes, cada uno representando un fenotipo extremo. El cuadrante superior izquierdo está caracterizado por fallo pancreático, el superior derecho por deterioro de las células beta y aumento de la adiposidad con predominio subcutáneo, el inferior derecho por aumento de la resistencia a la insulina y aumento de la grasa visceral y, por último, el inferior izquierdo resistencia a la insulina y predominio de la grasa subcutánea, pero sin aumento de la adiposidad global. En los 2 cuadrantes inferiores se muestra el desarrollo de patrones de distribución de la grasa con infiltración o implantación en órganos relacionados con la disfunción del adipocito. En el centro se muestran las complicaciones microangiopáticas y macroangiopáticas. No hay una distribución clara entre cuadrantes, aunque con tendencia al predominio de las complicaciones micro en los sujetos con deterioro de las células beta y de las macro en los sujetos con afectación de grasa visceral.

RESUMEN CONCEPTUAL

- La heterogeneidad fisiopatológica de la DM2 no está reflejada en las clasificaciones y directrices actuales. El potencial de progresión de la diabetes y el desarrollo de complicaciones es diferente según el fenotipo de DM2, con un impacto variable del grado de control glucémico.
- El código de diagnóstico de DM2 incluye múltiples fenotipos clínicos que muestran diferentes grados de obesidad, patrones de distribución de la adiposidad, tipos de dislipidemia y características del síndrome de resistencia a la insulina. Además, los sujetos con DM2 evolucionan en diferentes trayectorias clínicas, siendo la edad un factor crítico en la progresión.
- El objetivo de la medicina de precisión es conseguir grupos fisiológicamente más homogéneos, permitiendo un manejo más ajustado al riesgo y optimizando la respuesta a la terapia.
- En la interacción de la DM2 con la enfermedad metabólica crónica adiposa importa no sólo la cantidad de masa grasa, también la relación grasa subcutánea y visceral, el patrón de distribución corporal y la disfuncionalidad de la masa adiposa (Fig. 6-2)
- El riesgo de DM2 se asocia más con un patrón específico de distribución grasa de predominio hepático (Fig. 6-1).
- Incluir la valoración morfofuncional, adiposa y muscular, en la caracterización clínica de la DM2 permitirá estratificar a los sujetos, disminuyendo la variabilidad de la respuesta terapéutica (Fig. 6-3).

BIBLIOGRAFÍA

- Ahlqvist E, Storm P, Käräjämäki A, Martinell M, Dorkhan M, Carlsson A, *et al*. Novel subgroups of adult-onset diabetes and their association with outcomes: a data-driven cluster analysis of six variables. Lancet Diabetes Endocrinol 2018 6(5):361-9.
- Balkau B, Deanfield JE, Després JP, Bassand JP, Fox KA, Smith SC Jr, *et al*. International Day for the Evaluation of Abdominal Obesity (IDEA): a study of waist circumference, cardiovascular disease, and diabetes mellitus in 168,000 primary care patients in 63 countries. Circulation. 2007;116:1942-51.
- Cruz-Jentoft AJ, Bahat G, Bauer J, Boirie Y, Bruyère O, Cederholm T, *et al*. Sarcopenia: revised European consensus on definition and diagnosis. Age Ageing. 2019;48(1):16-31.
- Davies MJ, Aroda VR, Collins BS, Gabbay RA, Green J, Maruthur NM, *et al*. Management of Hyperglycemia in Type 2 Diabetes, 2022. A Consensus Report by the American Diabetes Association (ADA) and the European Association for the Study of Diabetes (EASD). Diabetes Care. 2022;45(11):2753-86.
- ElSayed NA, Aleppo G, Aroda VR. American Diabetes Association. 2. Classification and diagnosis of diabetes: Standards of Care in Diabetes-2023. Diabetes Care 2023; 46(Suppl. 1):S19-40.
- Gomez-Peralta F, Abreu C, Cruz-Bravo M, Alcarria E, Gutierrez-Buey G, Krakauer NY, *et al*. Relationship between "a body shape index (ABSI)" and body composition in obese patients with type 2 diabetes. Diabetol Metab Syndr. 2018 Mar 20;10:21.
- Gomez-Peralta F, Choudhary P, Cosson E, Irace C, Rami-Merhar B, Seibold A. Understanding the clinical implications of differences between glucose management indicator and glycated haemoglobin. Diabetes Obes Metab. 2022;1-10.
- Herder C, Roden M. A novel diabetes typology: towards precision diabetology from pathogenesis to treatment. Diabetologia. 2022;65:1770-81.
- Krakauer NY, Krakauer JC. A new body shape index predicts mortality hazard independently of body mass index. PLoS ONE. 2012;7:e39504.
- Linge J, Whitcher B, Borga M, Dahlqvist Leinhard O. Sub-phenotyping metabolic disorders using body composition: an individualized, nonparametric approach utilizing large data sets. Obesity (Silver Spring) 2019;27:1190-9.
- Mechanick JI, Farkouh ME, Newman JD, Garvey WT. Cardiometabolic-Based Chronic Disease, Adiposity and Dysglycemia Drivers: JACC State-of-the-Art Review. J Am Coll Cardiol. 2020 Feb 11;75(5):525-38.
- Udler MS, McCarthy MI, Florez JC, Mahajan A. Genetic Risk Scores for Diabetes Diagnosis and Precision Medicine. Endocr Rev. 2019 Dec 1;40(6):1500-20. doi:10.1210/er.2019-00088.
- Van Gaal LF, Mertens IL, De Block CE. Mechanisms linking obesity with cardiovascular disease. Nature. 2006;444:875-80
- Wagner R, Eckstein SS, Yamazaki H, Gerst F, Machann J, Jaghutriz BA, *et al*. Metabolic implications of pancreatic fat accumulation. Nat Rev Endocrinol 2022;18:43-54.
- 15. Wesolowska-Andersen A, Brorsson CA, Bizzotto R. Four groups of type 2 diabetes contribute to the etiological and clinical heterogeneity in newly diagnosed individuals: An IMI DIRECT study. Cell Rep Med. 2022;3(1):100477.
- Wilson JMG, Jungner G. Principles and practice of screening for disease. World Health Organization, 1968.
- Yamazaki H, Tauchi S, Machann J, Haueise T, Yamamoto Y, Dohke M, *et al*. Fat Distribution Patterns and Future Type 2 Diabetes. Diabetes 2022;71:1937-45.

Escalas clínicas de la enfermedad metabólica crónica adiposa

7

C. Tejera Pérez, D. Bellido Guerrero y R. J. Galindo

INTRODUCCIÓN

La obesidad se define como un estado patológico caracterizado por una acumulación excesiva y general de grasa en el cuerpo. No obstante, este término subestima la multidimensionalidad del problema, por lo que el empleo del concepto enfermedad metabólica crónica adiposa (EMCA) responde mejor a la necesidad de definir una enfermedad compleja, heterogénea, crónica y dispar en su fisiopatología, progresión y respuesta a los tratamientos. La EMCA es uno de los mayores desafíos para los sistemas sanitarios y es un factor de riesgo mayor de morbimortalidad debido a su relación con otras patologías, como diabetes tipo 2 (DM2), enfermedad cardiovascular (ECV), dislipemia, enfermedad hepática metabólica (MAFLD) o algunos tipos de cáncer, entre otras. Aparte de la carga de enfermedad en sí, la EMCA supone un impacto económico, que se sitúa en torno al 8,5 % de los presupuestos destinados en sanidad en países occidentales. En las últimas décadas se ha avanzado de forma espectacular en los conocimientos sobre la etiología, y sobre las bases celulares y moleculares de la EMCA. Sin embargo, estos avances no se han traducido a nivel práctico en el diagnóstico ni el tratamiento de esta entidad.

ÍNDICE DE MASA CORPORAL (IMC) Y CLASIFICACIONES CLÁSICAS DE LA EMCA

La OMS define el sobrepeso como un IMC ≥ 25 kg/m^2 y la obesidad como un IMC ≥ 30 kg/m^2. El IMC es una medida simple, barata, fácil de calcular y reproducible. SEEDO define la EMCA cuando la masa grasa (MG) es mayor del 25 % en hombres y mayor del 33 % mujeres; cuándo no sea posible medir la MG se debe emplear el IMC. Tradicionalmente se han empleado varias clasificaciones de tipo clínico de la EMCA, como discutimos a continuación (Tabla 7-1).

La **distribución de la grasa corporal** se define con dos patrones clásicos: por un lado, obesidad superior, central, abdominal o androide, en la que la grasa se acumula de forma preferencial en la mitad superior del cuerpo. Suele asociarse con insulinorresistencia (IR). Por otro lado, obesidad inferior, periférica, gluteofemoral o ginoide, en la que la grasa se acumula preferencialmente en el tejido subcutáneo. El perímetro de cintura (PC) y el índice cintura/cadera (ICC) son los parámetros empleados para definir ambos fenotipos. Por su propia definición, la EMCA es una entidad multifactorial, en la que en la mayoría de los casos existe una predisposición genética que suele ser de carácter poligénico, junto con la presencia de uno o más factores desencadenantes. En la **EMCA primaria o esencial** predomina la alteración de los mecanismos fisiológicos que regulan el ajuste de la MG. En la **EMCA secundaria** podemos identificar factores desencadenantes concretos, como alteraciones hormonales, factores genéticos, determinados fármacos o modificaciones en el estilo de vida. Se habla de **EMCA simple** en el caso de personas sin anomalías clínicas, analíticas ni funcionales, detectables en el momento de la valoración. Por el contrario, en la **EMCA complicada** podemos hallar anomalías analíticas, clínicas y/o funcionales en diverso grado. **Según la edad en la que se presenta, la**

Tabla 7-1. Clasificación del IMC (OMS y SEEDO)

OMS		SEEDO	
Grado de sobrepeso u obesidad	**Valores de IMC (en kg/m²)**	**Grado de sobrepeso u obesidad**	**Valores de IMC (en kg/m²)**
Peso insuficiente	< 18,5	Peso insuficiente	< 18,5
Normopeso	18,5-24,9	Normopeso	18,5-24,9
Sobrepeso	25-29,9	Sobrepeso grado I	25-26,9
		Sobrepeso grado II	27-29,9
Obesidad grado I	30-34,9	Obesidad grado I	30-34,9
Obesidad grado II	35-39,9	Obesidad grado II	35-39,9
Obesidad grado III	⩾ 40	Obesidad grado III	40-49,9
		Obesidad grado IV	⩾ 50

IMC: índice de masa corporal. OMS: Organización Mundial de la Salud. SEEDO: Sociedad Española para el Estudio de la Obesidad.

EMCA exhibe distintas características y puede distinguirse entre obesidad infantil, juvenil, del adulto o de edades avanzadas.

VALORACIÓN INTEGRAL DE LA EMCA

La **clasificación de Edmonton (*Edmonton Obesity Staging System*, EOSS)**, de Sharma y Kushner, parte de la base conceptual de que los pacientes con EMCA y complicaciones deben ser tratados de forma diferente, según la complejidad y repercusión de estas. Teniendo en cuenta que los recursos son limitados, este sistema puede ayudar a identificar y priorizar a los pacientes que pueden beneficiarse de una intervención más o menos intensa. El sistema plantea la valoración de factores de riesgo, comorbilidades y limitaciones para definir 5 estadios (Tabla 7-2). El estadiaje propuesto por la **Asociación Americana de Endocrinólogos Clínicos (AACE)** se basa en el concepto de obesidad como enfermedad crónica basada en la adiposidad (ABCD, *Adiposity Based Chronic Disease*). Este concepto hace, por un lado, hincapié en las anomalías del tejido adiposo en cuanto a cantidad, distribución y fundación, y por otro lado, en su carácter crónico y las implicaciones para la salud. Propone tres estadios basados en función de la presencia/gravedad de las complicaciones y posibles limitaciones para la vida diaria. El constructo ABCD forma parte de un concepto más amplio, que engloba no solo a la ABCD sino también a la DBCD (*Dysglycemia Based Chronic Disease*) y CMBCD (*Cardiometabolic Based Chronic Disease*). De la evolución de este estadiaje surge una nueva clasificación de la EMCA, con cuatro dominios: dominio A, fisiopatología; dominio B, IMC; dominio C, complicaciones biomecánicas y CV y dominio D, según gravedad (Fig. 7-1). La **Asociación Europea para el Estudio de la Obesidad (EASO)** ha elaborado una propuesta basada en la CIE-10. Propone la creación de una nueva categoría para la EMCA y sus complicaciones asociadas. Incluye 3 dimensiones: 1: etiología; 2: IMC; 3: complicaciones asociadas.

EMCA: MÁS ALLÁ DEL IMC

Considerar a la EMCA como **enfermedad** trasciende el mero hecho académico. Puede tener beneficios significativos, como hacer que se dirijan más recursos a la prevención, tratamiento, investigación y formación de profesionales. Ello puede contribuir a reducir el estigma social y mejorar la atención médica para las personas que viven con EMCA (PV-EMCA).

Tabla 7-2. *Edmonton Obesity Staging System* (EOSS)

	Estadio 0	Estadio 1	Estadio 2	Estadio 3	Estadio 4
Factores de riesgo relacionados con la obesidad	No	Subclínicos (p. ej., HTA límite, tolerancia alterada a la glucosa, etc.) o	Comorbilidad establecida que requiere tratamiento (DM2, HTA, etc.) o	Complicaciones relacionadas con el daño del órgano diana (p. ej., IAM, IC, complicaciones de la DM2, osteoartrosis limitante, etc.) o	Complicaciones graves (daño terminal) o
Síntomas psicológicos relacionados con la obesidad	No	Moderados, sin impacto sobre la calidad de vida/bienestar o	Moderados o	Significativos o	Limitantes o
Limitaciones funcionales	No	Leves (p. ej., disnea de esfuerzos moderados)	Moderadas	Alteraciones significativas de la calidad de vida	Limitaciones funcionales graves

DM2: diabetes mellitus tipo 2. HTA: hipertensión arterial. IAM: infarto agudo de miocardio. IC: insuficiencia cardíaca.

Está claro el papel que ha tenido el IMC en el desarrollo de la investigación en los últimos años y aunque es útil para los estudios epidemiológicos, presenta numerosas limitaciones para hacer un abordaje personalizado en la práctica clínica diaria.

El IMC no informa de la distribución, ectópica o no, de la MG, no distingue entre masa magra y MG y es un mal indicador en personas de baja estatura, edad avanzada, importante desarrollo muscular, retención hidrosalina, gestantes o personas con desnutrición,

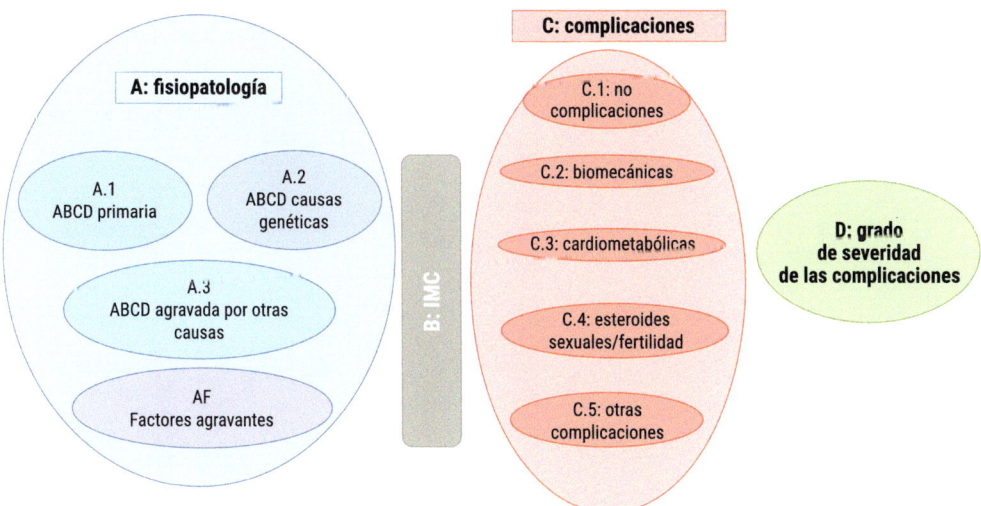

Figura 7-1. Clasificación propuesta por Garvey y Mechanick, a partir del concepto de obesidad como enfermedad crónica basada en la adiposidad (ABCD).

entre otros. Analizar la **composición corporal (CC)** es indispensable. Es básico determinar el porcentaje de MG, ya que este se correlaciona con el incremento del riesgo coronario y/o cardiovascular (RCV), DM2 y otras comorbilidades. Si se usa solo el IMC, se pueden diagnosticar de forma errónea pacientes con normo y sobrepeso que presenten aumento de la MG, considerándolos como de bajo riesgo. El tejido adiposo visceral (TAV) es una entidad anatómica y metabólica distinta dentro del espectro del tejido adiposo. Tiene un perfil endocrino y metabólico muy activo. Estos mediadores secretados desencadenan respuestas metabólicas adversas, como IR, disfunción endotelial y activación de vías inflamatorias. Por tanto, la CC es básica para estudiar la grasa ectópica y disfuncional en la EMCA, como la grasa pericárdica o perirrenal. Además, la CC nos informa sobre otros parámetros, como la masa muscular y la hidratación. El exceso de MG con déficit de masa musculoesquelética y/o dinapenia se define como **EMCA sarcopénica**. Este proceso se relaciona con el envejecimiento, pero también puede ser atribuido al sedentarismo y al impacto de otras patologías. En la EMCA sarcopénica se produce un disbalance entre la homeostasis de los factores anabólicos y catabólicos. Su presencia impacta negativamente sobre la mortalidad y requiere un enfoque de tratamiento particular. El diagnóstico precoz supone una ventana de oportunidad para intervenir, revirtiendo o retrasando el proceso de deterioro muscular. En una época en la que buscamos hacer una **Medicina de Precisión** necesitamos **fenotipar** a la EMCA, yendo más allá del IMC e incorporando nuevas herramientas que permitan una mejor clasificación, atención y seguimiento de las PV-EMCA.

VALORACIÓN MORFOFUNCIONAL (VMF) Y EMCA

La VMF es una medida mucho más fiel de la salud metabólica, al incluir la valoración del músculo, su función y la adiposidad. La VMF comprende parámetros funcionales, bioimpedancia (y otras técnicas de composición corporal), ecografía nutricional®, parámetros bioquímicos y pruebas funcionales (Fig. 7-2).

Antropometría

El **perímetro de cintura (PC)** es un buen indicador del TAV y se relaciona de forma directa con la morbimortalidad. Otra medida estimadora de la MG es el **ICC, como comentamos anteriormente**. El ICC ha demostrado ser equivalente al IMC y al PC como predictor de la incidencia de DM2 y ECV. Tanto PC como ICC predicen mejor la mortalidad que IMC. El PC es mejor predictor de insuficiencia cardiaca y ha demostrado ser un mejor estimador

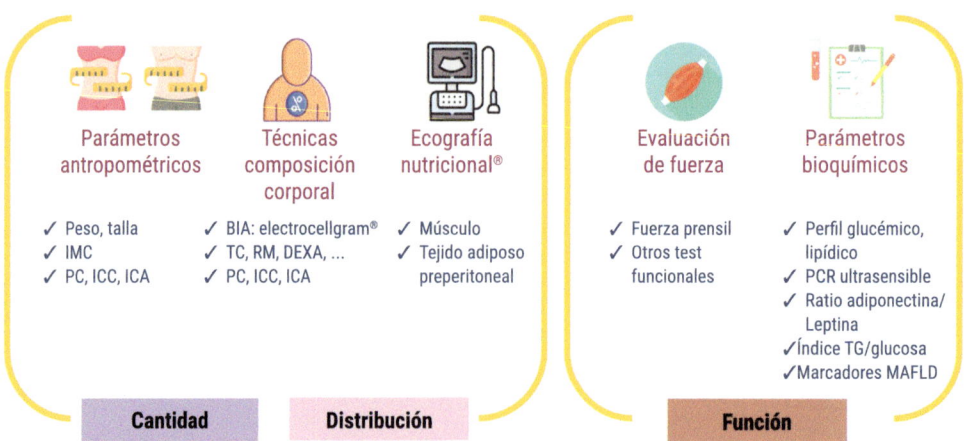

Figura 7-2. Valoración morfofuncional y enfermedad metabólica crónica adiposa.

Tabla 7-3. Puntos de corte para la enfermedad metabólica adiposa crónica de acuerdo con diferentes criterios (ver puntos de corte específicos en la literatura para población asiática)

Perímetro de cintura, cm			Índice cintura-cadera			% grasa corporal total		
	Hombres	Mujeres		Hombres	Mujeres		Hombres	Mujeres
						Bajo peso	< 10	< 20
Aumento del riesgo	≥ 94	≥ 80	No obesidad	< 1	< 0,85	Normo-peso	10 ≤ 20	20 ≤ 30
						Sobre-peso	20 ≤ 25	30 ≤ 35
Alto riesgo	≥ 102	≥ 88	Obesidad	≥ 1	≥ 0,85	Obesidad	≥ 25	≥ 35

del TAV. Otro marcador de adiposidad que ha ganado popularidad en los últimos años es el **índice cintura altura (ICA)**. De hecho, hay datos que demuestran que esta medida es mejor predictor que el IMC para el análisis del RCV (Tabla 7-3).

Composición corporal

En el estudio de la composición corporal para determinar la MG se pueden emplear varias técnicas, como la medida de los pliegues, DEXA, bioimpendancia (BIA), pletismografía por desplazamiento de aire, resonancia magnética (RM), tomografía computarizada (TC), medición volumétrica y dilución isotópica. La **BIA** es una técnica bien validada y accesible en la mayoría de los centros, que permite estimar la CC a través de parámetros eléctricos. No solo vamos a distinguir la masa musculoesquelética, hidratación y la MG, sino que vamos a poder extrapolar un vector de resistencia/reactancia, conocido como **ángulo de fase**. Este es una medida de la salud celular y de las membranas celulares. Se sabe que en la EMCA y más en el caso de complicaciones está disminuido, si bien son necesarios más estudios para comprobarlo. El incremento de TAV es un marcador de aumento del RCV, incluso en personas con normopeso, y podemos estudiarlo usando técnicas como **TC** y **RM**. Además, indirectamente podemos visualizarlo a través de la

ecografía nutricional®. De hecho, la determinación del TAV nos permite definir un nuevo fenotipo en personas con IMC < 25 kg/m², pero con incremento del TAV y, por ende, aumento del RCV, conocido como TOFI (*thin-outside-fat-inside*). TC y RM presentan algunos inconvenientes. Estas pruebas están destinadas a otros enfoques diagnósticos y su coste no es asumible por los sistemas sanitarios, siento principalmente empleadas en un contexto de investigación. En la TC, además generar radiaciones ionizantes, se obtiene una estimación regional de la masa muscular y en el caso de la RM hay múltiples protocolos e influyen los movimientos respiratorios y no sirve para estimar la densidad muscular.

Ecografía nutricional®

Informa acerca de la valoración funcional, metabólica y morfológica del músculo. Deben hacerse dos mediciones fundamentales, siempre con el paciente en decúbito supino y relajado. Por un lado, hay que localizar la línea imaginaria entre la espina ilíaca anterosuperior y el borde superior de la rótula, realizando la ecografía a nivel del tercio inferior de dicha distancia, de forma que podamos hacer una medición transversal y longitudinal. A este nivel haremos una valoración fundamentalmente del músculo y su calidad. El **ángulo de peneación** (ángulo formado por los fascículos y la aponeurosis interna) nos informa de la biomecánica del músculo desde el punto de vista metabólico: podemos ver si ese músculo presenta **mioesteatosis** (infiltración por grasa ectópica) o **mionecrosis**, en pacientes gravemente desnutridos, o cambios degenerativos debidos a la edad. Por otro lado, evaluaremos la grasa a nivel abdominal, localizando el punto medio de la línea que une el apéndice xifoides y el ombligo en espiración no forzada. Con la ecografía abdominal podemos evaluar el **tejido adiposo subcutáneo superficial** (que sirve de barrera de protección y como depósito de energía), el **tejido adiposo subcutáneo profundo** (donde se elabora fundamentalmente la adiponectina) y la **grasa preperitoneal**. Si además usamos una sonda convexa, podremos ver depósitos de grasa perirrenales retroperitoneales.

Parámetros bioquímicos

Entre los parámetros bioquímicos que podemos analizar, aparte del perfil glucémico lipídico, PCR ultrasensible e índice HOMA, que reflejan el grado de inflamación, IR y disfunción del tejido adiposo, están las adipoquinas. El **ratio adiponectina/leptina** ha demostrado relacionarse mejor con la IR que cada una de las adipoquinas por separado. Los valores ≥ 1 se consideran normales, ≥ 0,5 < 1, de riesgo moderado y < 0,5, RCV aumentado. No puede faltar además la determinación de marcadores no invasivos de fibrosis para MAFLD, como NAFLD Fibrosis Score o FIB-4, o bien ELT-test en aquellos centros con disponibilidad. Estos parámetros no solo se correlacionan con MAFLD, sino que se asocian también con ECV y enfermedad cardiovascular subclínica.

Parámetros funcionales

La **dinamometría de mano o fuerza de agarre** es el parámetro más empleado en los estudios y consensos, por la facilidad de realizar en consulta y su estandarización, además de disponer de valores de normalidad. Refleja además la fuerza muscular global y tiene una buena correlación con la masa magra medida por TC o DEXA. Aporta valor clínico y pronóstico, ya que se asocia una baja fuerza prensil con un aumento de la morbimortalidad, peor calidad de vida y limitaciones funcionales. Es especialmente útil además la realización del **IPAQ (Cuestionario Internacional de Actividad Física)**, que permite clasificar a las personas en función de su actividad física en grado alto, moderado o bajo/ inactivo. Nos permite evaluar desde qué fitness partimos y trabajar específicamente este aspecto. Pueden emplearse otros tests funcionales en caso de sospecha de EMCA sarcopénica. Entre los más populares y fáciles de realizar en la práctica clínica diaria se encuentran el ***get up and go*** y la **prueba de la marcha**. Ambos son predictores del riesgo de caídas y de mal pronóstico a corto plazo.

Propuesta de fenotipado de 360° de la EMCA

Las clasificaciones previas no tienen en cuenta aspectos como la CC, las consecuencias en la salud mental o consumo de fármacos, entre otros. El oxímoron de obesidad metabólica sana es un concepto que se extrapola de aquellas personas con IMC elevado sin criterios de síndrome metabólico. Perpetuar ese concepto ofrece una falsa sensación de seguridad tanto al paciente como a los profesionales. De hecho, existen trabajos que demuestran que estas personas tienen datos de alteración de la tolerancia a la glucosa, incremento de marcadores proinflamatorios, calcificación de arterias coronarias, cáncer, síndrome metabólico y DM2. Por tanto, el desarrollo de complicaciones, aparte de un problema diagnóstico, puede deberse a un criterio temporal en cuanto a su presentación. Sharma propuso la valoración de la EMCA con la regla "M, M, M y M" (***Mental, Mechanical, Metabolic and Monetary***). Proponemos avanzar en este estadiaje. Nuestra propuesta de fenotipado es multidimensional, trata de dar respuesta al desafío que supone la VMF. Pretende generar una clasificación fácilmente reproducible que nos permita hablar un lenguaje común y avanzar en la investigación.

Valoración morfofuncional de la enfermedad metabólica crónica adiposa

La VMF, como previamente hemos detallado, nos permite una aproximación integral e integrada a la salud metabólica de las PV-EMCA. Es una técnica sencilla, que, tras un periodo de adiestramiento, no supone un incremento significativo del tiempo de consulta y además es muy informativa a la hora de orientar el tratamiento y analizar los resultados.

Metabólico (Metabolic)

Debe incluirse un análisis sistemático de los FRCV y de su grado de control, y de los ECV. Es importante tener en mente la afectación del metabolismo de las hormonas sexuales y puede afectar a la fertilidad. La grasa ectópica y disfuncional desempeña un papel fundamental en el desarrollo de MAFLD y de enfermedad renal crónica, por lo que debe hacerse un cribado de estos.

Mecánico (Mechanical)

La sarcopenia, el estrés oxidativo, la inflamación y la IR, sumados al sedentarismo, contribuyen al desarrollo de artrosis. Otras complicaciones mecánicas relacionadas son el SAOS, el síndrome de hipoventilación asociado a obesidad, la incontinencia urinaria de estrés, el reflujo gastroesofágico, la insuficiencia venosa o el pseudotumor cerebral, entre otros.

Otras patologías, en las que la EMCA actúa como factor de riesgo de incidencia y severidad, son asma, tromboembolismo pulmonar, litiasis biliar, susceptibilidad a las infecciones y pancreatitis, entre otros.

Medicinas

El aumento de la MG puede afectar a la farmacocinética y a la farmacodinamia de los fármacos. Un menor consumo de fármacos disminuye la sensación y carga de la enfermedad, la dependencia farmacológica, el **gasto en farmacia** y el contacto con el sistema sanitario.

Malignidad

La EMCA se relaciona con diversos tipos de cáncer, como mama, colon y pulmón, entre otros. Pero no solo aumenta el riesgo de determinados tipos de cáncer, sino que además está implicada en la recurrencia de estos, incrementa el riesgo y/o empeora la toxicidad de los tratamientos oncológicos. Debería considerarse a las PV-EMPCA y cáncer como de alto riesgo independientemente de la presencia o no de otras complicaciones.

Mental

Es innegable la necesidad de valorar la repercusión psicológica de la EMCA. Un aspecto infravalorado es la sexualidad. La relación entre la EMCA y la sexualidad resulta de la interacción de numerosas variables que actúan directamente por la alteración de la homeostasis inducida por el exceso de grasa, pero también indirectamente por las complicaciones relacionadas con la EMCA, que pueden dificultad las relaciones sociales y producir malestar psicológico. El 25-60 % de las personas con EMCA presentan algún grado de disfunción sexual. El cribado de SAOS es habitual en las personas con EMCA, pero es importante también analizar la calidad del sueño. Una mala calidad del sueño influye negativamente en la EMCA y sus complicaciones. Tampoco podemos perder de vista que la EMCA puede enmascarar trastornos de la conducta alimentaria (TCA). Es importante distinguir a las personas con TCA, en las que el apoyo psicológico va a ser más exitoso que cualquier otra intervención. Incluir el *Food Craving Questionnaire-State*, validado en diferentes poblaciones, nos va a permitir analizar la ingesta compulsiva, la pérdida de control de ingesta y los posibles desencadenantes psicológicos de la misma.

M+

Existen otras patologías, en las que la EMCA actúa como factor de riesgo para su incidencia y severidad, como el asma, tromboembolismo pulmonar, litiasis biliar, susceptibilidad a las infecciones o la pancreatitis, entre otros.

Nuestra propuesta de fenotipado es fácil de realizar y accesible a la gran parte de todos los centros, ya que la necesidad de aparataje es mínima y además ya está disponible en la mayoría de las unidades. Se trata de un fenotipado fácilmente reproducible, con el que podemos hablar en un lenguaje común tanto en el ámbito clínico como en la investigación. Permite además orientar el tratamiento. Este fenotipado pretende responder de forma eficiente a los problemas reales de PV-EMCA más allá de asteriscos en analíticas u otras comorbilidades. A falta de estudios, es de presuponer que este estadiaje pueda ser coste-eficiente. Dentro de la VMF, es fundamental establecer protocolos estandarizados, así como establecer puntos de corte.

Desafíos para la propuesta de 360°

En esta propuesta de fenotipado falta una aproximación genética. Se han descrito más de 900 *loci* relacionados con la obesidad y el IMC. Los alelos confieren un riesgo individual, pero no actúan de forma independiente, sino que lo hacen interaccionando entre ellos y, a su vez, con el ambiente. Además, estos loci no solo se relacionan con el IMC, sino que tienden a agregarse. De hecho, se han descrito fenotipos de EMCA diabetógenos y antidiabetógenos, en función de la distribución de los MG, la presión arterial y el colesterol HDL, ligados con determinados marcadores genéticos. El estudio genético va a dar respuesta a por qué algunas personas con aumento de MG no desarrollan complicaciones metabólicas y permitirá encontrar posibles vías para prevenirlas. Actualmente, el estudio genético no es viable en la mayoría de los centros. La posibilidad de estudio es limitada y, salvo en casos concretos de obesidad monogénica, su valor es limitado en la práctica clínica diaria. Es innegable la expansión de la inteligencia artificial especialmente en medicina y sobre todo en los dos últimos años. Pero para que la inteligencia artificial nos pueda responder a cuestiones concretas sobre un determinado supuesto clínico, debemos manejar una gran cantidad de datos. Por tanto, el fenotipado de 360° puede generar una gran cantidad de información, que es procesada, analizada e integrada, y que puede ponerse a disposición de los profesionales sanitarios mediante herramientas integradas de inteligencia artificial dentro de las historias clínicas electrónicas. Otra dimensión que debemos valorar es el papel de la duración de la EMCA, así como el grado de adiposidad, ya que se ha descrito una relación de ambos factores con el desarrollo de enfermedad CV. Así pues, un mayor grado de adiposidad se relacionan más con HTA y dislipemia, mientras que la DM se relaciona más con la duración de la EMCA. La ECV, la mortalidad CV y la cardiomiopatía se correlacionan tanto con una mayor adiposidad como con la duración de la EMCA.

CONCLUSIONES

Nuestra propuesta de estadiaje ofrece una respuesta a los retos de la práctica clínica diaria, de forma que es una herramienta útil para ofrecer una terapia personalizada y monitorizar las intervenciones realizadas. Es clave analizar la presencia de complicaciones, su gravedad y la repercusión sobre la vida diaria de las personas con EMCA (**Figura resumen**).

RESUMEN CONCEPTUAL

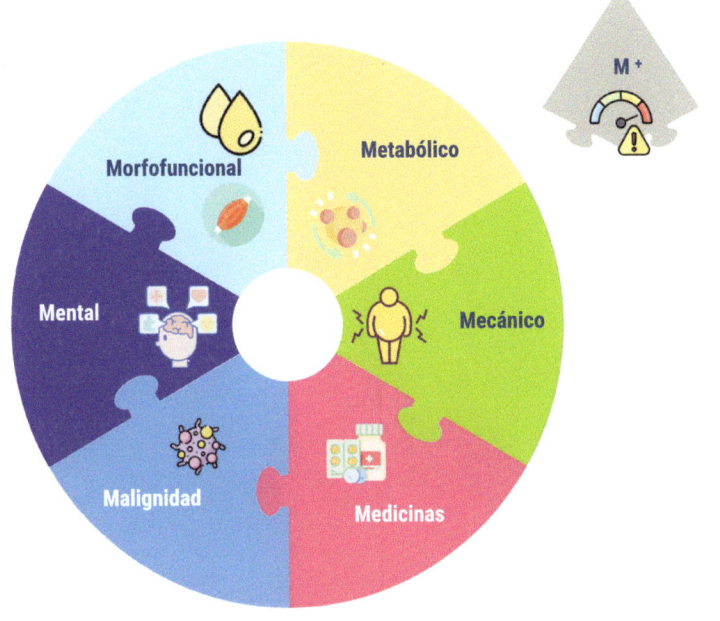

BIBLIOGRAFÍA

- Bellido D, García-García C, Talluri A, Lukaski HC, García-Almeida JM. Future lines of research on phase angle: Strengths and limitations. Rev Endocr Metab Disord. 2023 Jun;24(3):563-83.
- García Almeida JM, García García C, Vegas Aguilar IM, Bellido Castañeda V, Bellido Guerrero D. Morphofunctional assessment of patient's nutritional status: a global approach. Nutr Hosp. 2021 Jun 10;38(3):592-600.
- García JM, Bellido D, Botella F. Valoración morfofuncional de la desnutrición relacionada con la enfermedad. Madrid: Editorial Médica Panamericana S.A.U. 2022. ISBN 84-1106-095-0
- Garvey WT, Mechanick JI, Brett EM, Garber AJ, Hurley DL, Jastreboff AM, et al. American Association of Clinical Endocrinologists and American College of Endocrinology Comprehensive Clinical Practice Guidelines for Medical Care Of Patients With Obesity. Endocr Pract. 2016 Jul;22 Suppl 3:1-203.
- Hebebrand J, Holm JC, Woodward E, Baker JL, Blaak E, Durrer Schutz D, et al. A Proposal of the European Association for the Study of Obesity to Improve the ICD-11 Diagnostic Criteria for Obesity Based on the Three Dimensions Etiology, Degree of Adiposity and Health Risk. Obes Facts. 2017;10(4):284-307.
- Mechanick JI, Farkouh ME, Newman JD, Garvey WT. Cardiometabolic-Based Chronic Disease, Adiposity and Dysglycemia Drivers. J Am Coll Cardiol [Internet]. 2020 Feb 11 [cited 2023 Oct 9];75(5):525-38.
- Perdomo CM, Avilés-Olmos I, Dicker D, Frühbeck G. Towards an adiposity-related disease framework for the diagnosis and management of obesities. Rev Endocr Metab Disord. 2023 Oct;24(5):795-807.
- Portincasa P, Frühbeck G. Phenotyping the obesities: reality or utopia? Rev Endocr Metab Disord. 2023 Oct;24(5):767-73.
- Salmón-Gómez L, Catalán V, Frühbeck G, Gómez-Ambrosi J. Relevance of body composition in phenotyping the obesities. Rev Endocr Metab Disord. 2023 Oct;24(5):809-23.
- Sharma AM. M, M, M & M: a mnemonic for assessing obesity. Obes Rev Off J Int Assoc Study Obes. 2010 Nov;11(11):808-9.
- Sharma AM, Kushner RF. A proposed clinical staging system for obesity. Int J Obes 2005. 2009 Mar;33(3):289-95.
- Sidhu SK, Aleman JO, Heffron SP. Obesity Duration and Cardiometabolic Disease. Arterioscler Thromb Vasc Biol. 2023 Oct;43(10):1764-74.

Técnicas empleadas

Antropometría y enfermedad metabólica crónica adiposa

8

M. Á. Rubio Herrera

INTRODUCCIÓN

El término antropometría proviene del griego *anthropos* (hombre) y *metrikos* (medida) y trata de conocer la composición corporal, básicamente, siguiendo el esquema bicompartimental de Arquímedes: masa grasa (MG) y masa libre de grasa (MLG). Según este modelo, las características químicas y densidad de ambos compartimentos permanecen constantes, siendo la densidad para la MG de 0,9 g/mL y la de la masa libre de grasa de 1,1 g/mL, a 36 °C de temperatura. En adultos jóvenes con normopeso, la MG es prácticamente anhidra, pero, en personas con exceso de peso, el contenido de agua de la MG es variable en función de la edad, sexo o distribución grasa corporal. La MLG se considera que tiene una hidratación fija del 73 %.

Las medidas estáticas, como el peso y la talla, apenas suponen problemas técnicos de medición, pero el otras medidas (pliegues cutáneos, circunferencias) están sometidas a diferencias intra e interobservadores, al empleo de diferentes aparatos de medida (plicómetros) y a las dificultades físicas del individuo para realizar las diferentes mediciones [grado de obesidad, distribución de la grasa corporal y colocación del sujeto (bipedestación, sedestación, supino)]. Por tanto, las ecuaciones derivadas de estas medidas antropométricas pueden inducir sesgos en sus resultados y, en consecuencia, de interpretación. Además, es necesario realizar estudios en distintas poblaciones para disponer de referencias propias y no extrapolarlas de estudios con personas físicamente diferentes.

PESO, TALLA E ÍNDICE DE MASA CORPORAL (IMC)

El peso y la talla son dos medidas estáticas fáciles de medir, empleando básculas y estadiómetros adecuadamente calibrados, siempre y cuando se realicen con el individuo descalzo y en ropa interior. El IMC es el parámetro de composición corporal más empleado en la evaluación del exceso ponderal nivel individual o poblacional y en estudios epidemiológicos o clínicos, por su facilidad de obtención, por ser el que mejor se correlaciona con el porcentaje de MG y por ser el que se utiliza para establecer la clasificación por categorías de exceso de peso, validado a nivel internacional (OMS).

Fue el matemático Adolphe Quetelet (1796-1874) quien, partiendo de mediciones de peso y talla en niños y adultos de la ciudad de Bruselas, encontró la siguiente relación matemática entre peso y talla:

$$IMC = Peso\ (kg)/talla\ (m)^2$$

Y que fue publicada en 1835 en su libro "*Sur l'homme et le développement de ses facultés. Essai d'une physique sociale*". Fue mucho más tarde, en 1972, cuando Ancel Keys cambió la denominación de índice de Quetelet por el de "*body mass index*". Los trabajos de Garrow y Webster en 1985 establecieron definitivamente la excelente correlación entre el IMC y la adiposidad medida por otros métodos de referencia (agua corporal total, contenido de potasio corporal e hidrodensitometría).

La característica que define el sobrepeso y la obesidad es el exceso de grasa corporal, que, a su vez, guarda una asociación con factores de riesgo cardiovasculares, entre otras patologías asociadas. El IMC se correlaciona bien con el porcentaje de grasa corporal, pero tiene algunas desventajas: no valora la distribución regional de la grasa, no discrimina la variación del porcentaje de grasa para un mismo IMC en función del sexo, la edad y la raza, pierde validez en individuos muy altos o muy bajos, en personas con retención hídrica (edema, ascitis) y en personas con mayor desarrollo muscular. Por tanto, el IMC puede servir para comparar poblaciones y establecer algunas asociaciones epidemiológicas con ciertas enfermedades, pero a nivel individual infraestima el porcentaje de grasa corporal total si se compara con otras técnicas más precisas [(Bioimpedancia, DXA (absorciometría de rayos X de energía dual) o BOP-POD (pletismografía por desplazamiento de aire)].

Algunos autores han desarrollado diferentes fórmulas para estimar el porcentaje de grasa corporal, incluyendo el IMC en su formulación (Tabla 8-1).

CUN-BAE está basado en la medición en 6.510 individuos de edades comprendidas entre 18 y 80 años, mediante BOD-POD. Se establecen unos puntos de corte para sobrepeso cuando el porcentaje de grasa corporal es de 20-25 % en hombres y 30-35 % en mujeres, mientras que se considera obesidad cuando se sobrepasan los puntos de corte > 25 % en hombres) y > 35 % en mujeres.

PLIEGUES CUTÁNEOS

Es una técnica muy accesible, sencilla de realizar, de coste reducido y no invasiva. La medición se realiza con un aparato denominado plicómetro o lipocalibre (los más conocidos son el Holtain y el Harpenden). La técnica consiste en medir el grosor del tejido adiposo subcutáneo (que representa el 20-45 % del total de grasa corporal) en tres ocasiones consecutivas y anotar la media de los tres valores. Los pliegues más habituales para medir son tricipital, bicipital, subescapular, suprailíaco, y pliegue del muslo y de la pantorrilla.

Como medición indirecta del contenido de MG corporal, la determinación de los pliegues cutáneos presenta algunas limitaciones:

- La proporción de tejido subcutáneo/grasa total varía entre las distintas poblaciones.
- La interfase tejido adiposo-músculo no siempre está bien definida.
- Necesita personal entrenado para realizar lecturas precisas, en particular, en las personas con obesidad mórbida, donde es frecuente que el grosor del pliegue supere las dimensiones de abertura del plicómetro.
- Es muy sensible para medidas estáticas, pero no para ver la evolución de los cambios a corto plazo o con variaciones de peso pequeñas.
- La presencia de edema subcutáneo genera lecturas erróneas.

Tabla 8-1. Diferentes fórmulas para estimar el porcentaje de grasa corporal, incluyendo el IMC en su formulación

Autoría	Ecuación
Duerenberg	(1,2 x IMC) + (0,23 x edad en años) – (10,8 x sexo) – 5,4. Sexo = 0 para mujeres y 1 para hombres
Gallagher	(1,46 x IMC) + (0,14 x edad en años) – (11,6 x sexo) – 10
Jackson-Pollock	(1,61 x IMC) + (0,13 x edad en años) – (12,1 x sexo) – 13,9
CUN-BAE	Clínica Universitaria de Navarra-Body Adiposity Estimator: – 44,988 + (0,503 × edad) + (10,689 × sexo) + (3,172 × IMC) –(0,026 × IMC2) + (0,181 × IMC × sexo) – (0,02 × IMC × edad) – (0,005 × IMC2 × sexo) + (0,00021 × IMC2 × edad). Sexo: hombres = 0 y mujeres = 1. Edad en años

Tabla 8-2. Fórmulas para estimar el porcentaje de grasa corporal a partir de la densidad corporal (Durning y Womersley) y posterior aplicación de las fórmulas de Siri o de Brozek

Intervalos de edad (años)	Fórmula
Hombres	
17-19	1,1620 – 0,0630 x (log $\sum$4 pliegues)
20-29	1,1631 – 0,0632 x (log $\sum$4 pliegues)
30-39	1,1422 – 0,0544 x (log $\sum$4 pliegues)
40-49	1,1620 – 0,0700 x (log $\sum$4 pliegues)
+ 50	1,1715 – 0,0779 x (log $\sum$4 pliegues)
Mujeres	
17-19	1,1549 – 0,0678 x (log $\sum$4 pliegues)
20-29	1,1599 – 0,0717 x (log $\sum$4 pliegues)
30-39	1,1423 – 0,0632 x (log $\sum$4 pliegues)
40-49	1,1333 – 0,0612 x (log $\sum$4 pliegues)
+ 50	1,1339 – 0,0645 x (log $\sum$4 pliegues)

Densidad corporal (D) = c – m x (log $\sum$4 pliegues)
Porcentaje de grasa corporal (fórmula de Siri): (4,95/D) – 4,50
Porcentaje de grasa corporal (fórmula de Brozek): (457/D) – 414

Para calcular el porcentaje de MG clásicamente se han empleado las ecuaciones de Durning y Womersley, con datos obtenidos de 481 hombres y mujeres de 16-72 años. Clásicamente, se estima la densidad corporal a partir de dos constantes (c y d), por estratos de edad y sexo, y la suma de 4 pliegues (tricipital, bicipital, subescapular y suprailíaco). A partir de estos resultados se estima el porcentaje de MG según la ecuación de Siri o de la Brozek (Tabla 8-2).

CIRCUNFERENCIAS

La medida de la circunferencia o perímetro es otra técnica sencilla de ejecutar y de muy bajo coste, ya que solo se precisa de una cinta métrica flexible y de longitud suficiente (200 cm). Pueden medirse diferentes perímetros de interés en nutrición clínica: cuello, brazo, cintura, cadera, muslo y pantorrilla.

El perímetro del cuello, por ejemplo, guarda relación con mayor frecuencia de síndrome de hipoventilación-apneas obstructivas del sueño. A partir de la circunferencia del brazo pueden estimarse el área muscular del brazo y, por tanto, definir la pérdida de masa proteica en individuos con desnutrición. La circunferencia de la pantorrilla está bien definida en los cribados de desnutrición o para el diagnóstico de sarcopenia. Sin embargo, en personas con exceso de peso, los perímetros de cintura y cadera permiten conocer mejor la distribución de la grasa corporal y establecer una relación con factores de riesgo cardiovascular más precisa que con el IMC.

El perímetro de la cintura debe medirse con el sujeto en ropa interior, en bipedestación, en el punto medio entre la última costilla y la cresta iliaca anterosuperior (sin tomar como referencia el ombligo), de manera horizontal, paralela al suelo, y tras una espiración. Debe hacerse en tres ocasiones y calcular la media de las tres medidas. La medición del perímetro de la cadera debe hacerse con la persona en bipedestación, a la altura de los trocánteres del fémur (o coincidiendo con la mayor protrusión de los glúteos), siempre de manera paralela al suelo.

Los valores de la circunferencia de la cintura > 102 cm (hombres) y > 88 cm (mujeres) implican riesgo cardiovascular muy alto porque suelen ser indicativos de mayor acumulación de grasa intrabdominal o visceral, que es la que se relaciona con la resistencia a la insulina y el síndrome metabólico (disglucemia, dislipemia aterogénica, hipertensión arterial y trombogenicidad). Un valor de la circunferencia de cintura de 94-102 cm en hombres y 80-88 cm en mujeres se considera riesgo cardiovascular alto. No obstante, la última definición normalizada de síndrome metabólico establece que cada población debe establecer sus puntos de corte para el perímetro de cintura. En España, los datos extraídos del estudio di@ bet.es demostraron que el punto de corte con mayor sensibilidad y especificidad asociado a 2 componentes del síndrome metabólico fueron > 94,5 cm en hombres y > 89,5 cm en mujeres.

En relación con cociente cintura/cadera, los valores > 0,85 en mujeres y > 0,94 en hombres se asocian con mayor adiposidad central y, por tanto, mayor riesgo cardiovascular, mientras que los cocientes inferiores se asocian a acumulación de grasa periférica (muslos y caderas), que no suelen tener asociación con factores de riesgo cardiovasculares.

Otra forma sencilla de evaluar el riesgo cardiovascular es simplemente conocer la razón **cintura (cm)/altura (cm)**. Un cociente > 0,5 es indicativo de mayor riesgo cardiovascular.

Algunos autores han realizado análisis de regresión a partir de las circunferencias de cintura o cadera para estimar el porcentaje de grasa corporal, excluyendo el peso de la fórmula, y este análisis ha tenido validez en una amplia muestra poblacional de edades, sexos, razas y diferentes IMC.

Body adiposity index (BAI) [Bergman *et al.*) = circunferencia cadera/(altura)$^{1.5}$ − 18.

Relative Fat Mass (RFM), basado en mediciones realizadas en 12.581 personas del NHANES 1999-2004, tomando como referencia DXA.

$$RFM = 64 - (20 \times [altura/cintura]) + (12 \times sexo)$$

Altura y cintura se expresan en metros y el sexo puntúa 0 en hombres y 1 en mujeres.

Body Shape Index (ABSI) cintura/(IMC$^{2/3}$ x altura^{½}), donde cintura y altura se expresan en metros.

Otra medida que han tenido interés clínico es el diámetro sagital, que consiste en la medición de la altura del abdomen a nivel de la cresta ilíaca (L4-L5), medido con el sujeto en posición supina. Se coloca un medidor o caliper abdominal. Un valor > 25 cm indica mayor acumulación de grasa intraabdominal y, por tanto, incremento del riesgo cardiovascular.

 RESUMEN CONCEPTUAL

En la evaluación de las personas con exceso de peso es necesario conocer la composición corporal para poder realizar una aproximación clínica precisa que permita conocer el riesgo cardiovascular que confiere la acumulación de tejido adiposo. No siempre las técnicas avanzadas de composición corporal (bioimpedancia, DXA, BOP-POD, etc.) están disponibles, por lo que recurrir a medidas antropométricas sencillas de obtener, de bajo coste y reproducibles, empleando también diferentes fórmulas matemáticas, pueden facilitarnos información útil y muy válida respecto al conocimiento de la composición corporal de la persona que estamos evaluando. Pese a algunas limitaciones, las medidas antropométricas, empleadas de manera adecuada, siguen teniendo plena vigencia en la práctica clínica diaria.

BIBLIOGRAFÍA

- Alastrué A, Rull M, Camps I, Ginesta C, Melus MR, Salvá JA. Nuevas normas y consejos en la valoración de los parámetros antropométricos de nuestra población: índice adiposo-muscular, índices ponderales y tablas de percentiles de los datos antropométricos útiles en una valoración nutricional. Med Clin (Barc) 1988;91:223-6.
- Bergman RN, Stefanovski D, Buchanan TA, Sumner AE, Reynolds JC, Sebring NG, Xiang AH, Watanabe RM. A better index of body adiposity. Obesity (Silver Spring). 2011 May;19(5):1083-9.
- Durning J, Womersley J. Body fat assessed from total body density and its estimation from skinfold thickness measurement on 481 men and women aged 16 to 72 years. Br J Nutr. 1974;32:77-97.
- Gómez-Ambrosi J, Silva C, Catalán V, Rodríguez A, Galofré JC, Escalada J, et al. Clinical usefulness of a new equation for estimating body fat. Diabetes Care. 2012 Feb;35(2):383-8.
- González Jiménez E. Composición corporal: estudio y utilidad clínica. Endocrinol Nutr. 2013 Feb;60(2):69-75.
- Guzmán de la Garza FJ, Salinas-Martínez AM, González-Guajardo E, Palmero-Hinojosa MG, Castro-Garza J, Ramírez-Zúñiga JC, et al. Threshold values of sagittal abdominal diameter for the detection of cardio-metabolic risk factors in Northeastern Mexico: a cross-sectional study. Nutr Hosp. 2016 Jun 30;33(3):268.
- Marcuello C, Calle-Pascual AL, Fuentes M, Runkle I, Rubio MA, Montañez C, et al. Prevalence of the metabolic syndrome in Spain using regional cutoff points for waist circumference: the di@bet.es study. Acta Diabetol. 2013 Aug;50(4):615-23.
- Woolcott OO, Bergman RN. Relative fat mass (RFM) as a new estimator of whole-body fat percentage -A cross-sectional study in American adult individuals. Sci Rep. 2018 Jul 20;8(1):10980.

BIA y ángulo de fase en la enfermedad metabólica crónica adiposa

9

J. J. Alfaro Martínez, I. M. Vegas Aguilar y D. Bellido Guerrero

INTRODUCCIÓN

El análisis de la impedancia bioeléctrica (BIA) es una técnica cada vez más utilizada para la valoración metabólica y nutricional de los pacientes. Clásicamente, se empleaba para estimar la composición corporal, basándose en modelos de regresión generados utilizando los parámetros eléctricos de la BIA y los resultados de técnicas de referencia, como la absorciometría de energía dual de rayos X (DXA) o la tomografía computarizada (TC). Como veremos, estos modelos se basan, por ejemplo, en asunciones sobre el grado de hidratación de la masa libre de grasa, que, si bien pueden ser correctas en la población general a partir de la cual se han obtenido, pueden no ser correctas en personas desnutridas, inflamadas o, en general, enfermas, por lo que las estimaciones de composición corporal en estos grupos (que son los que más interesan en la práctica clínica) pueden no ser exactas.

Por ello, en los últimos años ha emergido un nuevo enfoque, el análisis vectorial de la bioimpedancia (BIVA), que se basa en la valoración de los parámetros eléctricos crudos resistencia (R_z) y reactancia (X_c), sin estimaciones, a partir de los cuales se deriva el ángulo de fase (PhA) y también la masa celular corporal (BCM), la cual se calcula a partir de la capacitancia total de cuerpo, sin utilizar modelos de regresión.

BASES FÍSICAS DE LA BIA

Existe una relación entre las propiedades eléctricas del cuerpo humano, la composición corporal y el contenido de agua. La BIA se basa en estas propiedades eléctricas, teniendo en cuenta factores como la edad o el sexo del paciente. La BIA clásica estima el agua corporal total (TBW) a partir de los parámetros eléctricos. Conocido el valor de TBW, estima la masa libre de grasa (FFM) y, conociendo el peso corporal y FFM, estima la masa grasa (FM).

La impedancia (Z) es la oposición que opone un circuito eléctrico al paso de una corriente eléctrica. Cuando la corriente es continua, la impedancia se compone solo de resistencia, pero cuando la corriente es alterna, la impedancia tiene dos componentes, R_z y X_c, pudiendo representarse matemáticamente en forma de binomio como la suma de una parte real, la R_z, y otra imaginaria, la X_c:

$$Z = R_z + jX_c$$

La R_z es la disminución de la tensión que refleja la conductividad a través de soluciones iónicas. La X_c es el retraso en el flujo de corriente medido como un cambio de fase, que refleja la capacitancia de las membranas celulares y las interfases de los tejidos.

Es posible representar Z, R_z y X_c vectorialmente, de forma que R_z se representa como un vector en el eje horizontal, X_c como un vector en el eje vertical y Z como la suma vectorial de ambas (**Fig. 9-1**), cuyo módulo podemos calcular con el teorema de Pitágoras. Aparece así un nuevo parámetro, el PhA, que es el formado entre R_z y Z y que podemos calcular con la función arco tangente.

$$|Z| = \sqrt{|R_z|^2 + |X_c|^2} \qquad AF = \arctan\left(\frac{X_c}{R_z}\right)$$

Clásicamente, R_z se empleaba para estimar la composición corporal, ya que tiene que ver con el agua corporal. Debido a que el agua

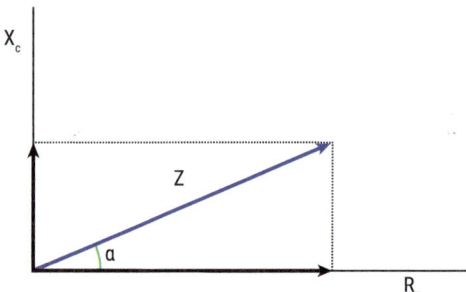

Figura 9-1. Representación de los vectores R_z, X_c, Z y del ángulo de fase (α).

corporal contiene electrolitos, se comporta como un conductor. Para entender esta BIA clásica podemos suponer que el cuerpo es un cilindro de agua de longitud conocida (L) (la estatura) y cuyo volumen (que al ser fija la longitud dependerá de su área transversal [A]) podemos calcular a partir de la resistencia, teniendo en cuenta que cuanto más largo sea el cilindro, mayor será la resistencia y cuanto más ancho, menor será la resistencia, con una constante de proporcionalidad, la resistividad (ρ), que es conocida:

$$R_z = \rho \frac{L}{A}$$

de donde, multiplicando en ambos términos de la fracción por L y despejando el volumen (V = L · A), obtenemos que, para una determinada estatura, a mayor R_z, menor volumen de agua:

$$V = \rho \frac{L^2}{R_z}$$

Es decir, conociendo la R_z y la estatura podemos conocer al volumen de agua corporal. Teniendo en cuenta que, en los individuos sanos, un 73 % de la FFM es agua, conociendo el volumen de agua podemos estimar la FFM, y conociendo el peso corporal (P) y la FFM podríamos estimar la masa grasa (FM):

$$MLG = \frac{V}{073} \quad MG = P - MLG$$

Esto, que ha sido la forma clásica de calcular la composición corporal a través de la BIA, asume, como hemos visto, que la hidratación de la MLG es del 73 %, lo que es correcto en individuos sanos, pero que puede no serlo (de hecho, no lo es) en individuos enfermos, en los que podemos encontrar situaciones de deshidratación o, muy frecuentemente, hiperhidratación derivada de expansión del volumen extracelular por su patología o por inflamación. Esto es particularmente importante en personas con sobrepeso y obesidad, pues la relación de agua extracelular/agua intracelular es mayor en el tejido adiposo que en otros tejidos, lo que implica que una persona con sobrepeso u obesidad tiene mayor proporción de agua corporal en relación a la FFM que una persona con normopeso.

ANÁLISIS VECTORIAL

De lo anteriormente expuesto surge la necesidad de un nuevo enfoque, la BIVA, en el que sin perder de vista que la R_z tiene que ver con la hidratación, se da valor a la X_c, parámetro que clásicamente no era tenido en cuenta, como si no aportara información, y que ahora se revela como un parámetro fundamental.

En efecto, la X_c de un circuito tiene que ver con la capacitancia, con los condensadores; y en el organismo vivo, el efecto condensador lo ejercen las membranas celulares. De esta forma, una mayor X_c implica mayor número de membranas celulares (por lo tanto, más células, o lo que es lo mismo más BCM) y también más calidad o salud de estas membranas/células. Dicho de otra forma: un individuo con una X_c baja tendrá poca BCM o membranas/células de baja calidad (es decir, enfermas) o una combinación de ambas.

En la población general, tanto R_z como X_c se distribuyen según sendas distribuciones normales, y con una determinada correlación entre ellas. Las medias y desviaciones estándar de estas distribuciones normales son distintas en hombres y en mujeres. Si se representan en un sistema de coordenadas R_z y X_c (o más bien sus valores estandarizados por la estatura (h) del individuo, R_z/h y X_c/h) de los individuos de una población, los puntos conforman una elipse, cuyo centro son las medias de R_z/h y X_c/h y cuyo eje mayor sigue la recta de regresión de

X_c/h sobre R_z/h, englobando un porcentaje de individuos de la población tanto mayor cuanto mayor sea el área de la elipse (**Fig. 9-2**). Habitualmente, para facilitar la interpretación de las medidas de un determinado paciente se emplean elipses que engloban al 50, 75 y 95 % de la población general.

Cuando se representan la R_z/h y X_c/h de un individuo (o, lo que es lo mismo, cuando se representa el vector Z/h) sobre un sistema de coordenadas con las referidas elipses, en las que se han trazado además sus ejes mayor y

menor (**Fig. 9-3**), el punto que denota ambos parámetros estará a una determinada distancia (hacia la derecha o hacia la izquierda) del eje mayor y a una determinada distancia (hacia arriba o hacia abajo) del eje menor. Pues bien, el eje mayor de la elipse representa la normalidad en lo referido a tejidos blandos, de forma que cuanto más hacia la izquierda de este eje se sitúe un individuo, más tejido tendrá, y cuanto más a la derecha, menos tejido. Por su parte, el eje menor de la elipse representa la normalidad en lo referido a hidratación, de forma que

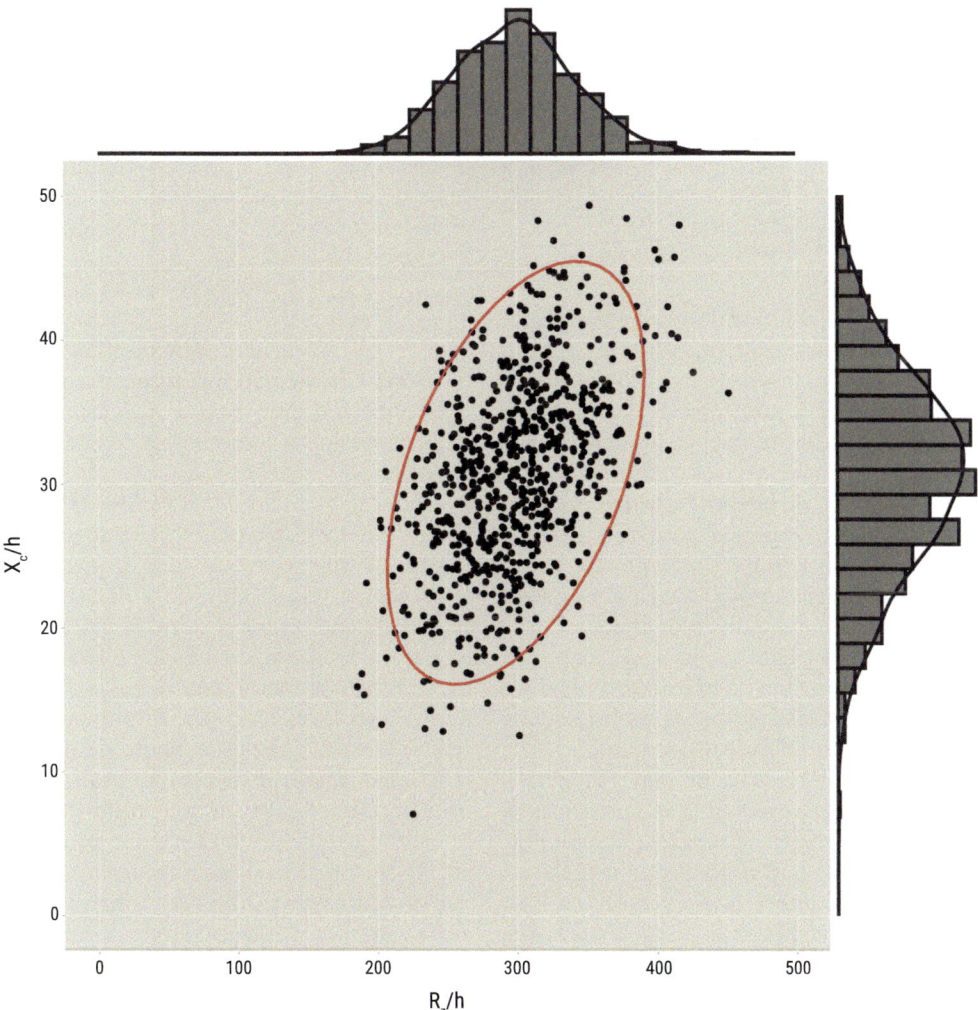

Figura 9-2. Representación gráfica de R_z y X_c en una muestra aleatoria de 750 varones de la población general. La elipse engloba al 90 % de los individuos. Los histogramas muestran que tanto R_z como X_c siguen una distribución normal en la población.

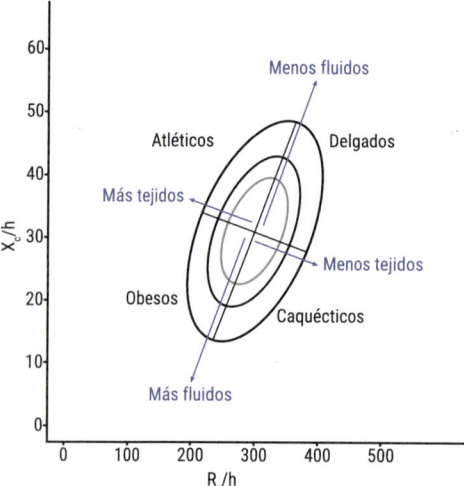

Figura 9-3. Interpretación estática (en negro) y dinámica (en azul) de los valores crudos de R_z/h y X_c/h de un paciente y su evolución en el tiempo, según el cuadrante en el que se sitúe y su evolución respecto a los ejes de las elipses que engloban al 50, 75 y 95 % de la población sana.

cuanto más hacia arriba de este eje se sitúe un individuo, menor será su hidratación y cuanto más hacia abajo, mayor será su hidratación.

De esta forma, podemos ver que un individuo, en un determinado momento, puede situarse en cualquiera de los cuatro cuadrantes en que los ejes de la elipse dividen el plano cartesiano. Si se sitúa en el cuadrante superior izquierdo, nos indicará que tiene más tejido y menos hidratación que la media, lo que se correspondería con individuos atléticos. Si se sitúa en el cuadrante superior derecho, nos indicará que tiene menos tejido y menor hidratación que la media, lo que se correspondería con individuos delgados (hay que llamar la atención sobre el hecho de que menos tejidos, menos células, menos agua intracelular y, por lo tanto, menor hidratación, sin implicar necesariamente que el individuo esté deshidratado). Si el punto que representa la R_z/h y X_c/h del individuo se sitúa en el cuadrante inferior derecho, nos indicará que tiene menos tejido y mayor hidratación que la media, lo que se correspondería con la situación de caquexia. Finalmente, si el punto se sitúa en el cuadrante inferior izquierdo, nos indicará que

el individuo tiene más tejido y mayor hidratación que la media, lo que se correspondería con la situación de obesidad. Obviamente, un individuo cuya representación gráfica se situará en el centro de la elipse tendría una R_z/h, X_c/h, cantidad de tejido y cantidad de agua, que serían los promedios de su sexo y los individuos, cuyas R_z/h y X_c/h se sitúen cerca de ese centro, en cualquiera de los cuadrantes, serían normales.

Igualmente, cuando a lo largo de su evolución, el punto que representa la R_z/h y X_c/h del paciente se desplace hacia arriba o hacia abajo paralelamente al eje mayor de la elipse nos estará indicando cambios en el estado de hidratación del paciente, mientras que si el punto se desplaza hacia la derecha o a la izquierda de forma paralela al eje menor de la elipse, nos estará indicando cambios en la cantidad de tejido del paciente. Esto es, en su estado nutricional.

ÁNGULO DE FASE (PhA)

El PhA, además de un parámetro físico, podemos entenderlo como una forma de integrar la información de la R_z y la X_c, más sencillo de manejar que la información de ambas por separado.

Como se ha indicado, el PhA es el ángulo formado entre el vector Z y el vector R_z, por lo que cuanto mayor sea la X_c y menor sea la R_z, mayor será el PhA. Si lo llevamos a la representación vectorial sobre el gráfico con las elipses, vemos que el ángulo de fase disminuye cuando el vector Z se desplaza desde la normalidad hacia la derecha (disminución de tejido) y/o hacia abajo (aumento de hidratación/inflamación). Este comportamiento del PhA hace que tenga interés pronóstico a la hora de valorar distintas patologías, entre ellas, la EMCA. En general, un PhA bajo implicará mal pronóstico, pero un PhA normal en modo alguno implica una situación de normalidad, pues puede obtenerse a partir de valores anormalmente altos o bajos de R_z y X_c.

Hay que tener en cuenta que el PhA depende de la frecuencia de la corriente alterna con la que se hace la medida. En la práctica clínica se emplean aparatos monofrecuencia a 50 kHz, pues, aproximadamente, a esa frecuencia se encuentra el punto en el que se maximiza la determinación de la X_c y, por lo tanto, la masa celular.

Es importante destacar que, desde un punto de vista estrictamente matemático, en el ser humano, los valores de R_z difieren de los de X_c en un orden de magnitud, por lo que la variabilidad de X_c tendrá un efecto significativamente mayor que los de R en el valor de PhA.

ASPECTOS PRÁCTICOS SOBRE LA TÉCNICA DE REALIZACIÓN DE LA BIVA

Las mediciones de BIA se obtienen utilizando un instrumento electrónico capaz de detectar el cambio de fase. Existen varios diseños electrónicos diferentes que pueden utilizarse, pero en general todos tienen características comunes. El dispositivo aplica una corriente eléctrica alterna constante de bajo nivel al cuerpo a través de electrodos que abarcan todo el cuerpo o una región, por ejemplo, una extremidad. El método electrónico mediante el cual se calculan la X_c y el PhA dependerá del diseño electrónico del dispositivo y de sus componentes.

Los resultados obtenidos con un determinado aparato serán distintos de los obtenidos con el de otro fabricante, no siendo comparables entre sí. Además, los protocolos para la medición de la BIA no están estandarizados. Por ejemplo, las mediciones de la impedancia de todo el cuerpo (de la mano a los pies) pueden realizarse con el participante tumbado, sentado o bipedestación, y utilizando distintos tipos de electrodos.

Hay que tener en cuenta que la redistribución de fluidos cuando se está en bipedestación hace que con esta técnica se obtengan menores valores de PhA, y mayor variabilidad de sus valores.

Por otra parte, en la práctica clínica habitual la medición en decúbito supino se realiza en el hemisoma derecho, aunque puede cambiarse en caso de amputaciones de miembros, grandes cicatrices, etc., debiendo tenerse en cuenta

que el hemisoma dominante tiene valores de PhA ligeramente superiores al no dominante.

Otro hecho a tener en cuenta es que en la medición de Z de cuerpo entero se produce una integración entre la Z de los miembros superiores, inferiores y el tronco, siendo proporcionalmente escasa la contribución del tronco al PhA total. En la (Fig. 9-4) se representa el análisis de un análisis BIA monofrecuencia en hemicuerpo derecho con sujeto en decúbito, así como la representación vectorial (BIVA) y su análisis en el estado de nutrición (Nutrigram®) y el estado de hidratación (Hidragram®), así como los valores de normalidad de los parámetros de composición corporal estimados y distribuidos por sexo.

BIVA Y ÁNGULO DE FASE EN LA ENFERMEDAD METABÓLICA ADIPOSA

La obesidad se caracteriza no sólo por un aumento del tejido adiposo corporal, sino también por alteraciones de las características metabólicas, estructurales y funcionales del músculo esquelético (como una baja calidad muscular). Las medidas empleadas, habitualmente, como el índice de masa corporal (IMC), no dan ninguna indicación sobre la FFM, la masa muscular o el estado nutricional.

El PhA puede tener utilidad clínica como marcador pronóstico en distintas entidades clínicas asociadas a la obesidad, como la sobrecarga de líquidos en la insuficiencia cardíaca, la valoración de la diabetes mellitus y sus complicaciones, el estado inflamatorio, etc. También para monitorizar diversas situaciones inflamatorias, metabólicas o endocrinas.

Los valores de PhA pueden verse influidos por IMC, aunque los resultados de distintos estudios no son unívocos, habiéndose descrito una correlación entre PhA e IMC tanto positiva como negativa o inexistente. Hay autores que han descrito que el PhA va aumentando desde un IMC normal hasta un IMC 35 kg/m², en consonancia con la existencia de una mayor masa celular corporal en personas con más peso, mientras que a partir del IMC 40 kg/m² el PhA disminuye, en rela-

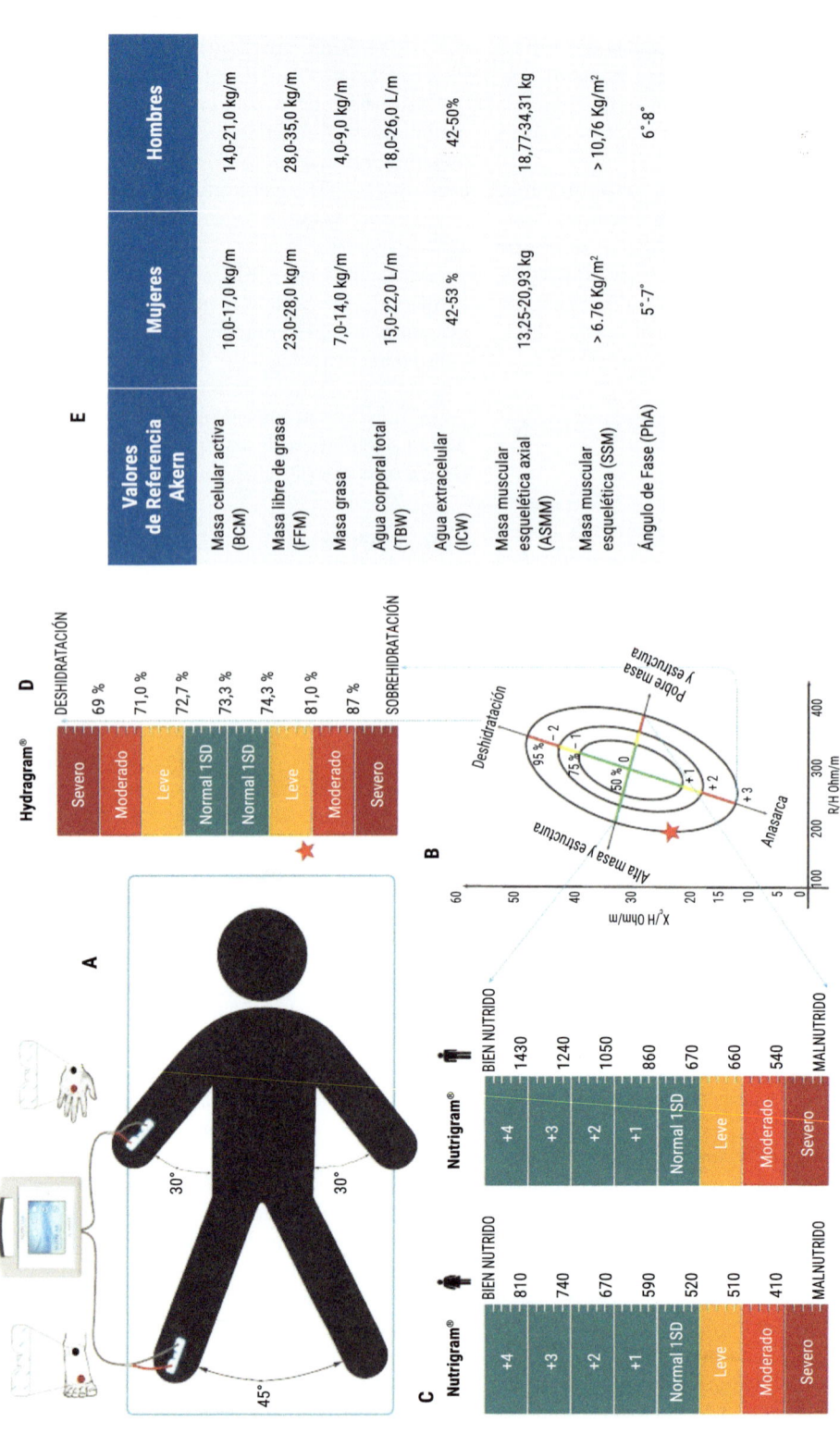

Valores de Referencia Akern	Mujeres	Hombres
Masa celular activa (BCM)	10,0-17,0 kg/m	14,0-21,0 kg/m
Masa libre de grasa (FFM)	23,0-28,0 kg/m	28,0-35,0 kg/m
Masa grasa	7,0-14,0 kg/m	4,0-9,0 kg/m
Agua corporal total (TBW)	15,0-22,0 L/m	18,0-26,0 L/m
Agua extracelular (ICW)	42-53 %	42-50%
Masa muscular esquelética axial (ASMM)	13,25-20,93 kg	18,77-34,31 kg
Masa muscular esquelética (SSM)	> 6.76 Kg/m²	> 10,76 Kg/m²
Ángulo de Fase (PhA)	5°-7°	6°-8°

Figura 9-4. Técnica de Impedancia Bioeléctrica (BIA), tetrapolar monofrecuencia a 50 Khz con el paciente tumbado. **A.** Imagen con el equipo de impedancia y colocación correcta de los electrodos en el hemicuerpo derecho con el paciente en reposo y en posición de decúbito. **B.** Representación en plot de BIA vectorial (BIVA) con los valores eléctricos obtenidos de Resistencia (R) y Reactancia (Xc), expresados en Ohm/m². **C.** Representación del estado nutricional derivado del BIVA (Nutrigram®). **D.** Representación del grado de hidratación derivado del BIVA (Hidragram®). **E.** Valores de normalidad obtenidos para población masculina y femenina. ASMM: masa muscular esquelética axial. BCM: masa celular corporal. FFM: masa libre de grasa. ICW: agua intracelular. PhA: ángulo de fase. SSM: índice de masa muscular esquelética. TBW: agua corporal total.

ción, probablemente, con una mayor carga de enfermedad/inflamación en la obesidad grave. Otros autores han descrito un descenso de PhA conforme aumenta el IMC, especialmente, a partir de un IMC de 40 kg/m^2 y, sobre todo, 50 kg/m^2. También la distribución regional de la grasa y las comorbilidades relacionadas con la obesidad pueden afectar al PhA, en este caso, estableciendo una clara relación con el componente inflamatorio de bajo grado asociado al incremento de grasa visceral.

Un campo muy interesante para el empleo de la BIVA y el PhA es usarlos como marcadores de la salud celular durante la pérdida de peso, pues ofrece una información mucho más completa que la meramente obtenida de la báscula: la pérdida de un kilogramo de peso puede significar la pérdida de cantidades variables de agua, tejido adiposo o tejido muscular, y la báscula no los diferencia, pero el PhA y la BIVA sí pueden proporcionar esa información.

De esta forma, en la valoración, tanto a corto como medio y largo plazo, de tratamientos de la obesidad y sus consecuencias con los programas de dieta, estilo de vida y actividad física, las distintas técnicas de cirugía bariátrica, y también el tratamiento farmacológico, es esencial que se incorporen técnicas como la BIVA, que informen, más allá del dato de peso perdido, sobre cómo influye esta pérdida de peso en la composición corporal y, yendo más allá, en la salud celular. Esto es particularmente interesante en la monitorización de nuevos tratamientos farmacológicos, como los análogos de GLP-1, doble agonistas y triple agonistas, y también a la hora de valorar la pérdida de peso ¿y agua? Que se produce con otros fármacos, como los inhibidores del cotransportador de sodio-glucosa (iSGT-2). Este enfoque es también muy relevante a la hora de establecer protocolos de mantenimiento del peso a largo plazo tras la pérdida inicial.

Por lo tanto, es esencial medir los valores eléctricos de R$_z$, X$_c$ y PhA para evaluar los cambios en la composición corporal en pacientes con obesidad, especialmente, en aquellos con un IMC superior a 35 kg/m^2, en los que el uso de BIA basado en ecuaciones predictivas no es adecuado.

Más allá de la composición corporal, hay que tener en cuenta que la mayoría de las enfermedades crónicas, como la diabetes, la aterosclerosis, las enfermedades cardiovasculares, etcétera comparten una patogenia común basada en una inflamación crónica de bajo grado asociada a un aumento del estrés oxidativo a nivel celular. Aunque son menos los estudios que han evaluado la relación entre el PhA y los marcadores del estrés oxidativo, los datos disponibles también sugieren que el PhA puede ser un indicador potencial del daño oxidativo.

Por otra parte, se ha sugerido que el PhA podría servir para identificar la obesidad metabólicamente sana.

En la **figura 9-5** se representan los cambios en la situación del vector en el BIA en la salud y en la enfermedad, valorando las alteraciones que pueden observarse en la enfermedad metabólica crónica adiposa (EMCA). En situación de salud existe un equilibrio entre el estado celular, el tejido adiposo y el estado de hidratación. De este modo, el vector de BIA se sitúa en el centro de la elipse, indicando situación de normalidad. Hay diversos mecanismos que pueden modificar la distribución del vector: en situación de malnutrición, sarcopenia o caquexia, donde existe una disminución de masa celular activa, se produce un desplazamiento del vector hacia la derecha. El desplazamiento del vector a la derecha se produce además de la pérdida de celularidad, cuando existe un daño inflamatorio o estrés oxidativo. En situación de insuficiencia cardiaca o enfermedad renal crónica, los cambios de hidratación desplazan el vector hacia abajo, siendo esta situación característica que representa los cambios de hidratación por aumento de volumen extracelular que ocurren tanto en la situación cardiorrenal como en pacientes críticos, cirugía o trauma; en estos casos, por desplazamiento del agua corporal al intersticio provocado por mecanismos inflamatorios. En situación de bajo contenido adiposo, el vector se desplaza hacia arriba en la línea de hidratación y representa que el paciente está en situación de baja hidratación. En el paciente con aumento de tejido adiposo, el vector se desplaza hacia abajo en la línea de hidratación y expresa una situación

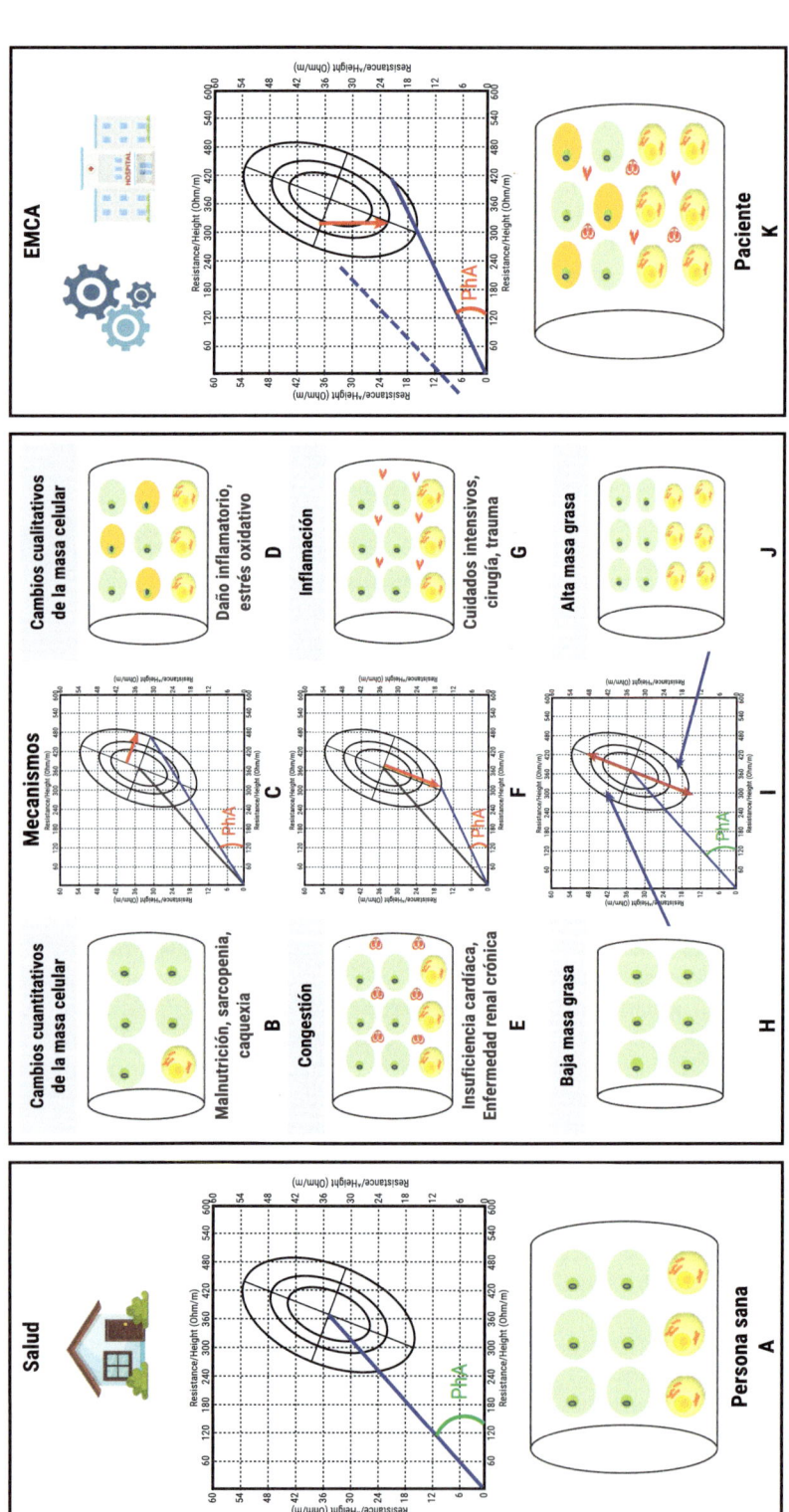

Figura 9-5. Salud. **A.** Persona sana. En la situación de salud hay un equilibrio entre la célula, el tejido adiposo y la hidratación. De este modo, el vector de impedancia aparece en el centro de la diana de la elipse de normalidad.

Reactance/Height (Ohm/M) → Reactancia/Altura (Ohm/m)   ;   Resistance/Height (Ohm/M) → Resistencia/Altura (Ohm/m)

Mecanismos por los cuales se puede modificar la distribución del vector. **B.** Situación de malnutrición, sarcopenia o caquexia, donde se produce una pérdida del número de células que son conductoras y que provocan un desplazamiento del vector hacia la derecha. **C.** La pérdida de masa celular produce un daño tisular que provoca un desplazamiento del vector hacia la derecha, situación que aparece en B y D. **D.** Situación de daño inflamatorio o estrés oxidativo. Daño cualitativo de la membrana, debido a un proceso inflamatorio de la célula, donde el vector se desplaza hacia la derecha. **E.** Situación de insuficiencia cardiaca o enfermedad renal crónica. Los cambios de hidratación desplazan el vector hacia abajo por un aumento de agua en la situación cardiorrenal. **F.** Los cambios de hidratación provocan un desplazamiento del vector hacia abajo que se produce en las situaciones E y G. **G.** Situación de cuidados intensivos, cirugía o trauma. Los cambios de hidratación desplazan el vector hacia abajo por un aumento de agua en el intersticio provocado por la inflamación. **H.** En situaciones de bajo tejido adiposo, el vector se desplaza hacia arriba en la línea de hidratación indica que el paciente está deshidratado. **I.** Mecanismo característico de la situación de obesidad. **J.** En situaciones de mucho tejido adiposo, el vector se desplaza hacia abajo en la línea de hidratación e indica que el paciente está hiperhidratado. EMCA (enfermedad metabólica crónica adiposal).

de hiperhidratación. En la EMCA se observan diferentes causas de daño celular con un aumento de hidratación asociada al aumento de la adiposidad, con desplazamiento del vector hacia abajo, y en el cuadrante de la izquierda o la derecha según la situación de salud celular asociada. Hay que tener en cuenta que la situación del vector puede verse afectada por diversas situaciones según la patología asociada a la EMCA.

PROPUESTAS DE FUTURO PARA LA INTERPRETACIÓN DE LA BIVA

La interpretación de los conceptos R_z y X_c puede ser compleja para el clínico acostumbrado a pensar en términos de kg de tejido adiposo o de masa magra o litros de fluidos. La BIVA no nos habla de kilogramos ni litros, sino de ohmios y grados. Por otra parte, el PhA, pese a su evidente utilidad y valor pronóstico puede ser el mismo en una persona con exceso de peso, una persona normal o una paciente con anorexia nerviosa severamente desnutrida.

Además, un vistazo rápido a la representación vectorial de la BIVA y las elipses puede dar la impresión, equivocada y contraria a lo que se ha explicado, de que la X_c informa, fundamentalmente, de la hidratación y de que la R_z informa, especialmente, de la cantidad de tejido. Este error deriva del hecho de que la escala de la X_c en la representación vectorial de la BIVA tenga un factor de escala x10 respecto a la R_z, lo que hace que la elipse "se levante" de forma que su eje mayor sea casi vertical cuando, si ambos ejes X e Y tuvieran la misma escala, sería casi horizontal (**Fig. 9-6**).

Una forma de facilitar el trabajo de los clínicos con estos parámetros eléctricos crudos sería hacer un cambio del sistema de coordenadas cartesianas con el que trabajamos en el análisis vectorial, de forma que el nuevo (0,0) fueran las medias poblacionales de R_z/h y X_c/h (el centro de la elipse) y la orientación de sus ejes coincidiera con la de los ejes de las elipses. Además, para indicar que hacia la derecha se pierde tejido y que hacia arriba se pierde fluido, los hemiejes de los números negativos serían el superior y el derecho (es decir, se cambia el signo del parámetro). Si se informan así los parámetros eléctricos de un paciente, el valor en el nuevo eje de las X (que podríamos llamar

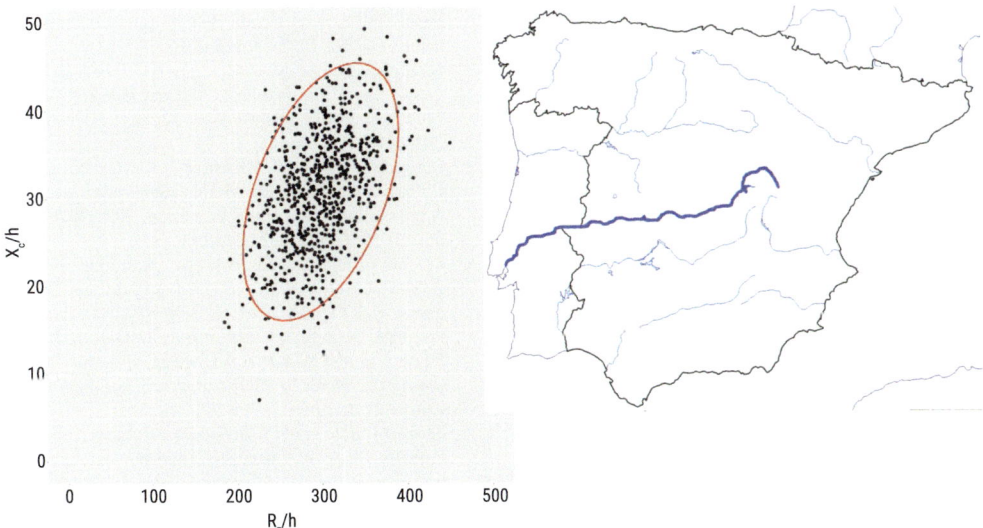

Figura 9-6. El cambio de escala del eje de la X_c hace que la elipse "se levante". Lo mismo ocurre si representamos la Península Ibérica con una escala del eje norte-sur que es 5 veces mayor que la del eje este-oeste: el río Tajo, que sigue aproximadamente una dirección este-oeste, aparenta seguir una dirección noreste-sudoeste, "se levanta".

parámetro N) nos informaría directamente de la cantidad de tejido, y el valor en el nuevo eje de las Y (que podríamos llamar parámetro H), de la cantidad de fluido. Como alternativa al PhA, podríamos utilizar un vector que fuera desde el centro de la elipse al punto que marcan la R_z y la X_c del paciente, informando del ángulo (de -180 a $+180°$) respecto a la bisectriz de cuadrante inferior derecho de las elipses, y de su módulo. De esta forma, no habría pacientes en distintos cuadrantes con el mismo ángulo, como ocurre con el PhA. En vez de utilizar Ohm/h, la escala de estos nuevos parámetros podría ser una *score*, tomando como referencia la elipse que agrupa al 95 % de la población (Fig. 9-7). Sería necesario analizar el valor pronóstico de la BIVA, utilizando estos nuevos parámetros.

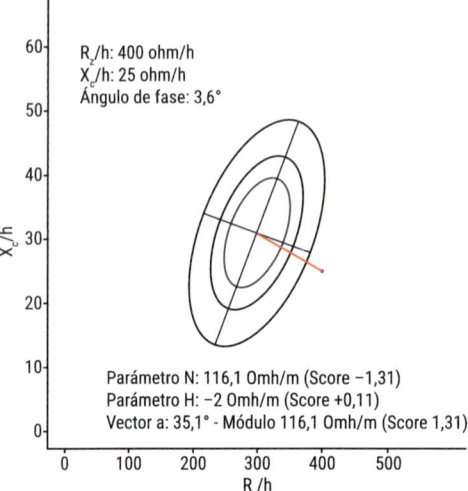

Figura 9-7. Comparación de parámetros crudos de BIVA expresados como R_z/h, X_c/h y AF o con los nuevos parámetros propuestos estandarizados respecto a la elipse del 95 %: Un score de parámetro N –1,31 significa que está a una distancia (hacia la derecha) respecto al centro que es mayor que el hemieje menor, es decir, que el paciente tiene muy poco tejido. Un parámetro H +0,11 significa que tiene una hidratación ligeramente superior a la media, pero muy cercano a ella. Un ángulo +35,1º (es decir entre –45 y 45) significa que el vector está en el cuadrante inferior derecho, y su módulo +1,31 implica que sobrepasa la elipse y por lo tanto se aleja mucho de la normalidad.

CONCLUSIONES

Frente a la BIA clásica, que pretende estimar la FM y la FFM a partir de ecuaciones de regresión y asunciones sobre la hidratación de la FFM, ha emergido la BIVA, que informa de la cantidad de tejido y la cantidad de fluido corporal, midiendo las variables R_x, X_c y PhA (Fig. 9-5).

Estos parámetros pueden ser esenciales para el diagnóstico y el pronóstico de la EMCA y sus complicaciones.

Otras formas de representar los parámetros eléctricos de la BIVA pueden hacer conceptualmente más sencillo su manejo por los clínicos.

BIBLIOGRAFÍA

- Bellido D, García-García C, Talluri A, Lukaski HC, García-Almeida J M. Future lines of research on phase angle: Strengths and limitations. Rev Endoc Metab Disord. 2023;24(3):563-83.
- Cancello R, Brunani A, Brenna E, Soranna D, Bertoli S, Zambon A, *et al*. Phase angle (PhA) in overweight and obesity: evidence of applicability from diagnosis to weight changes in obesity treatment. Rev Endocr Metab Disord. 2023;24(3):451-64.
- Curvello-Silva K, Ramos LB, Sousa C, Daltro C. Phase angle and metabolic parameters in severely obese patients. Ángulo de fase y parámetros metabólicos en pacientes con obesidad severa. Nutricion hospitalaria. 2020;37(6):1130-4.
- Da Silva BR, Orsso CE, Gonzalez MC, Sicchieri JMF, Mialich MS, Jordao AA, *et al*. Phase angle and cellular health: inflammation and oxidative damage. Rev Endocr Metab Disord. 2023;24(3):543-62.
- Khalil S, Mohktar M, Ibrahim F. The Theory and Fundamentals of Bioimpedance Analysis in Clinical Status Monitoring and Diagnosis of Diseases. Sensors. 19 2014;14(6):10895-928.
- Longo GZ, Silva DAS, Gabiatti MP, Martins PC, Hansen F. Phase angle association with metabolic profile in adults: A population-based study. Nutrition. 2021;90:111233. doi: 10.1016/j.nut.2021.111233
- Lukaski HC, Garcia-Almeida JM. Phase angle in applications of bioimpedance in health and disease. Rev Endocr Metab Disord. 2023;24(3):367-70.
- Piccoli A, Nigrelli S, Caberlotto A, Bottazzo S, Rossi B, Pillon L, *et al*. Bivariate normal values of the bioelectrical impedance vector in adult and elderly populations. A J Clin Nutr. 1995;61(2):269-70.
- Teixeira J, Marroni CA, Zubiaurre PR, Henz A, Faina L, Pinheiro LK, *et al*. Phase angle and non-alcoholic fatty liver disease before and after bariatric surgery. World J Hepatol. 2020;12(11):1004-19.
- Ward LC, Brantlov S. Bioimpedance basics and phase angle fundamentals. Rev Endocr Metab Disord. 2023;24(3):381-91.

Ecografía nutricional® en la enfermedad metabólica crónica adiposa

10

J. M. García Almeida, C. García García e I. M. Vegas Aguilar

INTRODUCCIÓN

Para poder establecer un diagnóstico morfofuncional y definir los factores pronósticos más relevantes de la enfermedad metabólica crónica adiposa (EMCA) es necesario hacer una evaluación clínica de los cambios de composición corporal (CC) y de la función. La CC de los componentes principales del cuerpo humano, tejido adiposo y muscular, depende de las técnicas y métodos utilizados para su obtención y de la influencia que ejercen los factores biológicos, como edad, sexo, estado nutricional o actividad física.

La evaluación de la masa muscular es importante como elemento fundamental del gasto metabólico de los tejidos metabólicamente activos en la EMCA. Así, por ejemplo, para el diagnóstico de obesidad sarcopénica se precisa una valoración de la masa libre de grasa (*fat free mass*, FFM) y de la masa grasa (*fat mass*, FM) en su conjunto. Sin embargo, las técnicas "*gold standard*", como TC o DXA, son poco accesibles en la práctica clínica y su coste es elevado. El objetivo de este capítulo es poner en valor la técnica de la ecografía nutricional® como evaluación morfológica directa de la CC en la valoración de la EMCA.

FUNDAMENTOS DEL USO DE LA ECOGRAFÍA NUTRICIONAL

Conceptualización

La ecografía nutricional® es una técnica emergente, económica, portátil y no invasiva, que utiliza la determinación de las medidas a través de ultrasonidos para evaluar la CC del organismo. Valora dos dimensiones: masa muscular y tejido adiposo. El tamaño y la estructura del músculo se correlacionan con la FFM metabólicamente activa y el tejido adiposo se corresponde con los depósitos de grasa, la FM y su distribución. De este modo, se puede analizar el tejido adiposo subcutáneo superficial y profundo (*subcutaneous adipose tissue*, SAT) y el tejido adiposo visceral (*visceral adipose tissue*, VAT).

Aspectos técnicos generales de la ecografía

La técnica implica la emisión de ultrasonidos en los tejidos y el análisis de los ecos reflejados al transductor. El formato más habitual es el modo B, en el que los distintos tejidos que se encuentran debajo del transductor producen una imagen en escala de grises, que incluye diferentes intensidades de eco. Se utilizan transductores de matriz lineal de banda ancha multifrecuencia, generalmente, en el intervalo de 5 a 12 MHz, que se adaptan a las necesidades de penetración en el tejido y de resolución axial. Es necesario seleccionar la frecuencia adecuada a la exploración. Con mayor frecuencia, menor penetración en los tejidos y mayor resolución. Los transductores de alta frecuencia alcanzan una resolución axial de hasta 0,1 mm y una resolución lateral de 0,2 mm. La imagen armónica (H), la ganancia y el rango dinámico son los principales ajustes necesarios para la visualización correcta de la ecografía nutricional®.

Patrón de normalidad de los tejidos

La ecografía de alta resolución de los tejidos musculoesqueléticos permite visualizar la epidermis y la dermis como una capa lineal muy hiperecogénica y el tejido celular subcutáneo como una capa hipoecogénica, separada por tabiques lineales hiperecogénicos. En el caso de SAT pueden identificarse las estructuras superficiales y profundas con diferentes densidades ultrasonográficas. El tejido muscular sano en las imágenes axiales se ve como un área ecolúcida (oscura) intercalada con ecos pequeños, brillantes y curvos. Las líneas hiperecogénicas intramusculares finas representan el epi y el perimisio, y las más gruesas representan los tabiques y la fascia de revestimiento. En el plano sagital, sin embargo, estos ecos representan el tejido fibroso que rodea a las fibras musculares.

En los músculos bipeneados, como el músculo recto anterior del cuádriceps (RAC), el tendón central se puede identificar como un área de tejido fibroso engrosado hiperecogénico. La medición del músculo se realiza de forma estática y en relajación. La medida en contracción aporta diferentes ejes y puede ser útil para evaluar el tono y los cambios funcionales en la masa muscular. La ecografía es útil para evaluar los cambios en la calidad muscular y el aumento de la ecogenicidad, que es lo más fácil de reconocer, y se produce por una alteración de la arquitectura muscular normal debido al aumento del contenido de grasa, fibrosis, pérdida de músculo sano e inflamación, lo que conlleva a un aumento de los reflejos tisulares del sonido. La superficie del hueso es típicamente hiperecoica con sombra acústica posterior. Un buen ejemplo es la línea brillante más profunda que se visualiza en el corte axial de la pierna, que representa la corona del fémur.

Técnica de medida de la ecografía nutricional®

Pierna

Las pautas para localizar las zonas de medición del músculo RAC en la pierna son, con el paciente en decúbito supino y en posición de relajación, seleccionar el hemisoma derecho, si no hay imposibilidad anatómica, y establecer una línea imaginaria entre la espina ilíaca an-

terosuperior y el borde superior de la rótula, marcando el tercio inferior de dicha distancia. Existen otras referencias en distintas localizaciones de la pierna e, incluso, en otros músculos que pueden estandarizarse, siguiendo las referencias publicadas.

En la práctica clínica están estandarizadas dos medidas: transversal y longitudinal al eje de la pierna (Fig. 10-1). En el corte transversal se localiza la corona del fémur en el plano dorsal y la epidermis en el plano ventral. Puede ser necesaria la corrección del ángulo de la pierna para centrar la imagen del músculo RAC. En el corte transversal se miden los ejes X e Y, que corresponden a la medida lineal de la distancia entre los límites musculares del RAC: lateral (eje X) y anteroposterior (eje Y). El área muscular y la circunferencia se evalúan a través de mediciones elipsoidales o por trazado manual alrededor del borde de la aponeurosis muscular. La localización de este músculo es sencilla, dada su morfología y la presencia de un tendón central hiperecogénico fácilmente identificable. La medición del grosor del tejido adiposo se realiza usando la distancia lineal entre la epidermis y la aponeurosis del RAC. Para que la técnica de medición sea buena, deben existir 0,1-0,2 mm de gel entre el transductor y la epidermis, lo cual implica que la sonda no ejerza ningún efecto mecánico.

En el corte longitudinal se identifican las mismas estructuras. En esta imagen se pueden realizar medidas lineales del tejido adiposo y del eje Y. Este corte es útil para evaluar otras características morfométricas, como la longitud del fascículo y el ángulo de peneación que forman las fibras musculares con el eje mayor contráctil o la aponeurosis muscular. Se recomienda repetir la técnica para obtener tres mediciones y almacenarlas en la memoria del equipo, y registrar el valor medio de las tres mediciones para aumentar la precisión de la técnica.

Pared abdominal

Las pautas para realizar la medición en la pared abdominal son localizar el punto de medida en el punto medio entre el apéndice xifoides

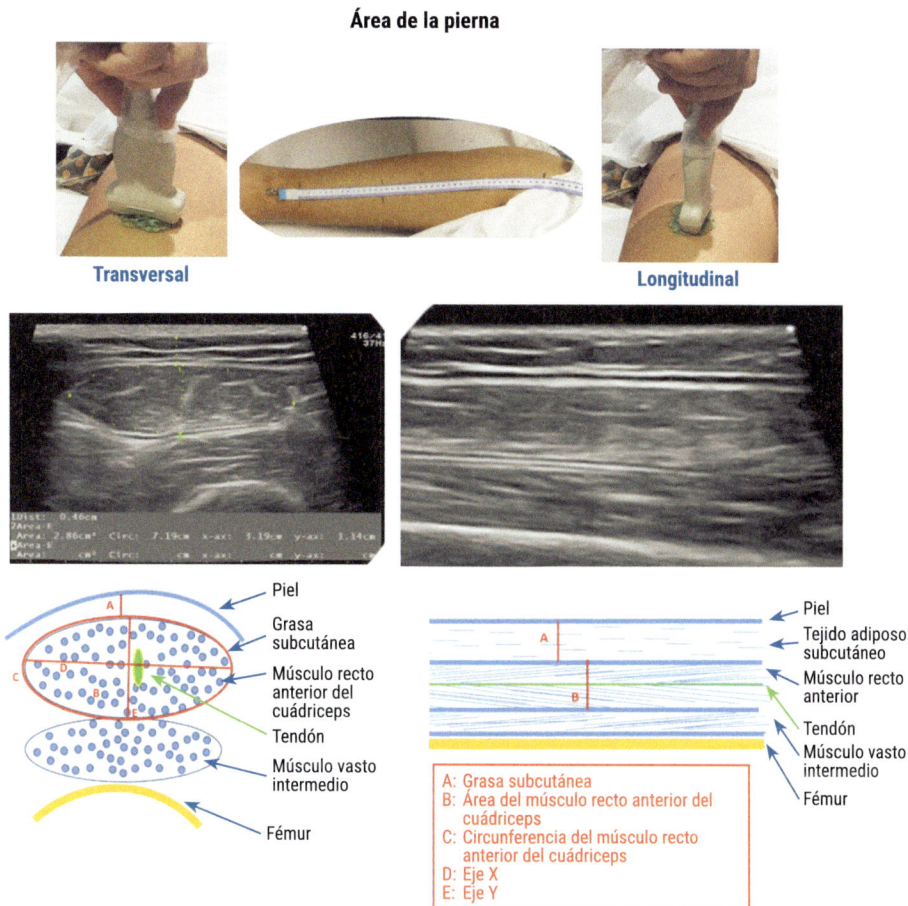

Figura 10-1. Corte transversal y longitudinal de la pierna.
Fuente: elaboración propia.

y el ombligo durante la espiración no forzada, en un plano transversal, utilizando la misma sonda lineal de forma perpendicular a la piel (Fig. 10-2). En el corte transversal, las estructuras anatómicas que se visualizan se ordenan desde la capa más superficial correspondiente a la epidermis, seguida de la capa de tejido adiposo subcutáneo, superficial y profundo, y, a continuación, se identifican los dos músculos rectos anteriores del abdomen, que se unen en la parte central en la línea alba. Uno de los aspectos más importantes es la localización de la capa de grasa preperitoneal que tiene una disposición triangular con su mayor espesor por debajo del apéndice xifoides, descendiendo hasta el ombligo. Para poder localizarla con

mayor precisión puede realizarse la medición longitudinal desde el apéndice xifoides hasta el ombligo, visualizándose toda el área longitudinal de la grasa preperitoneal. Además, pueden observarse capas más profundas, como la omental (grasa intraperitoneal) y, con una sonda convexa, depósitos perirrenales y retroperitoneales.

La evaluación de las características cualitativas de la ecografía nutricional® comprende toda la información referente a la valoración morfométrica, funcional y metabólica. Respecto a las propiedades metabólicas, es importante destacar la información sobre la infiltración adiposa del músculo (mioesteatosis), que se caracteriza por un aumento de la ecogenicidad.

Área abdominal

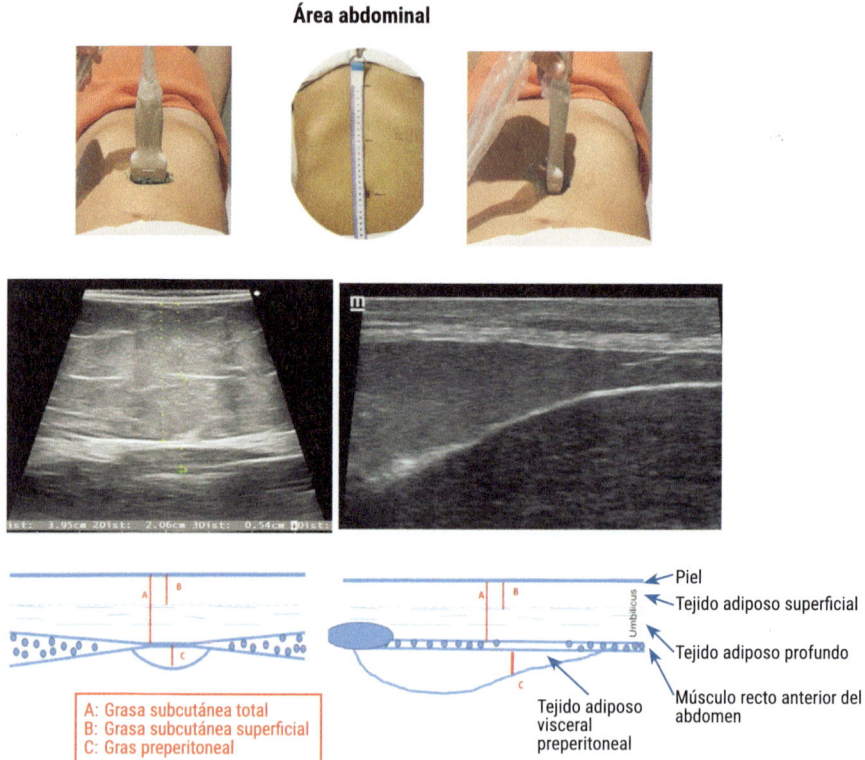

A: Grasa subcutánea total
B: Grasa subcutánea superficial
C: Gras preperitoneal

Piel
Tejido adiposo superficial
Tejido adiposo profundo
Músculo recto anterior del abdomen
Tejido adiposo visceral preperitoneal
Umbilicus

Figura 10-2. Corte transversal y longitudinal del área abdominal. Fuente: elaboración propia.

Los cambios degenerativos debidos a la edad (esclerosis senil) también se caracterizan por un aspecto hiperecogénico del músculo. Existen también alteraciones, como mionecrosis, en pacientes graves en situación de cuidados críticos. Otra imagen de interés son las áreas de edema perimuscular, que se ven como zonas hipoecoicas próximas a las áreas musculares o en el tejido adiposo.

UTILIDAD CLÍNICA DE LA ECOGRAFÍA NUTRICIONAL® EN LA EMCA

La EMCA implica un acúmulo progresivo de tejido adiposo y está vinculada a mayor morbilidad y mortalidad, debido a su asociación con numerosas enfermedades, como diabetes tipo 2, enfermedades cardiovasculares (ECV), accidentes cerebrovasculares, síndrome metabólico, esteatohepatitis no alcohólica

(NASH), etc. No obstante, no toda la grasa corporal tiene el mismo impacto en el riesgo de la enfermedad. La grasa abdominal (tejido adiposo visceral) es especialmente perjudicial, debido a su capacidad para liberar proteínas que contribuyen a la inflamación, la aterosclerosis, la dislipidemia, la hipertensión y la diabetes tipo 2. Para comprender mejor las enfermedades relacionadas con la grasa y sus mecanismos, puede ser de utilidad realizar mediciones detalladas de la distribución de la grasa corporal. Actualmente, existen diversas herramientas para estimar la CC en la práctica clínica, por ejemplo, la antropometría. En la investigación pueden usarse técnicas de imagen avanzadas, pero costosas. No debemos olvidar en esta evaluación la importancia metabólica de los tejidos magros, como el músculo, que desempeñan un papel crítico en el desarrollo de la EMCA.

Evaluación del tejido adiposo subcutáneo (SAT): significado clínico

El SAT se suele evaluar a través de la medición de los pliegues cutáneos, pero la precisión es limitada. Existen publicaciones sobre una técnica estandarizada de evaluación del grosor del SAT con ecografía, haciendo mediciones individuales de grosor mínimo y máximo en abdomen-muslo y en otras localizaciones estandarizadas (abdomen inferior, columna, tríceps distal, braquiorradial, parte lateral del muslo y pantorrilla medial). Se ha propuesto combinar varias medidas para maximizar la precisión y la reproducibilidad.

La contribución de la SAT en el desarrollo de ECV relacionadas con la obesidad es controvertida. En algunos estudios se ha encontrado una relación entre el grosor del SAT por ecografía, de forma independiente de la grasa visceral (VAT), y las complicaciones metabólicas. Sin embargo, en otros estudios se ha demostrado que la grasa subcutánea no se asocia con un aumento lineal de prevalencia de factores de riesgo metabólicos en sujetos con obesidad, lo que sugiere que la grasa subcutánea podría ser un depósito de grasa protector. En otro trabajo prospectivo de seguimiento se evidenció que los sujetos con enfermedad del hígado graso no alcohólico (EHNA) que no experimentaron regresión, tenían menos SAT, independientemente de su VAT inicial, lo que proporciona una nueva evidencia longitudinal de que SAT podría ser un factor protector metabólico para enfermedades metabólicas.

La ecografía con sonda lineal de la grasa abdominal permite evaluar la capa subcutánea superficial más gruesa, que funciona como barrera de protección y depósito energético, pero, también, en el otro lado de la *fascia superficialis* se valora el tejido adiposo subcutáneo profundo muy vascularizado e inervado, que es rico en adipocitos, células madre y en determinadas áreas de adipocitos marrones. La adiponectina, que una citoquina que protege de las ECV, se secreta en mayores cantidades en esta zona de depósito profundo. En algunos trabajos se han publicado los valores de referencia de SAT medido en diferentes localizaciones en la población sana.

Evaluación del tejido adiposo visceral (VAT): significado clínico

La circunferencia de la cintura se utiliza frecuentemente como medida global de la grasa abdominal. Sin embargo, este sistema de evaluación no puede separar SAT de VAT y carece de precisión en lo que respecta a su correlación con la estratificación del riesgo de ECV. Las técnicas "*gold standard*" para cuantificar la grasa abdominal son la tomografía computarizada (TC) y la resonancia magnética (RM), pero tienen una serie de limitaciones y desventajas, como su elevado coste, exposición a altas dosis de radiación y la complejidad técnica. Varios estudios han comparado los resultados obtenidos por TC o RM con los obtenidos por ecografía en la cuantificación de la grasa visceral, concluyendo que existe una fuerte correlación entre ambas medidas. Existen diferentes localizaciones de medidas de VAT de interés clínico, ubicadas dentro del tórax y del abdomen, como la grasa intraabdominal, mesentérica, preperitoneal, perirrenal, epicárdica, etcétera, que son difíciles de medir y estandarizar. Por esto, no se ha establecido un acuerdo unánime en la literatura para establecer una de estas localizaciones como nivel de referencia. Probablemente, por su sencillez en la medida y estandarización, la grasa visceral preperitoneal (ppVAT) es una de las más utilizadas en la práctica clínica.

La VAT se considera el mayor determinante de la resistencia a la insulina (RI), intolerancia a la glucosa, dislipidemia, perfil lipídico aterogénico, daño endotelial y trombofilia, que son todos los predictores conocidos de riesgo de ECV, y su aumento está asociado con la respuesta inflamatoria sistémica a la agresión y la enfermedad. Muchos autores han encontrado una correlación positiva entre el VAT evaluado por ultrasonidos con marcadores de laboratorio (concentraciones en ayunas de colesterol y triglicéridos, insulina, lipoproteínas de alta densidad y glucosa) y clínicos (espesor de la íntima-media de la carótida). De ahí, la utilidad de la ecografía en la predicción no invasiva de la aterosclerosis carotídea por su correlación en análisis multivariados con el grosor de la

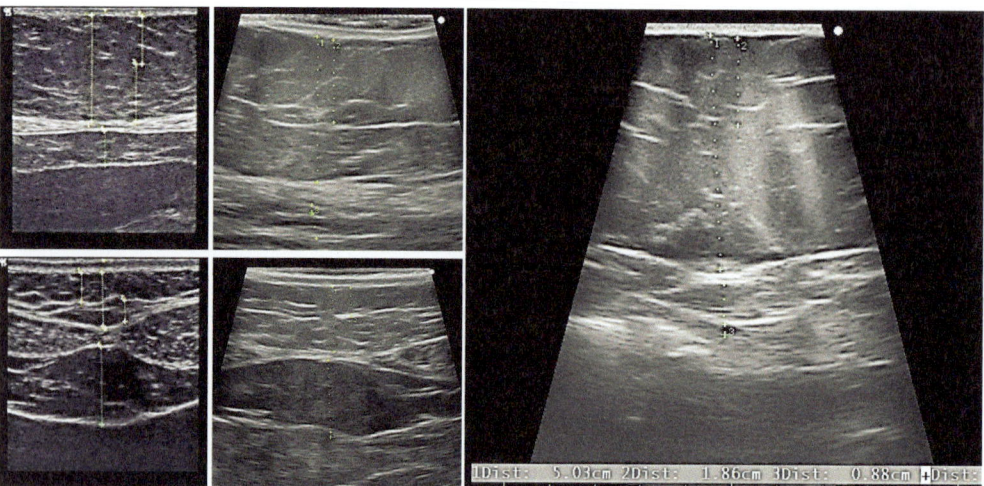

Figura 10-3. Diferencias en la distribución de la grasa abdominal (SAT y ppVAT).
ppVAT: tejido adiposo visceral preperitoneal. SAT: tejido adiposo subcutáneo superficial y profundo.
Fuente: elaboración propia.

ppVAT y con los depósitos de grasa hepática (**Fig. 10-3**).

En estudios recientes se ha demostrado la potencialidad de predicción de riesgos y complicaciones del acúmulo de grasa preperitoneal en diversas situaciones asociadas a diferentes patologías. El área de grasa preperitoneal, evaluado por RM en un estudio de pacientes con diabetes, fue el mejor predictor de esteatohepatitis y, por tanto, constituye un nuevo marcador no invasivo potencial para su uso en el cribado de estos pacientes para detectar formas más agresivas de EHNA. Algunos autores han demostrado una asociación entre el incremento de ppVAT y el riesgo de diabetes gestacional. Otros estudios observaron que la medición de VAT al principio del embarazo se asociaba de forma independiente con el riesgo de diabetes *mellitus* gestacional (DMG) y que podría ser una herramienta clínica potencial para mejorar la sensibilidad del cribado selectivo de la DMG.

La evaluación de los depósitos adiposos viscerales es muy importante en la valoración del componente inflamatorio en enfermedades agudas y lesiones quirúrgicas. En pacientes críticos con distrés, como, por ejemplo, casos graves de Covid-19, se ha estudiado la relación entre el aumento de VAT y la respuesta inflamatoria de diversas interleucinas y del factor de necrosis tumoral-alfa. Por tanto, el tejido adiposo visceral debería considerarse como un marcador de riesgo independiente de morbilidad y mortalidad por ECV, y de enfermedades metabólicas e inflamatorias. Es útil evaluarlo en la práctica clínica por su contribución a los resultados adversos de salud, y a la modulación de la respuesta a diferentes tratamientos.

No existen valores de referencia universalmente aceptados, aunque se han publicado algunos valores de referencia evaluados por ecografía de adiposidad visceral en personas adultas sanas. Se necesitan más estudios con puntos de corte y valores poblacionales de referencia para poder implementar su uso generalizado en la práctica clínica habitual. Sería de gran utilidad desarrollar herramientas sencillas y clínicamente aplicables, como la ecografía nutricional®, para poder evaluar los cambios en la grasa visceral y ectópica a lo largo del tiempo.

Evaluación del tejido muscular esquelético: significado clínico

La ecografía nutricional® del músculo esquelético tiene más desarrollo clínico. Una revisión sistemática, que incluyó 24 artículos, demostró que la ecografía tenía cierta utilidad (evidencia moderada) para la medición de la masa muscular, aunque resaltó la necesidad de determinar los puntos de corte y validarlos. Recientemente, el grupo SARCUS ha actualizado la aplicación de los ultrasonidos para medir la sarcopenia y se ha centrado en la evaluación de la masa muscular en diversos puntos de referencia anatómicos en 39 músculos, al menos. Existen pocos datos específicos en la EMCA relativos a obesidad sarcopénica y a otras complicaciones relacionadas con ella.

Algunas publicaciones han relacionado la medición del RAC por ultrasonidos con la masa muscular en ancianos y encontraron una buena correlación con DXA (R = 0,741, p < 0,01). Las diferentes técnicas de valoración morfofuncional, como bioimpedancia, dinamometría, test funcionales, etcétera, muestran correlaciones con los resultados obtenidos a través de la ecografía a nivel muscular. En pacientes críticos existen protocolos de medición del RAC que se han correlacionado con los factores pronósticos y la estancia hospitalaria. Se ha establecido por ecografía una escala categórica donde se representan las características principales de la masa muscular del RAC. En este sentido, la utilidad clínica de la técnica es confirmar el diagnóstico de sarcopenia/desnutrición en situaciones donde es muy difícil utilizar los parámetros convencionales, como el IMC, debido a la situación de edema-inflamación u obesidad. En el futuro sería deseable disponer de estos puntos de corte para establecer grados de normalidad y que estén ajustados a diferentes patologías. Existen algunos valores de referencia publicados sobre medidas de grosor y de densidad muscular de diferentes áreas musculares (miembros superiores-bíceps y miembros inferiores-cuádriceps), ajustados por edad y sexo, representativos del patrón de normalidad muscular.

Otros aspectos de interés ecográfico pueden ser el estudio por elastografía y el análisis de la ecogenicidad (Fig. 10-4). Valorar el depósito ectópico de grasa en tejidos extraviscerales es de gran interés en la EMCA. La infiltración del tejido muscular por grasa (mioesteatosis) se asocia a deterioro metabólico y aumento de complicaciones. Un aumento del tejido adiposo intramuscular del cuádriceps se asocia a un mayor riesgo de complicaciones, incluso después de ajustar por factores como edad, sexo e inflamación (Figs. 10-5A y 10-5B). La evaluación de la esteatosis muscular a través de la ecogenicidad en ultrasonidos muestra fuerte correlación con otras técnicas de imagen establecidas, como la RM. La evaluación cuantitativa mediante análisis de textura 2D de la estructura y la calidad del músculo esquelético es un aspecto importante que puede aplicarse a diferentes patologías. Los sistemas de análisis asistidos a través de programas, como *ImageJ* (Instituto Nacional de Salud, Estados Unidos), permiten estudiar la ecointensidad mediante la distribución de la herramienta de histograma incorporada (0: negro, 255: blanco) y el análisis *gray-level co-occurrence matrix* (GLCM), seleccionando un "*region of interest*" (ROI) de 50x50 píxeles en la porción media del músculo sobre una imagen en color "*Red-Green-Blue*" (RGB) de 8 *bits* (Fig. 10-5C).

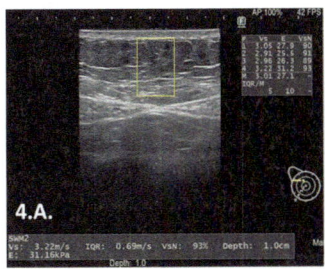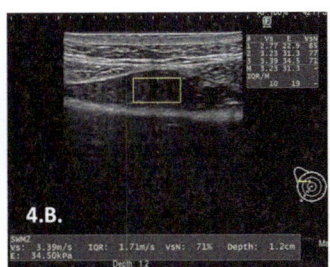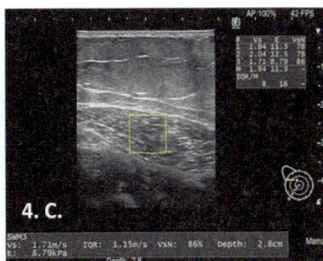

Figura 10-4. Elastografía a nivel del tejido adiposo subcutáneo, visceral y muscular. Fuente: elaboración propia.

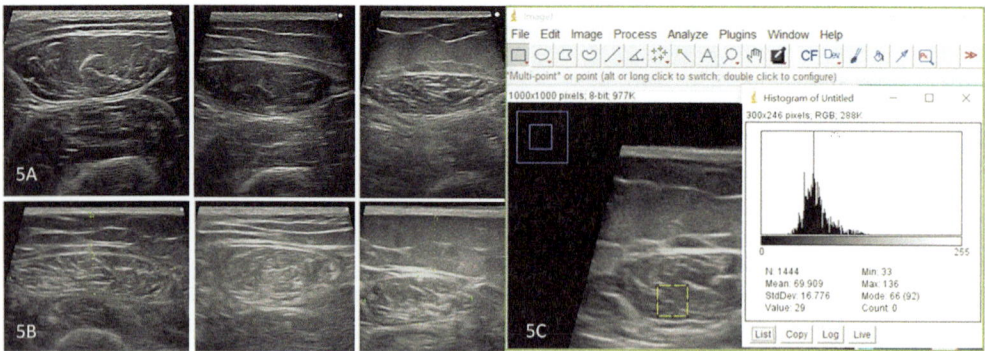

Figura 10-5. Características cualitativas del músculo recto anterior del cuádriceps.
5A. Imagen de músculo sano. **5B**. Mioesteatosis condiferentes grados de aumento de tejido adiposo subcutáneo (SAT) de menor a mayor grado de sobrepeso-obesidad. **5C**. Análisis de densidad ecográfica con el programa *ImageJ*.
Fuente: elaboración propia.

Informe clínico

La información más relevante de la evaluación de la ecografía se puede expresar a través de una serie de medidas cualitativas y cuantitativas, que deben reflejar de una manera rápida y directa los principales hallazgos de la exploración. En el aspecto cuantitativo es importante exponer los resultados, siguiendo el esquema de la tabla 10-1. Los aspectos cualitativos de los hallazgos ecográficos pueden analizarse de forma directa, describiendo los cambios de ecogenicidad encontrados, al igual que los hallazgos de relevancia.

LIMITACIONES Y CONSIDERACIONES FUTURAS

Las limitaciones generales de la ecografía nutricional® son las inherentes a la realización de la técnica (aparato de ultrasonidos, ecografista, etcétera). La experiencia en el manejo y la configuración del dispositivo permiten determinar las estructuras musculares y del tejido adiposo con mayor facilidad. El segundo aspecto de relevancia serían las técnicas de medida. La principal limitación se relaciona con la estandarización de los lugares de medida y con la realización de una técnica adecuada (colocación de la sonda, control de la presión sobre la superficie a explorar, etcétera). Estos aspectos son un factor limitante, puesto que existe variabilidad inter e intraobservador en la realización de las medidas. La ausencia de referencias poblacionales ajustadas por edad y sexo también son un factor importante para interpretar las imágenes, ya que no se puede evaluar de forma directa si las mediciones son patológicas o están dentro del rango de normalidad.

El reto de la ecografía nutricional® es incorporarla a la práctica clínica habitual como herramienta de apoyo en la valoración morfofuncional de la EMCA, integrándola entre las herramientas habituales, como antropometría, registro dietético y parámetros metabólicos. De esta forma, podría complementar a los parámetros emergentes, como BIA, test funcionales, dinamometría y medidas de la calidad de vida. Estas técnicas emergentes de evaluación morfofuncional (ángulo de fase, dinamometría, etc.), que proporcionan un valor pronóstico establecido, deben estudiarse en relación con otros parámetros de evaluación clínica (Sistema de Estadificación de la Obesidad de Edmonton [EOSS]) y buscar la correlación conjunta con la ecografía nutricional®.

La traducción de los resultados de la evaluación de la ecografía nutricional® a criterios diagnósticos de EMCA que se puedan incorporar a las guías clínicas requiere un proceso de validación. La evidencia científica es limitada y los proyectos científicos futuros deben incluir el diseño de estudios poblacionales en diferentes patologías que permitan obtener valores de referencia y puntos de corte para poder interpretar de manera individual los resultados de cada paciente. Se necesitan más estudios prospectivos para evaluar los tiempos de respuesta y describir todos los cambios clínicamente significativos en estos parámetros.

La utilidad clínica de la ecografía nutricional® se centra en su capacidad de diagnóstico de los cambios de CC con afectación de la FFM, basándose en la evaluación del área muscular, y en las modificaciones de la masa grasa y su distribución a través de la exploración de los diferentes compartimentos del tejido adiposo.

La ecografía tiene muchas características beneficiosas, como portabilidad, bajo coste económico, ausencia de radiactividad y alta versatilidad para su aplicación en diferentes escenarios clínicos. Por esto, podría convertirse en una herramienta de exploración clínica avanzada muy potente en el estudio de la composición corporal aplicada al área de la EMCA y en otros trastornos clínicos.

Es necesario establecer un plan de formación estandarizado y de alta calidad para enseñar a los profesionales a realizar la ecografía musculoesquelética. De esta forma, los especialistas en metabolismo y nutrición clínica podrán usar esta técnica para mejorar el diagnóstico y el tratamiento de sus pacientes con EMCA.

 RESUMEN CONCEPTUAL

Tabla 10-1. Informe clínico de la ecografía nutricional®	
Ecografía en la zona de la pierna (.... cm)	
Variables cuantitativas	**Variables cualitativas**
Músculo RAC:	**Metabólicas:**
Área: .... cm² Circunferencia: .... cm Eje X: .... cm Eje Y: .... cm Eje Y contracción: .... cm	Miosteatosis (tejido adiposo extravisceral): sí/no Mionecrosis: sí/no
Tejido adiposo subcutáneo .... cm	**Biomecánica:**
	Ángulo de peneación: .... grados Longitud del fascículo: .... cm Elastografía: .... kPa
Ecografía de la zona abdominal (.... cm)	
Variables cuantitativas	
Tejido adiposo subcutáneo	**Otros: lesión tisular/edema**
Total: .... cm Superficial: .... cm	
Tejido adiposo visceral	
Preperioneal: .... cm Intraperitoneal: .... cm	
Fuente: elaboración propia.	

BIBLIOGRAFÍA

- Bazzocchi A, Ponti F, Diano D, Moio A, Albisinni U, Pasquali R, Battista G. Abdominal adiposity by ultrasonography: a "pocket" database for reference standard in Italian people. Prim Care Diabetes 2014;8:358-64. 10.1016/j.pcd.2014.02.003
- Behnke AR Jr, Feen BG, Welham WC. The specific gravity of healthy men. Body weight divided by volume as an index of obesity. 1942. Obes Res. 1995;3(3):295-300. doi:10.1002/j.1550-8528.1995.tb00152.x
- García Almeida JM, García García C, Vegas Aguilar IM, Bellido Castañeda V, Bellido Guerrero D. Morphofunctional assessment of patient's nutritional status: a global approach. Nutr Hosp. 2021;38(3):592-600.
- García-Almeida JM, García-García C, Vegas-Aguilar IM, Ballesteros Pomar MD, Cornejo-Pareja IM, Fernández Medina B, *et al*. Nutritional ultrasound®: Conceptualisation, technical considerations and standardisation. Endocrinol Diabetes Nutr (Engl Ed). 2023 Mar;70 Suppl 1:74-84.
- Hamagawa K, Matsumura Y, Kubo T, Hayato K, Okawa M, Tanioka K, *et al*. Abdominal visceral fat thickness measured by ultrasonography predicts the presence and severity of coronary artery disease. Ultrasound Med Biol 2010;36:1769-75.
- Liu KH, Chan YL, Chan WB, Kong WL, Kong MO, Chan JCN. Sonographic measurement of mesenteric fat thickness is a good correlate with cardiovascular risk factors: comparison with subcutaneous and preperitoneal fat thickness, magnetic resonance imaging and anthropometric indexes. Int J Obes Relat Metab Disord. 2003;27: 1267-73.
- Mourtzakis M, Parry S, Connolly B, Puthucheary Z. Skeletal Muscle Ultrasound in Critical Care: A Tool in Need of Translation. Ann Am Thorac Soc. 2017;14(10): 1495-503.
- Perkisas S, Bastijns S, Baudry S, Bauer J, Beaudart C, Beckwée D, *et al*. Application of ultrasound for muscle assessment in sarcopenia: 2020 SARCUS update. Eur Geriatr Med. 2021;12(1):45-59.
- Ponti F, De Cinque A, Fazio N, Napoli A, Guglielmi G, Bazzocchi A. Ultrasound imaging, a stethoscope for body composition assessment. Quant Imaging Med Surg. 2020;10:1699-1722. [PMC free article] [PubMed] [Google Scholar]
- Störchle P, Müller W, Sengeis M, Ahammer H, Fürhapter-Rieger A, Bachl N, *et al*. Standardized ultrasound measurement of subcutaneous fat patterning: high reliability and accuracy in groups ranging from lean to obese. Ultrasound Med Biol 2017;43:427-38.
- Yi X, Liu H, Zhu L, Wang D, Xie F, Shi L, *et al*. Myosteatosis predicting risk of transition to severe COVID-19 infection. Clin Nutr. 2022;41(12):3007-15. doi: 10.1016/j.clnu.2021.05.031.

Otras técnicas morfológicas de referencia (DXA, TC, RM) en la enfermedad metabólica crónica adiposa. Nuevas definiciones por imagen y tejido adiposo

11

F. Palmas Candia, P. Matía Martín y D. Bellido Guerrero

INTRODUCCIÓN

La absorciometría de rayos X de energía dual (DXA), la tomografía computarizada (TC) y la resonancia magnética (RM) pueden utilizarse para la estimación de la grasa corporal (GC) en la enfermedad metabólica crónica adiposa (EMCA). Es posible medir la GC total mediante DXA o a partir de fórmulas específicas desde un único corte transversal en TC o RM. La grasa abdominal puede ser estimada con DXA o medida con TC o RM. Las dos últimas se consideran técnicas de referencia.

En el Consenso SEEDO de 2016, la obesidad se define por un porcentaje de GC superior al 25 % en hombres y al 33 % en mujeres. El punto de corte para definir un exceso de grasa visceral (VAT) es variable entre publicaciones, pero el valor más mencionado hace referencia a un área transversal superior a 100 cm².

Las nuevas definiciones de la obesidad, basadas en la cantidad de tejido adiposo (TA), destacan la necesidad de poder realizar el diagnóstico de la obesidad basado en el conocimiento de la composición corporal (CC). No solo es importante conocer la cantidad de TA, sino también su distribución.

Existen suficientes evidencias para confirmar que las personas que presentan una GC elevada, particularmente de distribución abdominal, tienen mayor riesgo de complicaciones metabólicas, complicaciones quirúrgicas, mortalidad e, incluso, peor pronóstico en la infección por COVID-19.

No se han observado hasta la fecha enfermedades o consecuencias clínicamente significativas asociadas a la presencia dominante de TA subcutáneo (SAT). Sin embargo, el aumento de VAT se relaciona con un mayor riesgo de padecer enfermedades cardíacas, diabetes tipo 2, inflamación y fibrosis hepática, y ciertos tipos de cáncer.

La DXA es precisa en la estimación de la GC, pero no es portátil. TC y RM se consideran métodos directos de estimación de la GC, pero su disponibilidad es variable en función de la patología subyacente, y también de la capacidad del centro para contar con equipos de RM de última generación que faciliten una adquisición rápida de las imágenes y una cuantificación automatizada.

ABSORCIOMETRÍA DE RAYOS X DE ENERGÍA DUAL (DXA)

La DXA se utiliza para medir la composición corporal (CC) mediante el modelo de tres compartimentos: GC, tejidos blandos (*lean body mass*, en inglés –LBM–) y contenido mineral óseo. Detecta la diferencia de atenuación que sufren los fotones emitidos por una fuente de rayos X con dos picos de energía diferentes en relación con la composición (coeficiente de atenuación) y el grosor del tejido que atraviesan. Asume una proporción constante de agua en los tejidos blandos del 73 %, así que valores dispares a este umbral podrían afectar la validez de los datos. El coeficiente de variación para la estimación de la GC total mediante DXA se sitúa en 1-2 %.

Las fuentes de error en la medida pueden provenir de la imprecisión del valor obtenido con el aparato, de la inadecuada colocación del sujeto de estudio, del procesamiento ulterior de las imágenes, de una desviación del estado de hidratación del paciente o de modificaciones puntuales derivadas de la ingesta y del ejercicio físico. Por ello, el mejor momento para el estudio puede estandarizarse a primera hora de la mañana, tras el ayuno nocturno.

Se han utilizado distintos aparatos que difieren en la tecnología utilizada y en el desarrollo del software correspondiente. Los modelos que permiten la medida en grados más elevados de obesidad (hasta 204-283 kg) son *GE (General Electrics) Lunar iDXA*®, *Horizon DXA System -Hologic*®- y *Norland Elite*®. Las imágenes obtenidas por los dispositivos más modernos se asemejan en calidad a las conseguidas con otras técnicas radiológicas y la dosis de irradiación es baja (0,1-4,7 µSv).

Además de la GC total es posible valorar la GC regional por segmentos corporales (brazos, piernas y tronco), de forma absoluta (g o kg) o relativa (%). Aunque inicialmente el software de DXA no mostraba datos sobre grasa abdominal, se han incorporado mejoras que permiten estimar este parámetro. La aplicación *CoreScan*® de los modelos *Lunar Prodigy*® y *Lunar iDXA*® permite medir la masa y el volumen de la VAT. También el programa *InnerCore*®, de *Hologic*, permite aportar estos datos (masa, área y volumen de la VAT). De forma general, la grasa abdominal se obtiene limitando un área comprendida entre el borde superior del hueso púbico y la línea que atraviesa las vértebras T_{12} y L_1. La precisión de esta técnica para valorar la VAT es menor que cuando se estima el cuerpo entero, aunque se ha comparado con TC y con RM mediante correlación, con resultados prometedores. Además de los valores de VAT se adquieren otros índices que pueden ser útiles en la valoración de la distribución de la GC: cociente androide/ginoide (grasa abdominal/grasa gluteofemoral), cociente porcentaje de grasa en tronco/porcentaje de grasa en piernas, cociente grasa absoluta en tronco/grasa absoluta en miembros. Con esta técnica no es posible diferenciar la grasa ectópica en órganos ni la infiltración muscular. En la figura 11-1 se muestra un informe evolutivo a partir del dispositivo *Lunar iDXA*® con datos de VAT estimada con *CoreScan*®.

El empleo de diferentes técnicas de DXA en estudios longitudinales, en los que se pretende valorar cambios individuales tras una intervención, puede añadir un error sistemático difícil de salvar. Utilizar un modelo único, con el mismo software, mejora la precisión en la medida de la CC.

En las guías publicadas por la ASPEN (*American Society for Parenteral and Enteral Nutrition*) sobre la validez de las técnicas de CC en poblaciones clínicas, se afirma que, basándose en los coeficientes de correlación en diferentes estudios, con dispositivos distintos, la DXA parece ser un método razonablemente válido para valorar la grasa regional y total, en grupos heterogéneos de adultos.

TOMOGRAFÍA COMPUTARIZADA (TC)

El análisis de la CC por TC abdominal se puede realizar con uno o varios cortes sobre la misma vértebra. Los análisis de un solo corte suelen ser la opción usada más frecuentemente por dos motivos: por un lado, porque no hay evidencia que respalde resultados significativamente superiores cuando se realizan análisis en múltiples vértebras; y por otro, porque se emplea más tiempo. El análisis de la CC mediante TC ha sido evaluado a diferentes niveles vertebrales, como T_4, C_3, L_4 y L_3. Hoy en día, el nivel vertebral con mayor evidencia y mejores resultados de correlación con la CC total es la vértebra L_3.

Una vez seleccionado el corte del nivel que interesa analizar, este debe ser examinado mediante un software que permita identificar cada uno de los tejidos de interés (segmentación). Dicho análisis servirá para conocer el TA diferenciado en VAT y SAT. También se podrá valorar el tejido muscular y, dependiendo del software, se segmentará el TA intermuscular (IMAT) –todos ellos por sus siglas en inglés– (**Fig. 11-2**). El aumento del TA intramuscular (infiltración de grasa muscular o mioesteatosis) se presenta como un descenso en las Unidades *Hounsfield* (UH) musculares y, en ocasiones, se puede identificar como un tejido independiente (si la tecnología lo permite). Tanto el descenso

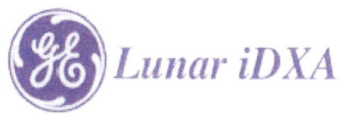

GE Healthcare
3030 Ohmeda Drive
Madison, WI 53718
Teléfono: (___) ___-____

Cliente	Sexo	Origen	Fecha de nacimiento	Estatura	Peso	Medido
Injury recovery, Human Performance	Hombre	Blanco	10/08/1982	193,0 cm	94,8 kg	19/03/2007

Composición del abdomen

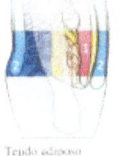

La región androide se localiza en la zona del abdomen y si la mayor acumulación de grasa se produce en esta zona, habitualmente la silueta del paciente se denomina "con forma de manzana". La región ginoide se localiza entre las caderas y los muslos y si la mayor acumulación de grasa se produce en esat zona, habitualmente la silueta del paceinte se denomina "con forma de pera" Comprender dónde se almacena la grasa en el cuerpo es un importante factor de predicción de los riesgos potenciales para la salud causados por la obesidad.

CoreScan calcula el contenido de VAT (tejido adiposo visceral) en la región androide. El VAT es un tipo de grasa específica asociado a diversas enfermedades metabólicas como la obesidad, síndrome metabólico, y diabetes de tipo 2. Los resultados de CoreScan han sido validados para adultos de edades 18-90, y con un IGM de 18,5-40.

Tejido adiposo
1 Visceral
2 Subcutáneo

Total

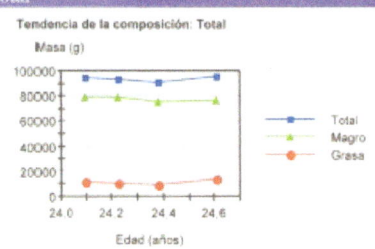

Tendencia de la composición: Total

Fecha	Edad	Masa Total (kg)	Masa magra (g)	Masa de grasa (g)
15/09/2006	24,0	94,7	78.829	11.291
31/10/2006	24,2	93,6	78.607	10.399
26/12/2006	24,3	90,4	76.071	9.717
19/03/2007	24,6	95,0	76.840	13.604

Androide / Ginoide

Tendencia de la composición: Androide

Fecha	Edad	Masa androide (kg)	Magro androide (g)	Androide Grasa (g)	Androide %Grasa	Ginoide %Grasa	Cociente A/G
15/09/2006	24,0	5,5	4.889	548	10,1	13,7	0,73
31/10/2006	24,2	5,6	4.967	502	9,2	12,2	0,75
26/12/2006	24,3	5,5	4.921	502	9,3	12,3	0,75
19/03/2007	24,6	6,0	5.049	889	15,0	17,5	0,86

Tejido adiposo visceral estimado (TAV)

Tendencia de la composición: TAV

Fecha	Edad	Masa de grasa (g)	Volumen (cm³)
31/10/2006	24,2	403	427
26/12/2006	24,3	323	342
19/03/2007	24,6	819	868

Figura 11-1. Estimación de la grasa corporal total y de la grasa visceral a partir de absorciometría de rayos X de energía dual (DXA) -dispositivo *Lunar iDXA*® y software *CoreScan*®.
Por cortesía del Dr. Bellido.

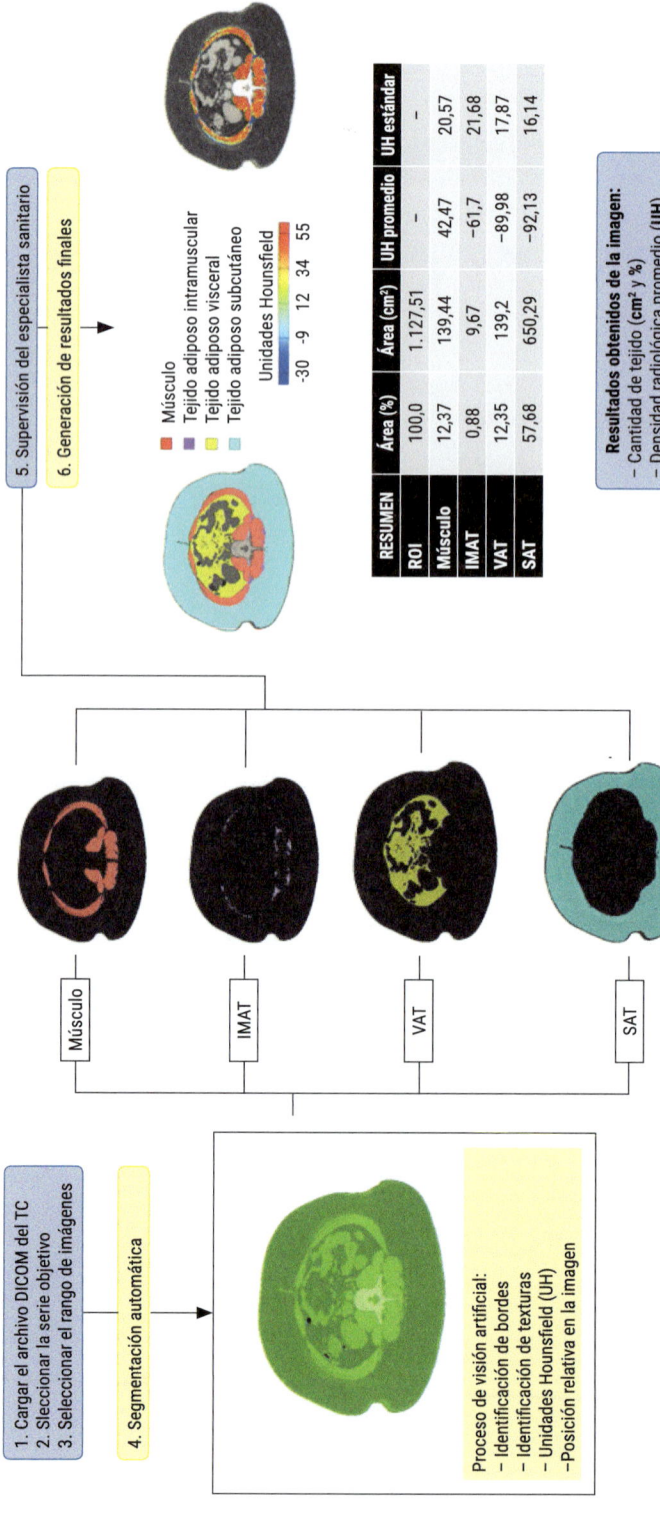

Figura 11-2. Procesamiento y segmentación de un corte a nivel de la 3ª vértebra lumbar, analizada mediante el software *FocusedON BC®*. DICOM®: *Digital Imaging and Communication in Medicine*. IMAT: *Intramuscular Adipose Tissue* (tejido adiposo intermuscular). ROI: región de interés. SAT: *Subcutaneous Adipose Tissue* (tejido adiposo subcutáneo). TC: tomografía computarizada. UH: unidades *Hounsfield*. VAT: *Visceral Adipose Tissue* (tejido adiposo visceral).

de la densidad radiológica del músculo como el aumento de la grasa intramuscular se han asociado con limitación funcional muscular, complicaciones metabólicas y mayor riesgo de diabetes tipo 2.

Así se obtendrán el área de cada tejido (cm²) y la densidad radiológica en UH. El software *FocusedOn BC*® (ver Fig. 11-2) aportará también las áreas representadas en proporciones (%) del total, ya que, según los datos actuales, esta estimación podría ser superior para comparar a los pacientes.

En las últimas décadas, dicha identificación se realizaba mediante herramientas o softwares manuales con ayudas más o menos sofisticadas. Poco a poco, estos softwares han mejorado, ofreciendo interfaces de usuario más adecuadas para aumentar la productividad, e introduciendo procesos más automatizados para la identificación y segmentación de los tejidos. A modo de ejemplo, algunas herramientas permiten definir un intervalo de UH para segmentar los tejidos, cuya densidad radiológica se encuentre comprendida en el rango especificado (Tabla 11-1).

Tabla 11-1. Softwares disponibles para realizar la segmentación de las imágenes generadas mediante TC

Software	Ventajas	Desventajas
OsiriX® Pixmeo, Ginebra (Suiza)	Es intuitivo para los radiólogos Estructura de base de datos clara Archivo de imágenes y función de comunicación Análisis de datos rápido	Requiere licencia (aunque la versión básica está disponible, libre, *online*) Solo para *Mac OS*
Slice-O-matic® Tomovision, Montreal, QC (Canadá)	Experiencia de uso	Requiere licencia Precisa *plugins* específicos para la aplicación de IA
ImageJ® https://imagej.nih.gov/ij/	Fuente abierta (necesita *plugins* específicos) Apto para *Mac OS* y *Windows*	No intuitivo
FatSeg® (*MevisLab*) http://www.mevislab.de	Apto para *Mac OS* y *Windows*	Requiere licencia
Horos® https://horosproject.org/	Fuente abierta Es intuitivo para los radiólogos	Solo para *Mac OS*
3D Slicer® www.slicer.org	Fuente abierta Apto para *Mac OS* y *Windows*	No es intuitivo
MATLAB® Mathworks, Natick (MA)	Apto para *Mac OS* y *Windows*	Requiere licencia y habilidades de programación
CoreSlicer® www.coreslicer.com	Fuente abierta Trabajo en red Aplica IA	Solo en *Google Chrome* Controversia sobre la privacidad de los datos
FocusedOn BC®	Es intuitivo para los radiólogos Accesible para sanitarios con formación básica Aplica IA Apto para *Windows* en versión de escritorio y para cualquier SO si se usa la versión web	Requiere licencia

IA: inteligencia artificial. SO: sistema operativo.
Modificado de Troschel AS, Troschel FM, Best TD, Gaissert HA, Torriani M, Muniappan A, *et al.* Computed Tomography-based Body Composition Analysis and Its Role in Lung Cancer Care. J Thorac Imaging. 2020;35:91-100.

La inteligencia artificial (IA) ha tomado un papel fundamental en este campo y con gran relevancia en el mundo de la CC, especialmente en el momento en que se decide emplear *machine learning* para automatizar el proceso de segmentación de las imágenes. En este caso, ya no se trata simplemente de un proceso capaz de identificar píxeles, cuya densidad radiológica (UH) se encuentre dentro o fuera de un rango específico. Los procesos de IA empleados son procesos de visión artificial que imitan la capacidad del ojo humano. Se trata típicamente de modelos basados en redes neuronales evolutivas, capaces de identificar bordes, texturas, formas complejas y posiciones relativas dentro de la imagen. Los modelos combinan toda esta información para identificar y segmentar los distintos tejidos de forma precisa. Este tipo de herramientas son de gran utilidad para automatizar procesos complejos y repetitivos, permitiendo sacar un mayor partido de la información presente en las imágenes.

Aunque la TC se ha utilizado, sobre todo, para medir el TA abdominal, algunos autores han descrito que el área transversal de este, valorado por esta técnica, representa de forma precisa el TA total. Se necesitan más estudios, en poblaciones diferentes, para confirmar la validez externa de estas medidas. En la **tabla 11-2** se muestran las fórmulas publicadas hasta ahora.

Se ha debatido sobre la posibilidad de estimar volumen total del VAT a partir de un solo corte realizado por TC. En la **tabla 11-3** se muestran algunas fórmulas de regresión que permiten realizar este cálculo.

Una vez determinadas las áreas de VAT y SAT, se pueden calcular otros índices, como **VAT/SAT, que cuando es superior a 0,4 sugiere exceso de VAT**. Se relaciona con la presencia de alteraciones metabólicas en mayor medida que el índice perímetro de cintura/perímetro de cadera.

Sin embargo, la evaluación de la CC mediante TC tiene algunas limitaciones, como

Tabla 11-2. Cálculo del tejido adiposo corporal total (masa en kg y volumen en L) a partir de un corte transversal de TC en L3, L4 y región media del muslo

Autor	Fórmula
Palmas, 2023* España	TAT (kg) = 0,0069 x [Peso (kg)/ρROI] x TAT (%) x ρTAT + 4,53 ρROI (kg/cm³) ~ (UH_ROI/1.000) +1 TAT (%) = VAT (%) + SAT (%) ρTAT (kg/cm³) ~ UH_TAT/1.000 +1 UH_TAT = [UH_VAT x VAT (%)] + [UH_SAT x SAT (%)]/[(VAT (%) + SAT (%)]/1.000)] +1
Mourtzakis, 2008** Canadá	TAT (kg) = 0,042 x [área total adiposa tisular en L3 (cm²)] + 11,2
Lacoste Jeanson, 2017*** Dinamarca	TAT (kg) = 0,0677 x [área total adiposa tisular en L4-L5 (cm²)] + 2,5177
Kvist, 1988**** Suecia	Mujeres: TAT (L) = 0,0778 x [área TAT en L4-L5 (cm²)] − 0,59 Hombres: TAT (L) = 0,0693 x [área TAT en L4-L5 (cm²)] + 0,09
Lacoste Jeanson, 2017*** Dinamarca	TAT (L) = 0,069 x [área TAT en L3-L4 (cm²)] + 4,691 TAT (L) = 0,074 x [área TAT en L4-L5 (cm²)] + 2,737 TAT (L) = 0,173 x [área TAT en mitad del muslo (cm²)] + 5,543

ρROI: densidad de ROI (*region of interest*). ρTAT: densidad del TAT. SAT: tejido adiposo subcutáneo. TAT: tejido adiposo total. UH: Unidades Hounsfield. VAT: tejido adiposo visceral.
L3: vértebra lumbar L3. L4: vértebra lumbar L4. L5: vértebra lumbar L5.
*Pacientes con obesidad mórbida y normopeso. Validada frente DEXA y uso de 16 cortes de TC.
**Pacientes con cáncer. Validada frente a DEXA.
***Validada frente a análisis corporal total mediante TC en cadáveres.
****Validada frente a 22 cortes de TC.

Tabla 11-3. Estimación del volumen del tejido adiposo visceral a partir del área medido en un corte transversal por TC

Autor	Fórmula
Faron, 2019* Alemania	Mujeres: TAV (L) = 46,0 x [área TAV L2-L3 (cm^2)] - 11,6 TAsub (L) = 32,9 x [área TAV L5-S1 (cm^2)] + 4,0 Hombres: TAV (L) = 43,6 x [área TAV L2-L3 (cm^2)] + 4,6 TAsub (L) = 23,7 x [área TAV L5-S1 (cm^2)] +5,1
Kvist, 1988*** Suecia	Mujeres: TAV (L) = 0,0293 x [área total adiposa tisular en L3-L4 (cm^2)] + 0,22 Hombres: TAV (L) = 0,0325 x [área total adiposa tisular en L3-L4 (cm^2)] + 0,807

TAsub: Tejido adiposo subcutáneo. TAV: tejido adiposo visceral.
*Frente a varios cortes abdominales con TC. Se muestran las áreas en las que la correlación fue más alta.

la necesidad de altas dosis de radiación para la obtención de la imagen, dispositivos costosos que requieren un lugar especial, y personal capacitado para la obtención y para el análisis de la imagen. En los últimos años, los avances tecnológicos están ayudando a superar estas limitaciones. Algunos centros están empezando a realizar un único corte de TC para la evaluación de la CC, lo que hace que esta técnica sea más fácil, más barata, con menor exposición a la radiación y que consuma menos tiempo. Sin embargo, su aplicabilidad a gran escala todavía es limitada. Actualmente, se pueden obtener datos significativos de "manera oportunista" en aquellas patologías donde la TC está indicada por protocolo en la práctica clínica diaria, como cáncer, patología abdominal, complicaciones quirúrgicas, etcétera, de alto interés para un adecuado abordaje y gestión personalizadas.

Las fuentes de error con esta técnica pueden emanar de la adquisición de las imágenes (grosor del corte y dosis de radiación, contraste intravenoso y campo de visión pequeño), del procesamiento de las mismas (los filtros de alta resolución pueden cambiar el valor de las UH e introducir errores en la segmentación) o de factores intrínsecos al paciente (posición durante la exploración, cirugía previa, presencia de edema en tejidos blandos -no puede separarse el SAT del músculo; aumenta la atenuación del TA).

Se ha descrito buena concordancia, al analizar los datos de los diferentes tipos de software, sobre todo, cuando se estudia el valor del área transversal del TA. No obstante, dadas las diferencias observadas en algunos trabajos, se recomienda que en estudios longitudinales se emplee el mismo tipo de software.

RESONANCIA MAGNÉTICA (RM)

En la actualidad, la RM corporal es uno de los métodos más precisos para el análisis de la CC. La adquisición de imágenes depende de la aplicación de un pulso de radiofrecuencia, permitiendo diferenciar entre tejidos y órganos debido a las propiedades de la RM específicas de cada uno. Estas propiedades permiten una primera aproximación de CC que separa el agua y la grasa en dos compartimentos con mucha precisión. Las métricas de CC comunes basadas en RM son el volumen del VAT, el volumen del SAT, el volumen muscular total (TMV) del muslo, la infiltración de grasa muscular (MFI) y la grasa del hígado. La toma de estas mediciones permite realizar un perfil del riesgo metabólico y cardiovascular del paciente.

Se han publicado ecuaciones que estiman el TA total a partir de un único corte por RM. Sus autores defienden la sencillez de este método cuando no es posible utilizar métodos modernos de segmentación y cuantificación automáticos. En la tabla 11-4 se reseñan los cálculos matemáticos realizados y la localización del área tisular utilizado.

La RM también mide de manera directa el VAT y el SAT. Se considera una de las técnicas más precisas en la estimación de la grasa abdominal, pero no es fácilmente accesible en la

Tabla 11-4. Cálculo del tejido adiposo corporal total (volumen: L) a partir de un corte transversal por RM

Autor	Fórmula	
Shen 2004* EE.UU. (sobre todo, población caucásica y afroamericana)	TAT (L) = 0,0681 x [área TAT 5 cm por debajo de L4-L5 (cm²)] + 4,142 TAT (L) = 0,0626 x [área TAT L4-L5 (cm²)] + 5,383	
Schwenzer, 2010** Alemania	Mujeres:	TAT (L) = 0,0734 x [área TAT en corte sagital a través de la cabeza del húmero (cm²)] + 13,816 TAT (L) = 0,0764 x [área TAT en corte sagital a través de la cabeza femoral (cm²)] + 1,86 TAT (L) = 0,1005 x [área TAS en corte sagital a través de ombligo (cm²)] + 7,5873
	Hombres:	TAT (L) = 0,0925 x [área TAT en corte sagital a través de la cabeza del húmero (cm²)] + 7,548 TAT (L) = 0,0797 x [área TAT en corte sagital a través de la cabeza femoral (cm²)] + 3,0359 TAT (L) = 0,0946 x [área TAS en corte sagital a través de ombligo (cm²)] + 8,0446

L4: vértebra lumbar L4. L5: vértebra lumbar L5. TAS: tejido adiposo subcutáneo. TAT: tejido adiposo total.
* Población sana.
**Población sana con riesgo de sufrir diabetes mellitus tipo 2.

práctica clínica y, por tanto, suele relegarse a protocolos de investigación concretos. El área anatómica más mencionada para realizar el análisis a partir de un solo corte transversal es el nivel L_4-L_5, aunque hay discrepancia entre autores. Para estimar desde esta imagen el volumen total del VAT se han publicado fórmulas predictivas desde diversas áreas anatómicas (Tabla 11-5).

El *AMRA Profiler*® (*AMRA Medical AB*, Linköping, Suecia) es una herramienta para el perfilado de CC y las métricas comunes que se suelen analizar. Permite clasificar a los pacientes en diferentes fenotipos de mayor o menor

Tabla 11-5. Estimación del volumen del tejido adiposo visceral a partir del área medida en un corte transversal por RM

Autor	Fórmula	
Shen, 2004* EE.UU. (sobre todo, población caucásica y afroamericana)	Mujeres: Hombres:	TAV (L) = 0,0205 x [área TAV 5 cm por encima de L4-L5 (cm²)] + 0,1475 TAV (L) = 0,0224 x [área TAV 10 cm por encima de L4-L5 (cm²)] + 0,1618
Schwenzer, 2010** Alemania	Mujeres:	TAV (L) = 0,03 x [área TAV en corte sagital a través de ombligo (cm²)] + 0,3 TAV (L) = 0,16 x 10-3 x [área TAV en corte sagital a través de ombligo (cm² x altura (cm)] + 0,3
	Hombres:	TAV (L) = 0,02 x [área TAV en corte sagital a través de ombligo (cm²)] + 1,4 TAV (L) = 0,15 x 10-3 x [área TAV en corte sagital a través de ombligo (cm² x altura (cm)] + 1,2

TAV: tejido adiposo visceral.
*Población sana.
**Población sana con riesgo de sufrir diabetes mellitus tipo 2.

riesgo de diabetes mellitus o de enfermedad cardiovascular, según su CC. Su representación gráfica contiene dos ejes principales que se disponen en diagrama de estrella. En uno de los ejes se representan las variables de grasa ectópica, como el índice de grasa visceral, la fracción de grasa con densidad de protones del hígado y la MFI, que se consideran las variables que van a dominar en la evaluación de riesgo e identificación de posibles asimetrías en el patrón de acumulación de grasa del individuo. Los ejes restantes describen la capacidad de un individuo para llevar su propio peso corporal (relación peso-músculo), el equilibrio entre grasa y tejido muscular (fracción grasa) y el tejido adiposo total en forma de índice.

En general, su uso permite un tratamiento más dirigido y personalizado, con un ajuste precoz y preciso a las necesidades del paciente, que muchas veces se escapan con las valoraciones antropométricas (Fig. 11-3).

Se puede realizar un análisis sencillo cuantitativo de la CC, como en el caso de la TC, a través de un solo corte abdominal, siendo el más utilizado el nivel de la vértebra L3. La ventaja de la RM respecto a la TC es que proporciona información similar, pero sin emitir radiación. Sin embargo, las principales limitaciones son que precisa mucho tiempo, requiere contener la respiración durante unos segundos y está limitada por la claustrofobia y la tolerancia al ruido. La RM es una técnica con indicaciones más limitadas en la práctica clínica diaria, por lo que tiene menos probabilidades de ser empleada como parte de protocolos clínicos en diversas patologías para realizar un análisis "oportunista", como es el caso de la TC. Estas limitaciones hacen que la RM sea menos atractiva que la TC, a pesar de su precisión.

CONCLUSIONES

DXA, TC y RM son herramientas apropiadas para valorar la GC. La primera permite una estimación global de este compartimento, y con algunos softwares más modernos también posibilita la valoración de la grasa abdominal. TC y RM son técnicas precisas, aunque no siempre disponibles, que miden el TA, diferenciando el VAT y el SAT. En el caso de la TC es usual valorar también el IMAT, delimitando la relación que existe entre infiltración grasa y calidad muscular. Los autores de este capítulo han pretendido dar herramientas a quien quiera trabajar en ello y facilitar al que solo quiera asomarse a este campo una ventana desde la que pueda vislumbrar la extensión y posibilidades de la metodología actual para el análisis de imagen, y las perspectivas de desarrollo futuro que contribuirán al fenotipado de la EMCA dentro del concepto de valoración morfofuncional.

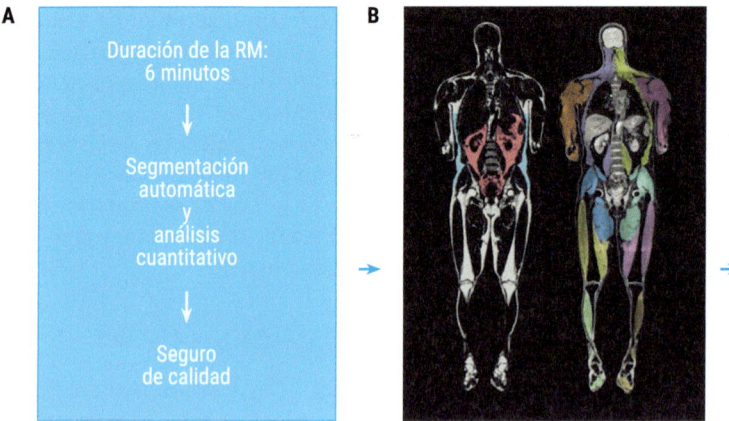

A

Duración de la RM:
6 minutos

↓

Segmentación
automática
y
análisis
cuantitativo

↓

Seguro
de calidad

Duración de la RM: 6-10 minutos

B

Estudio de AMRA®

C

Relación peso-músculo (kg/L)

Infiltración de grasa
en el músculo (%)

Fracción de grasa hepática
por densidad protónica (%)

Índice de tejido
adiposo total (L/m²)

Porcentaje
de grasa (%)

Índice de tejido
adiposo visceral (L/m²)

— Estudio del paciente
--- Estudio de una persona
sin enfermedad metabólica

Nombre de la variable	Ecuación
Relación peso-músculo (kg/L)	$\dfrac{peso}{TMV}$
Porcentaje de grasa	$\dfrac{VAT + ASAT}{VAT + ASAT + TMV}$
Índice de tejido adiposo visceral	$\dfrac{VAT}{altura^2}$
Índice de tejido adiposo total	$\dfrac{VAT + ASAT}{altura^2}$

ASAT: tejido adiposo abdominal subcutáneo. TMV: volumen del músculo del muslo. VAT: tejido adiposo visceral.

Perfil de composición corporal

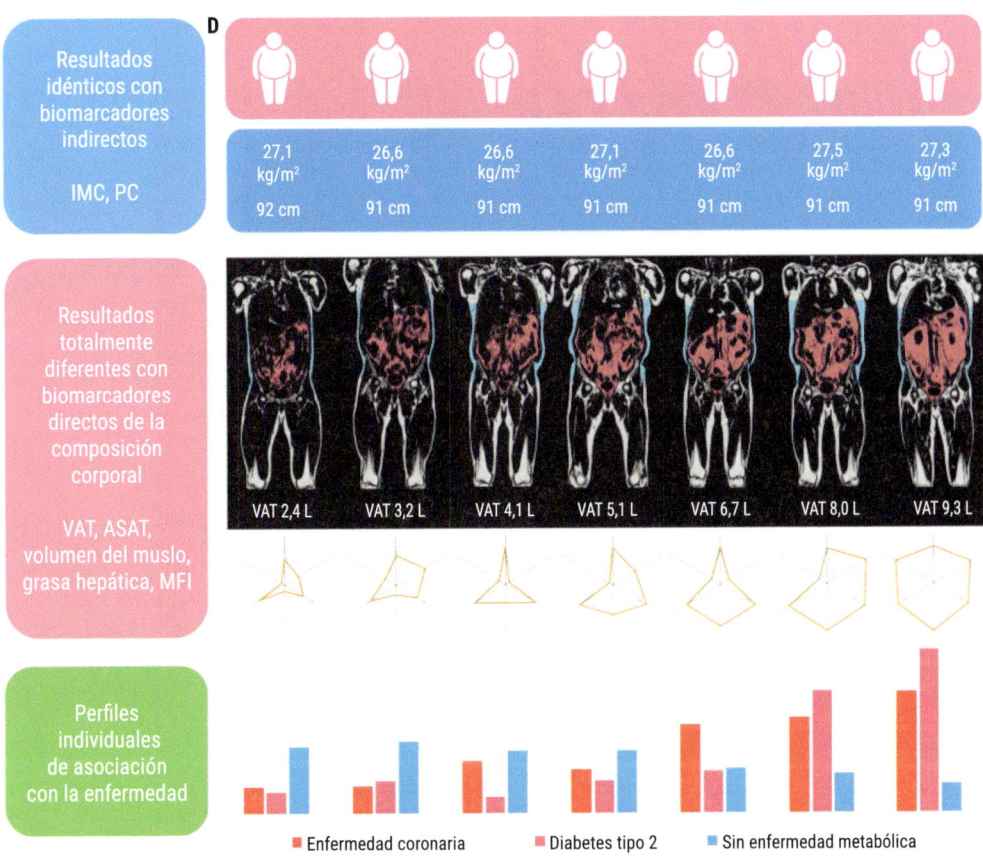

IMC: índice de masa corporal. MFI: infiltración de grasa muscular. PC: perímetro de la cintura.

Figura 11-3. Procesamiento mediante *AMRA Researcher®*. Relevancia clínica. **A**. Procesamiento de la imagen desde su obtención. **B**. Imagen de "grasa y agua" (método Dixon): permite separar tejido adiposo y tejido muscular. Izquierda: imagen grasa con SAT (azul) y VAT (rojo). Derecha: imagen del agua con los diferentes grupos musculares coloreados. **C**. Representación en diagrama de estrella de las variables incluidas para crear el perfil metabólico del paciente: porcentaje de infiltración grasa muscular, cociente peso/volumen muscular, fracción de grasa hepática con densidad de protones, cociente graso (%), índice de tejido adiposo visceral e índice de tejido adiposo total (L/m²). **D**. Representación de varios casos con antropometría similar, pero con riesgo metabólico significativamente diferente, que solo se detecta al analizar su composición corporal.
ASAT: *Abdominal Subcutaneous Adipose Tissue* (tejido adiposo abdominal subcutáneo). BCP: *Body Composition Profile* (perfil de composición corporal). BMI: *Body Mass Index* (índice de masa corporal). MFI: *Muscle Fat In-filtration* (infiltración grasa en el músculo). TMV: *Total Muscle Volume* (volumen muscular total). VAT: *Visceral Adipose Tissue* (tejido adiposo visceral).
Con autorización de *AMRA Medical®*.

RESUMEN CONCEPTUAL

- En la enfermedad metabólica crónica adiposa (EMCA) debe valorarse la cantidad de grasa corporal (GC), su funcionalidad y su distribución.
- La absorciometría de rayos X de energía dual (DXA) se utiliza para estimar la GC total y, con menor precisión, la grasa abdominal. No es posible distinguir la grasa que infiltra los tejidos. Emite radiación, pero en escasa cantidad. Entre los inconvenientes se encuentra su escasa portabilidad.
- La tomografía computarizada (TC) permite distinguir el tejido adiposo (TA) visceral (VAT), el subcutáneo (SAT) y el que infiltra el músculo (IMAT), a partir de un único corte transversal, generalmente, en L3. Con las fórmulas de regresión publicadas pueden estimarse el TA total y el volumen del VAT. Entre sus limitaciones se encuentra la radiación emitida, por lo que solo se emplea en patologías que necesiten esta técnica para la valoración del paciente.
- La resonancia magnética (RM) es muy precisa en la valoración del VAT, del SAT, de la infiltración grasa muscular (MFI) y del TA ectópico en el hígado. También permite estimaciones globales del TA total y del VAT a partir de un corte transversal, mediante fórmulas de regresión. Solo se utiliza, de momento, en protocolos de investigación, por su escasa accesibilidad.
- Estas herramientas necesitan *softwares* específicos para la valoración de la composición corporal (CC) que irán creciendo los próximos años. La inteligencia artificial (IA) y el *maching learning* ya están avanzando para hacer realidad análisis rápidos, y quizás mucho más exactos que el ojo humano, sobre todo, cuando se trata de segmentar imágenes adquiridas por TC o RM.

BIBLIOGRAFÍA

- Ahn H, Kim DW, Ko Y, Ha J, Shin YB, Lee J, *et al.* Updated systematic review and meta-analysis on diagnostic issues and the prognostic impact of myosteatosis: A new paradigm beyond sarcopenia. Ageing Res Rev. 2021;70:101398. doi: 10.1016/j.arr.2021.101398. Epub 2021 Jun 29. PMID: 34214642.
- Aubrey J, Esfandiari N, Baracos VE, Buteau FA, Frenette J, Putman CT, *et al.* Measurement of skeletal muscle radiation attenuation and basis of its biological variation. Acta Physiol (Oxf). 2014;210(3):489-97. doi: 10.1111/apha.12224. PMID: 24393306; PMCID: PMC4309522.
- Borga M, West J, Bell JD, Harvey NC, Romu T, Heymsfield SB, *et al.* Advanced body composition assessment: from body mass index to body composition profiling. J Investig Med. 2018; 66(5):1-9. doi: 10.1136/jim-2018-000722. Epub 2018 Mar 25. PMID: 29581385; PMCID: PMC5992366.
- Linge J, Borga M, West J, Tuthill T, Miller MR, Dumitriu A, *et al.* Body Composition Profiling in the UK Biobank Imaging Study. Obesity (Silver Spring). 2018;26(11): 1785-95. doi: 10.1002/oby.22210. Epub 2018 May 22. PMID: 29785727; PMCID: PMC6220857.
- Mouchti S, Orliacq J, Reeves G, Chen Z. Assessment of correlation between conventional anthropometric and imaging-derived measures of body fat composition: a systematic literature review and meta-analysis of observational studies. BMC Med Imaging. 2023;23(1):127. doi: 10.1186/s12880-023-01063-w. PMID: 37710156; PMCID: PMC10503139.
- Palmas F, Ciudin A, Guerra R, Eiroa D, Espinet C, Roson N, *et al.* Comparison of computed tomography and dual-energy X-ray absorptiometry in the evaluation of body composition in patients with obesity. Front Endocrinol (Lausanne). 2023;14:1161116. doi: 10.3389/fendo.2023. 1161116. PMID: 37455915; PMCID: PMC10345841.
- Ponti F, Santoro A, Mercatelli D, Gasperini C, Conte M, Martucci M, *et al.* Aging and Imaging Assessment of Body Composition: From Fat to Facts. Front Endocrinol (Lausanne) 2020;10:861. doi: 10.3389/fendo.2019. 00861. PMID: 31993018; PMCID: PMC6970947.
- Prado CM, Ford KL, Gonzalez MC, Murnane LC, Gillis C, Wischmeyer PE, *et al.* Nascent to novel methods to evaluate malnutrition and frailty in the surgical patient. JPEN J Parenter Enteral Nutr. 2023 Feb;47 Suppl 1(Suppl 1):S54-S68. doi: 10.1002/jpen.2420. Epub 2022 Dec 5. PMID: 36468288; PMCID: PMC9905223.
- Shepherd JA, Ng BK, Sommer MJ, Heymsfield SB. Body composition by DXA. Bone. 2017;104:101-5. doi: 10.1016/j.bone.2017.06.010. Epub 2017 Jun 16. PMID: 28625918; PMCID: PMC5659281.

Pruebas de funcionalidad muscular en la enfermedad metabólica crónica adiposa

12

F. Isidro Donate y J. M. García Almeida

INTRODUCCIÓN

La función muscular es un componente fundamental en la definición y el diagnóstico de la enfermedad metabólica crónica adiposa (EMCA). Las consecuencias funcionales son de suma importancia en la definición del cuadro clínico de la EMCA, ya que pueden afectar la calidad de vida de los pacientes y los protocolos de tratamiento. El diagnóstico de la EMCA debe incluir la evaluación directa de los parámetros funcionales del músculo esquelético alterados junto con la composición corporal alterada. La masa muscular esquelética, estimada utilizando las técnicas disponibles para la práctica clínica, como BIA y DXA, que no evalúan directamente el músculo, no es un buen indicador de deterioro funcional.

Por lo tanto, el hecho de que la mayoría de las actividades de la vida diaria dependan de la función muscular significa que mantener la independencia física y la autonomía depende significativamente de la capacidad del músculo esquelético.

El análisis de cualquier tarea funcional revela que los movimientos se producen en varios planos y son asimétricos, incorporan rotaciones y dependen de la velocidad y del equilibrio.

Se define fuerza como la capacidad de generar tensión que tiene un músculo, pero la funcionalidad se basa en la fuerza aplicada, es decir, la manifestación externa de la tensión interna generada en el músculo en un tiempo determinado.

Por eso, si se valora simplemente la capacidad máxima de un músculo para generar fuerza, no se obtendrá una idea exacta de su capacidad funcional. La única manera de valorar con exactitud la capacidad funcional es observar cómo ejecuta la persona la tarea funcional en un tiempo determinado. Esta observación proporciona información sobre la calidad de la ejecución que, a su vez, influye en la toma de decisiones clínicas. No es correcto inferir que un músculo concreto funciona sin observar directamente la tarea funcional, por lo que este tipo de deducciones deben evitarse.

La decisión de recomendar la evaluación de los parámetros funcionales del músculo esquelético como primer paso en el proceso de diagnóstico también aborda la necesidad de practicidad. La evaluación de la composición corporal requiere herramientas, que, aunque cada vez están más disponibles, pueden ser menos accesibles de forma habitual que las empleadas para la evaluación clínica de la funcionalidad muscular.

La valoración morfofuncional en la EMCA aporta la integración de medidas funcionales en el diagnóstico de composición y función corporal. Los datos funcionales se evalúan junto a la medición directa de la fuerza de la mano, por dinamometría, y los datos de composición corporal, por bioimpedancia vectorial y ecografía nutricional. Esta evaluación funcional dentro de la valoración morfofuncional en la EMCA puede permitir planificar de una forma más individualizada las decisiones terapéuticas para cada paciente. En el caso de prescripción de ejercicio o entrenamiento es fundamental para adaptar el programa a cada persona, basándose en su situación funcional.

EFECTO DE LA ENFERMEDAD METABÓLICA CRÓNICA ADIPOSA SOBRE LA CALIDAD Y FUNCIÓN MUSCULAR

Los estudios demuestran consistentemente que la EMCA está asociada con una calidad muscular deficiente, lo que afecta negativamente a la funcionalidad muscular.

Los mecanismos que subyacen a las deficiencias en la función muscular asociadas con la EMCA incluyen anomalías metabólicas (es decir, aumento del estrés oxidativo, inflamación y resistencia anabólica), cambio hacia las fibras musculares tipo I y acumulación de grasa muscular.

El grado de EMCA se asocia con mayor masa y fuerza muscular absoluta en comparación con las personas que no la sufren. Sin embargo, cuando la masa corporal o la masa muscular se normalizan, las personas que viven con EMCA tienen un rendimiento muscular menor que las personas que no la sufren.

Cabe señalar que la EMCA también reduce el número de células satélite y su capacidad proliferativa, y ralentiza su activación.

El proceso inflamatorio inducido por altas concentraciones de grasa corporal genera una reserva lipídica ectópica. Las personas con EMCA tienen ~20 % más de masa muscular en el muslo, pero ~2 veces más contenido de lípidos musculares que las personas sanas.

Esta acumulación intra e intermuscular de lípidos, denominada mioesteatosis, provoca una disfunción mitocondrial, caracterizada por la disminución de la capacidad de oxidación B y el aumento de las concentraciones de especies reactivas de oxígeno, contribuyendo al desarrollo lipotóxico y aumentando la secreción de miocinas proinflamatorias capaces de inducir disfunción muscular por la vía autoparacrina.

Así disminuye la calidad muscular, que limita las funciones físicas, reduce la movilidad, reduce la capacidad para llevar a cabo las actividades de la vida diaria y, en consecuencia, baja el gasto de energía, lo que provoca un aumento de la masa adiposa, cerrando un círculo vicioso que potencia la enfermedad metabólica crónica adiposa. Por otro lado, se fomentan cambios en la propia macroarquitectura muscular (es decir, ángulo de penación y longitud del fascículo), que impactan negativamente en el rendimiento funcional del músculo. Disminuye el grado de fuerza voluntaria máxima, la potencia muscular y la velocidad de la marcha, incrementando el riesgo de disfuncionalidad y caídas (~20 % de aumento en la tasa de incidencia por cada ~15 % de disminución en la fuerza de la parte inferior de la pierna).

Todo esto da como resultado una calidad muscular deteriorada, es decir, un empeoramiento de la fuerza/potencia por unidad de masa muscular y un aumento considerable del índice de fatiga.

La función muscular viene definida por la potencia muscular (resultante de la fuerza x la velocidad) en acciones motrices básicas (por ejemplo, la velocidad al caminar o al levantarse de una silla) y se relaciona positivamente con la salud general, la independencia y la calidad de vida. Así, la potencia de las extremidades inferiores se considera el predictor más fuerte de la función muscular.

La potencia muscular máxima disminuye desde una edad temprana a un ritmo más rápido que la masa muscular y la fuerza, y se es un predictor más fuerte de limitaciones funcionales que otras capacidades físicas, como la capacidad aeróbica máxima.

La potencia muscular depende menos de la masa muscular y más de otros factores, como el tipo de fibra muscular o las propiedades neuromusculares (por ejemplo, comportamiento de la unidad motora).

El exceso de grasa corporal también puede producir *per se* un notable deterioro funcional y discapacidad debido a complicaciones motoras o cardiorrespiratorias.

Aunque la EMCA y el deterioro de la función muscular se consideran factores de riesgo independientes de morbilidad y mortalidad, la combinación de estas dos enfermedades aumenta notablemente el riesgo de discapacidad y mortalidad en comparación con la presencia de cualquiera de estos factores de riesgo por sí solos.

Por lo tanto, mejorar la potencia muscular, en lugar de preservar o aumentar la masa muscular, debería ser el enfoque principal de las estrategias terapéuticas para las personas con EMCA.

CAPACIDAD FUNCIONAL

La capacidad funcional resulta de la interacción entre la capacidad intrínseca del sujeto –compuesta de todas las potencias físicas y mentales– y su entorno. La capacidad intrínseca se puede ver afectada tanto en la EMCA como en el propio envejecimiento. Por ejemplo, la velocidad máxima de la marcha (GS) y la capacidad para levantarse de una silla se reducen en ~30 % de las personas de 50 a 70 años, y en ~50 % en personas mayores de 70 años, en comparación con sus contrapartes más jóvenes. En particular, el deterioro de la función física en la mediana edad predice la incidencia de discapacidad en la vejez.

Por lo tanto, es fundamental identificar los factores de riesgo asociados con la capacidad intrínseca disminuida en las personas que sufren EMCA e implementar contramedidas efectivas para prevenir o revertir la disfuncionalidad física.

MEDIDAS DE FUNCIÓN AUTOINFORMADAS

Las medidas autoinformadas de función y capacidad generalmente indican la capacidad de la persona en su propio contexto social y físico, en el que realmente tiene lugar el funcionamiento. Estas medidas indican la capacidad o la dificultad percibidas para completar las actividades de la vida diaria (AVD), las actividades de la vida diaria laboral (AVDL) y las actividades de movilidad. Se pueden evaluar muchas tareas diferentes, como comer, bañarse, trasladarse, caminar distancias cortas y largas, realizar tareas cotidianas, etcétera.

Se han desarrollado muchas escalas que incluyen rangos de actividades de la vida diaria (AVD), como el índice de Barthel, que se encuentra frecuentemente en los registros sanitarios de enfermería y fisioterapia, y que puede ser útil para la evaluación global del plan de cuidados del paciente.

PRUEBAS DE FUNCIONALIDAD MUSCULAR

Una medida de funcionalidad muscular evalúa la capacidad de una persona en un entorno estandarizado. Las pruebas de funcionalidad tienen mayor sensibilidad que la función autoinformada en el rango de capacidad más alto, por lo que pueden detectar una disminución funcional que aún es imperceptible para los encuestados y, por lo tanto, no está identificada en los autoinformes.

Así, desde una perspectiva clínica, el deterioro de la fuerza y función muscular es uno de los principales contribuyentes al desarrollo de limitaciones funcionales en personas con EMCA. Por lo tanto, la evaluación de la funcionalidad muscular debe ser un procedimiento más común en estas personas, así como las intervenciones encaminadas a mejorar la potencia muscular en las personas con niveles deteriorados.

Sin embargo, su medición puede complicarse por la falta de protocolos estandarizados y factibles, y por la ausencia de datos normativos, aparte de los existentes para personas mayores, que permitan identificar la baja funcionalidad muscular en la práctica diaria. Por estas razones, no se ha fomentado su evaluación en la práctica clínica diaria en personas con EMCA.

Hay varios protocolos de pruebas en la literatura, utilizando una gran variedad de instrumentos. En la mayoría de los casos, estos instrumentos pueden ser relativamente costosos y requieren calibración periódica o soporte técnico. En algunos casos son difíciles de transportar y los sujetos deben estar cuidadosamente familiarizados antes de la prueba.

El enfoque ideal para las pruebas y el seguimiento en aplicaciones clínicas requiere costos asequibles, un procedimiento relativamente simple y eficiente en el tiempo, y el uso de movimientos que imiten la función muscular en las actividades diarias reales, como las que utilizan el peso corporal como medio principal de cuantificación de la capacidad de realizar fuerza mediante la medición del tiempo que se tarde en realizar un número de repeticiones o de las repeticiones realizadas en un tiempo determinado.

Existen numerosas pruebas, como la caminata (en distancias cortas y largas, de 4 a 400 m o más), las de equilibrio, levantarse de la silla (STS), "*Time Up and Go*" (TUG), etcétera.

También existe la batería Short Physical Performance Battery (SPPB), que se compone de prueba de velocidad de la marcha, 5 repeticiones de STS (5R-STS) y prueba de equilibrio de pie. La puntuación de SPPB va de 0 a 12 puntos. Un SPPB ≤ 9 se considera bajo rendimiento físico. El gran hándicap es que sus valores normativos solo están validados para adultos mayores y que se tarda al menos 10 minutos en realizarla.

No existe correlación entre las medidas de equilibrio y la fuerza/potencia muscular de las extremidades inferiores, por lo que no es útil en la clínica valorar el equilibrio en personas con EMCA, excepto en adultos mayores, ya que la edad sí puede tener un impacto en dicha asociación (**Fig. 12-1**).

Para la prueba de velocidad de la marcha se necesita una zona de aceleración de 1 m seguida de una zona de "prueba" central de 4 m y una zona posterior de 1 m para desaceleración. La velocidad de marcha en una zona central de "prueba" < 1,0 m/seg se considera de bajo rendimiento (**Fig. 12-2** y **Tabla 12-1**).

El rendimiento físico también se puede evaluar mediante la prueba de tiempo *time up and go* (TUG). TUG es una evaluación simple, rápida y ampliamente utilizada de la función de las extremidades inferiores. Mide el tiempo comenzando sentado en una silla, ponerse de pie, caminar 3 m, caminar de regreso a la silla y volver a sentarse en la silla. Una TUG ≥ 10 segundos refleja bajo rendimiento físico (**Fig. 12-3**).

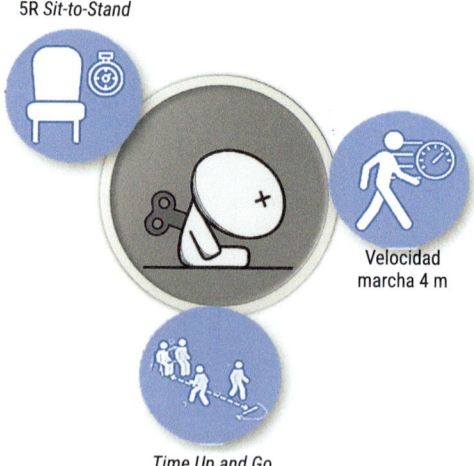

Figura 12-1. Pruebas de funcionalidad muscular.

Sin embargo, aunque la velocidad de la marcha y TUG tienen relevancia clínica como medida del rendimiento físico y posible disfuncionalidad, no se puede recomendar de forma sistemática su inclusión como una herramienta de evaluación, debido a posibles factores de confusión clínica que pueden afectar a los resultados de las pruebas, incluida la osteoartritis de la rodilla que se observa con frecuencia en pacientes con EMCA. A pesar de estas limitaciones en la práctica clínica de la valoración morfofuncional, la prueba TUG, debido a su rapidez y poca necesidad de recursos especializados, se ha incluido en la evaluación global del paciente.

Por otro lado, ponerse de pie desde una posición sentada es una actividad esencial de la vida diaria normal y un requisito previo vital para la marcha bípeda.

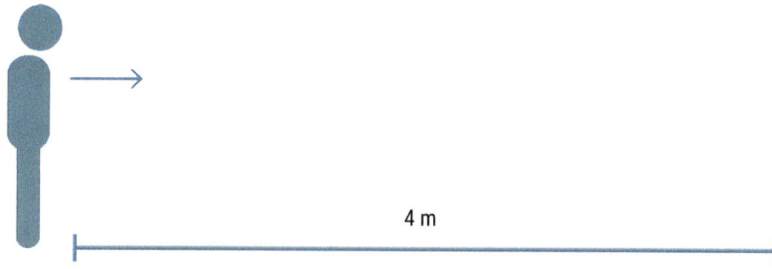

Figura 12-2. Prueba de velocidad de la marcha.

Tabla 12-1. Datos normativos de velocidad media de la marcha en adultos

Edad	Mujer				Hombre			
	Velocidad cómoda de la marcha (m/seg)		Velocidad máxima de la marcha (m/seg)		Velocidad cómoda de la marcha (m/seg)		Velocidad máxima de la marcha (m/seg)	
	X (media)	Test de 4 metros (tiempo)	X (media)	Test de 4 metros (tiempo)	X (media)	Test de 4 metros (tiempo)	X (media)	Test de 4 metros (tiempo)
20-29	1,41 m/seg	2,83 seg	2,47 m/seg	1,61 seg	1,39 m/seg	2,87 seg	2,53 m/seg	1,58 seg
30-39	1,42 m/seg	2,81 seg	2,34 m/seg	1,71 seg	1,46 m/seg	2,73 seg	2,46 m/seg	1,62 seg
40-49	1,39 m/seg	2,87 seg	2,12 m/seg	1,88 seg	1,46 m/seg	2,73 seg	2,46 m/seg	1,62 seg
50-59	1,40 m/seg	2,85 seg	2,01 m/seg	1,99 seg	1,39 m/seg	2,87 seg	2,07 m/seg	1,93 seg
60-69	1,27 m/seg	3,14 seg	1,77 m/seg	2,25 seg	1,36 m/seg	2,94 seg	1,93 m/seg	2,07 seg
70-79	1,23 m/seg	3,25 seg	1,71 m/seg	2,33 seg	1,33 m/seg	3,00 seg	2,08 m/seg	1,92 seg
+80	1,10 m/seg	3,63 seg	1,44 m/seg	2,77 seg	1,15 m/seg	3,47 seg	1,58 m/seg	2,53 seg

Datos extraídos de Bohannon RW. Comfortable and maximum walking speed of adults aged 20-79 years: reference values and determinants. Age Ageing. 1997 Jan;26(1):15-9. doi: 10.1093/ageing/26.1.15. PMID: 9143423

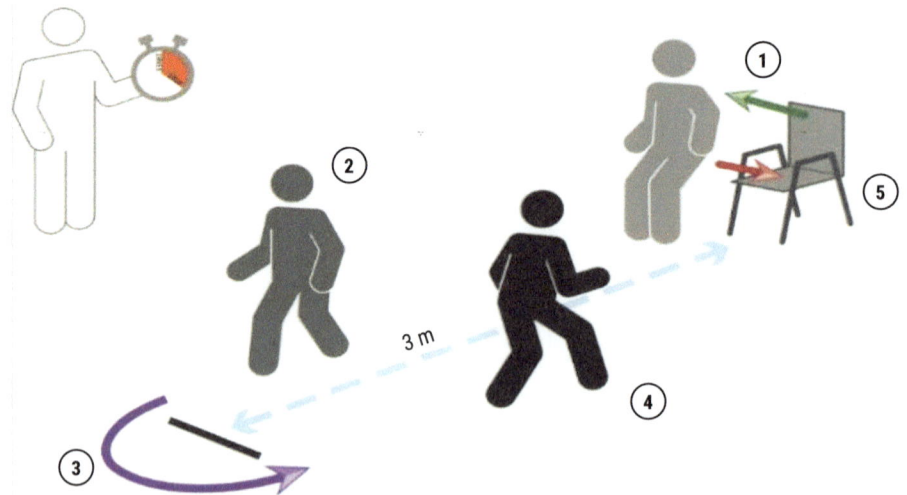

Figura 12-3. Prueba *time up and go* (TUG).

La prueba *sit-to-stand* (STS) está validada y estandarizada. Es una prueba factible y es una medida de rendimiento funcional de bajo coste fácil, rápida y de uso común. Evalúa el tiempo necesario para levantarse desde una posición sentada en una silla una cantidad de veces determinada o la cantidad de repeticiones realizadas en un periodo de tiempo dado.

Esta prueba ha demostrado una mayor relevancia clínica que el diagnóstico de sarcopenia probable (es decir, fuerza de prensión manual baja) y que la confirmada (es decir, fuerza de prensión manual baja y masa magra apendicular baja) (**Fig. 12-4**).

La metodología es fácilmente adaptable a diferentes versiones de la prueba STS (y diferentes alturas de asiento). Sin embargo, es importante tener en cuenta que las diferentes versiones de la prueba STS pueden no ser intercambiables. Por lo tanto, mientras que las versiones más cortas, como la de 5 repeticiones (5R-STS), pueden reflejar más la fuerza y potencia de las extremidades inferiores, las versiones más largas (es decir, STS de 30 segundos, STS de 1 minuto y STS de 3 minutos) estarían más estrechamente asociadas con la tolerancia al ejercicio cardiorrespiratorio y no tienen en cuenta la fatigabilidad de la persona. Eso hace que el resultado de estas versiones largas no sea confiable y no sea adecuado para la evaluación clínica de la funcionalidad muscular.

Las estimaciones de potencia muscular con 5R-STS están muy correlacionadas con los índices de aptitud funcional (por ejemplo, más

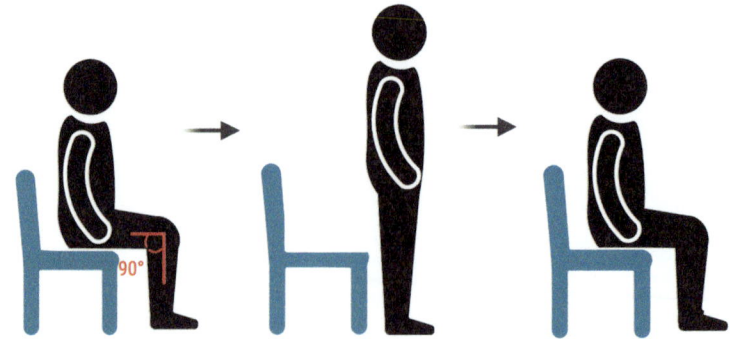

Figura 12-4. Prueba *sit-to-stand* (STS).

tiempo para levantarse y andar, fuerza de agarre, equilibrio dinámico, subir escaleras y velocidad de la marcha), fragilidad y calidad de vida.

La potencia muscular se define como el producto de la fuerza de contracción muscular y la velocidad, y su desarrollo depende tanto de factores morfológicos como neurales.

La pérdida de potencia muscular, que puede ocurrir independientemente de la pérdida de masa muscular, tiene graves consecuencias, como la disminución de la movilidad, la independencia, el riesgo de caídas y la calidad de vida.

Por lo tanto, es necesario considerar los parámetros funcionales y los estructurales para la evaluación. En este escenario, conocer la arquitectura muscular proporcionaría una visión más completa de la función muscular. La arquitectura muscular se define como la disposición de las fibras musculares dentro de un músculo en relación con el eje de generación de fuerza y es uno de los componentes más importantes en su función.

El índice de calidad muscular (MQI) se calcula utilizando el tiempo de la prueba de sentarse y ponerse de pie (STS) y una fórmula que tiene en cuenta las variables antropométricas, la masa corporal y la gravedad, y se puede utilizar como una forma de evaluar la potencia muscular.

Esta fórmula emplea el tiempo necesario para hacer cinco repeticiones de la prueba de levantarse de una silla (5R-STS):

$$MQI = ([\text{longitud de la pierna-altura de la silla}] \times \text{masa corporal} \times \text{gravedad} \times \\ \times 10/\text{tiempo de STS}).$$

Se tiene en cuenta la longitud de las piernas en metros, la altura de la silla utilizada en la prueba, la masa corporal en kilogramos, la aceleración de la gravedad (9,81 m/seg^2) y una constante de 10.

Además, la potencia STS media relativa (W × kg^{-1}) se calcula utilizando la siguiente fórmula:

$$\text{Potencia media relativa de} \\ STS = 0,9 \times g \times \text{altura} (0,5 \times \text{altura de la silla})/(\text{tiempo de 5R-STS} \times 0,1).$$

Sin embargo, los valores de tiempo de 5R-STS se asocian ligeramente más con la calidad de vida que con los valores de potencia muscular de STS, que podrían recogerse con estas ecuaciones. Por lo tanto, el tiempo necesario para completar una determinada tarea es una característica más importante para la percepción de la calidad de vida del sujeto que el nivel de potencia muscular en sí misma (Tabla 12-2).

En la valoración morfofuncional se han incluido de forma rutinaria el test de 30 segundos de STS y el de 5R-STS. Estos parámetros están establecidos como criterios diagnósticos de sarcopenia y obesidad sarcopénica en las guías clínicas internacionales.

IMPORTANCIA DE LA VALORACIÓN FUNCIONAL EN EL PLAN TERAPÉUTICO DE LA EMCA

Es ampliamente reconocido que incorporar el ejercicio en la vida diaria es fundamental para mantener una buena salud, pero muchas personas tienen dificultades por falta de tiempo y motivación.

En el caso de pacientes con EMCA, las estrategias terapéuticas pasan por modificaciones dietéticas y en el patrón alimentario, fármacos y ejercicio físico. La prescripción de programas de ejercicio es compleja por la escasa individualización, lo que produce una baja adherencia al programa terapéutico a largo plazo. Por lo tanto, es importante crear programas de ejercicio individualizados, con una dosis inicial mínima eficaz, que permita la adherencia y sea de bajo costo.

Así, los programas de entrenamiento centrados en la potencia muscular parecen tener beneficios más significativos en la velocidad de marcha rápida, el tiempo de levantarse y andar, y la prueba de sentarse y ponerse de pie cinco veces que el ejercicio tradicional. La relación entre mantener altos niveles de funcionamiento físico y retener/recuperar la potencia muscular es fuerte.

También es fundamental la evaluación funcional para poder medir los cambios clínicos tras la intervención terapéutica. En la valo-

Tabla 12-2. Datos normativos para el test 5R-STS en adultos

Edad	Mujer	Hombre	Disfuncionalidad
	≤ 5,18 seg	≤ 5,24 seg	No significativa
20-30 años	5,19-7,57 seg	5,25-8,14 seg	Moderada
	≥ 7,58 seg	≥ 8,15 seg	Grave
	≤ 5,60 seg	≤ 5,89 seg	No significativa
31-40 años	5,61-9,00 seg	5,90-7,48 seg	Moderada
	≥ 9,01 seg	≥ 7,49 seg	Grave
	≤ 5,91 seg	≤ 7,01 seg	No significativa
41-50 años	5,92-7,66 seg	7,02-8,49 seg	Moderada
	≥ 7,67 seg	≥ 8,50 seg	Grave
	≤6,64 seg	≤ 7,02 seg	No significativa
51-60 años	6,65-8,83 seg	7,03-8,91 seg	Moderada
	≥ 8,84 seg	≥ 8,92 seg	Grave
	≤ 9 seg	≤ 8,23 seg	No significativa
≥ 61 años	9,01-13,36 seg	8,24-11,85 seg	Moderada
	≥ 13,37 seg	≥ 11,86 seg	Grave

Datos extraídos de Klukowska AM, Staartjes VE, Vandertop WP, Schröder ML. Five-Repetition Sit-to-Stand Test Performance in Healthy Individuals: Reference Values and Predictors From 2 Prospective Cohorts. Neurospine. 2021 Dec;18(4):760-9. doi: 10.14245/ns.2142750.375. Epub 2021 Dec 31. PMID: 35000330; PMCID: PMC8752709

ración morfofuncional podemos evaluar los cambios de composición corporal, reducción de grasa y aumento o mantenimiento de la masa muscular por ecografía nutricional o bioimpedancia, fuerza por dinamometría de la mano y función con los tests TUG, STS de 30 segundos y 5R-STS.

Esto destaca su utilidad para caracterizar, comprender e identificar bajos niveles de función física e independencia en personas con EMCA.

BIBLIOGRAFÍA

- Abreu F, Zymbal V, Baptista F. Musculoskeletal fitness for identifying low physical function in older women. Int J Environ Res Public Health [Internet]. 2023;20(8):5485. Available from: http://dx.doi.org/10.3390/ijerph20085485
- Alcazar J, Alegre LM, Van Roie E, Magalhães JP, Nielsen BR, González-Gross M, et al. Relative sit-to-stand power: aging trajectories, functionally relevant cut-off points, and normative data in a large European cohort. J Cachexia Sarcopenia Muscle [Internet]. 2021;12(4):921-32. Available from: http://dx.doi.org/10.1002/jcsm.12737
- Cawthon PM, Visser M, Arai H, Ávila-Funes JA, Barazzoni R, Bhasin S, et al. Defining terms commonly used in sarcopenia research: a glossary proposed by the Global Leadership in Sarcopenia (GLIS) Steering Committee. Eur Geriatr Med [Internet]. 2022;13(6):1239-44. Available from: http://dx.doi.org/10.1007/s41999-022-00706-5
- Cruz-Jentoft AJ, Bahat G, Bauer J, Boirie Y, Bruyère O, Cederholm T, et al. Sarcopenia: revised European consensus on definition and diagnosis. Age Ageing [Internet]. 2019;48(1):16-31. Available from: http://dx.doi.org/10.1093/ageing/afy169
- Donini LM, Busetto L, Bischoff SC, Cederholm T, Ballesteros-Pomar MD, Batsis JA, et al. Definition and diagnostic criteria for sarcopenic obesity: ESPEN and EASO consensus statement. Obes Facts [Internet]. 2022;15(3):321-35. Available from: http://dx.doi.org/10.1159/000521241
- Koo BK. Assessment of muscle quantity, quality and function. J Obes Metab Syndr [Internet]. 2022;31(1):9-

16. Available from: http://dx.doi.org/10.7570/jomes22025

• Nunan E, Wright CL, Semola OA, Subramanian M, Balasubramanian P, Lovern PC, *et al.* Obesity as a premature aging phenotype -implications for sarcopenic obesity. GeroScience [Internet]. 2022;44(3):1393-405. Available from: http://dx.doi.org/10.1007/s11357-022-00567-7

• Serón-Arbeloa C, Labarta-Monzón L, Puzo-Foncillas J, Mallor-Bonet T, Lafita-López A, Bueno-Vidales N, *et al.* Malnutrition screening and assessment. Nutrients [Internet]. 2022;14(12):2392. Available from: http://dx.doi.org/10.3390/nu14122392.

• Silva TLD. Mulder AP. Sarcopenia and poor muscle quality associated with severe obesity in young adults and middle-aged adults. Clin Nutr ESPEN [Internet]. 2021;45:299-305. Available from: http://dx.doi.org/10.1016/j.clnesp.2021.07.031

• Valenzuela PL, Maffiuletti NA, Tringali G, De Col A, Sartorio A. Obesity-associated poor muscle quality: prevalence and association with age, sex, and body mass index. BMC Musculoskelet Disord [Internet]. 2020;21(1). Available from: http://dx.doi.org/10.1186/s12891-020-03228-y.

Dinamometría de mano aplicada a la enfermedad metabólica crónica adiposa

13

G. Olveira Fuster y F. J. Sánchez Torralvo

INTRODUCCIÓN

En la enfermedad metabólica crónica adiposa y en la obesidad sarcopénica se afecta en varios grados la masa muscular, lo que conlleva una disminución en las pruebas funcionales y una alteración de la composición corporal. La pérdida de fuerza muscular puede producirse incluso antes de que se observen cambios en las medidas antropométricas, lo que hace que la medición de este parámetro sea una herramienta útil para detectar y evaluar la obesidad sarcopénica.

La dinamometría es un método funcional para medir la fuerza muscular mediante el uso de un dinamómetro.

En la mayoría de los estudios y consensos, la dinamometría de mano, también conocida como fuerza de agarre, se utiliza como una estimación de la fuerza muscular en pacientes, debido a una serie de factores:

En primer lugar, la dinamometría es, posiblemente, el método más económico, fácil de usar y de estandarizar en la práctica clínica. En su aplicación se tarda solo unos minutos y se han descrito valores normales en diversas poblaciones en todo el mundo.

Aunque pueden existir algunas diferencias, la dinamometría de mano suele reflejar adecuadamente la fuerza muscular del cuerpo, en general, y presenta una buena correlación con la masa magra medida mediante técnicas como bioimpedancia (BIA), tomografía computarizada (TC) y DXA (*Dual X-ray absorptiometry*) o ecografía nutricional. Además, se relaciona con otras técnicas estructuradas de valoración nutricional, como la valoración subjetiva global, y con medidas analíticas de inflamación, como la disminución de la albúmina.

Finalmente, la fuerza de prensión tiene un valor clínico y pronóstico significativo, ya que se ha asociado con un aumento en la morbimortalidad, la calidad de vida y las limitaciones funcionales. Por lo tanto, resulta sumamente útil para la valoración nutricional, así como para el diagnóstico y definición de sarcopenia, siendo ampliamente aceptada para este fin.

El Consenso de la EASO y la ESPEN sobre la definición y el diagnóstico de la Obesidad Sarcopénica considera a la dinamometría de mano como la principal herramienta para el diagnóstico del déficit funcional, siendo un paso imprescindible para el diagnóstico definitivo de la obesidad sarcopénica.

INSTRUMENTOS DE MEDIDA, TÉCNICA E INTERPRETACIÓN DE RESULTADOS

Existen varios tipos de dinamómetros de mano, siendo el tipo Jamar (Fig. 13-1 y Tabla 13-1) el más comúnmente utilizado en la práctica clínica. Otros dinamómetros, como los tipos Smedley o Collin (Tabla 13-2), también pueden ser igualmente precisos, aunque este último puede tener restricciones en su uso debido a dificultades para su agarre, especialmente, en mujeres mayores.

Es fundamental enseñar a los pacientes cómo ajustar el dinamómetro Jamar para que se adapte cómodamente a su mano y así obtener un mejor rendimiento. La posición de agarre utilizada con más frecuencia es la segunda (3,8 cm). Durante la prueba, se instruye a los sujetos para que aprieten el dinamómetro con la máxima fuerza posible y se les alienta con palabras de ánimo durante el esfuerzo para obtener un resultado óptimo.

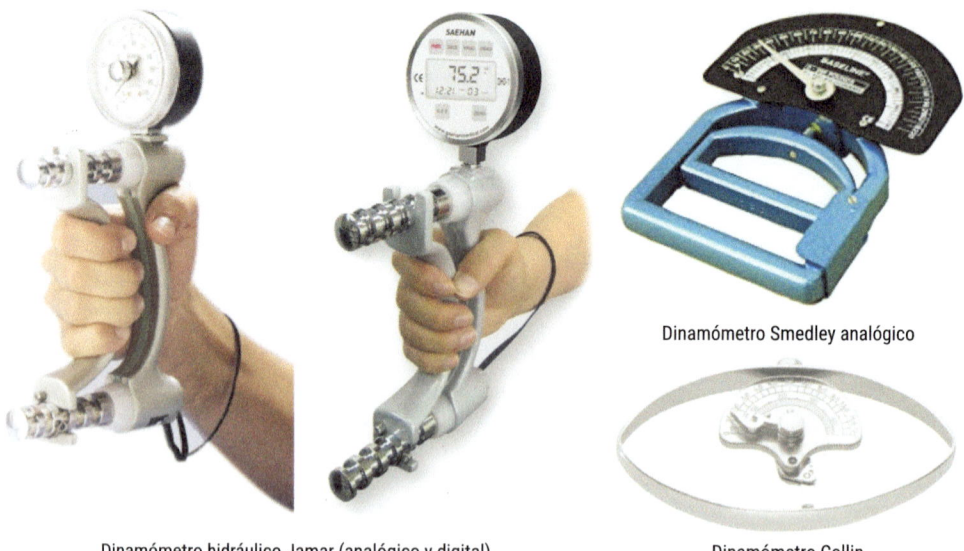

Dinamómetro Smedley analógico

Dinamómetro hidráulico Jamar (analógico y digital)

Dinamómetro Collin

Figura 13-1. Dinamómetros de mano empleados más frecuentemente.

La prueba de dinamometría se realiza, generalmente, con la mano dominante, pero también se puede utilizar la mano no dominante. Los pacientes se sientan en una silla con respaldo, apoyando ambos pies en el suelo, con los hombros en posición neutra y el antebrazo flexionado a 90 grados (**Fig. 13-2**). Se permite una ligera dorsiflexión de la muñeca de 0 a 30 grados y una desviación cubital de 0 a 15.

Para obtener resultados fiables, se realizan habitualmente tres determinaciones consecutivas, separadas, al menos, por un minuto, para facilitar la recuperación. Se registra la fuerza máxima y se calcula la media de las tres determinaciones.

Es importante considerar si los datos se refieren a cada mano por separado (izquierda o derecha, no dominante o dominante) y si se utiliza la medida máxima o el promedio de varias determinaciones, al analizar los resultados de la dinamometría de mano. Los valores de normalidad se comparan según el sexo y la edad del paciente.

Para el diagnóstico de dinapenia (baja fuerza muscular) en pacientes con obesidad sarcopénica y diabetes tipo 2, los puntos de corte recomendados son los percentiles poblacionales 5 o 10. También se pueden utilizar los "T-score" para comparar los valores de dinamometría con una población joven ideal, considerándose los valores por debajo de –2,5 SDS claramente patológicos.

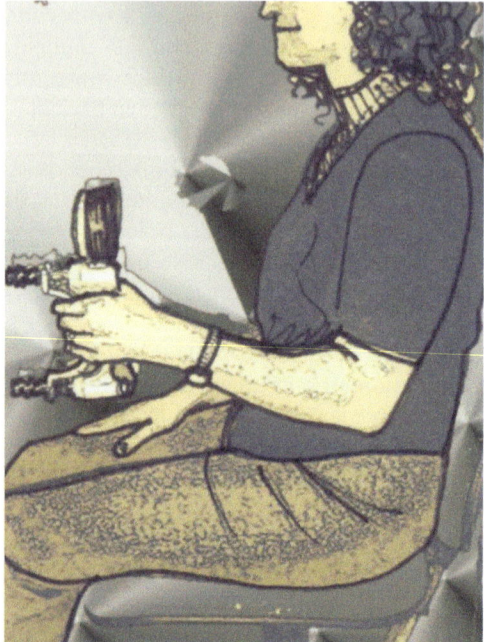

Figura 13-2. Estandarización de la medición de la dinamometría de mano.

Tabla 13-1. Fuerza de la mano dominante, según sexo y edad, determinada por el dinamómetro Jamar

Grupo de edad	Media ± DE	Máximo ± DE	Fuerza de prensión (kg)							
			P5	P10	P25	P50	P75	P90	P95	
Hombres										
Total: n = 364	45,7 ± 9,9	47,8 ± 10,3	30	34	40	48	54	62	64,8	
Menores de 45 años: n = 125	47,2 ± 10	49,5 ± 10,4	32,6	37,6	42	48	57,5	64	64,7	
De 45 a 60 años: n = 164	47,2 ± 9,2	49,5 ± 9,5	34,5	37,5	44	50	55,8	62	66	
Mayores de 60 años: n = 71	39,5 ± 9,3	40,9 ± 9,6	26,6	29,2	34	40	47	54	58,2	
Mujeres										
Total: n = 453	24,2 ± 6,2	26 ± 6,3	16	18	22	26	30	34	36	
Menores de 45 años: n = 175	24,7 ± 5,4	26,4 ± 5,4	18	20	23	26	30	33,4	36,4	
De 45 a 60 años: n = 216	24,7 ± 6,6	26,4 ± 6,7	15	18	22	26	30	34	38	
Mayores de 60 años: n = 58	21,3 ± 6,4	22,5 ± 6,7	12,8	14	18	22	28	31,1	34	

Tabla 13-2. Fuerza de la mano dominante según sexo y edad, determinada por el dinamómetro Collin

Grupo de edad (años)	Media ± DE	Máximo ± DE	Fuerza de prensión (kg)								
			P5	P10	P25	P50	P75	P90	P95
Hombres									
Total: n = 364	31,4 ± 13,6	34 ± 14	8	15	25	35	43,8	52	56
Menores de 45 años n = 125	35,8 ± 12,6	38,3 ± 12,9	15	20,2	33	40	45	55	56,7
De 45 a 60 años n = 164	32,2 ± 13	35 ± 13,4	11,3	15,5	26,3	36	43	50,5	55,8
Mayores de 60 años n = 71	22 ± 12,3	24,4 ± 12,9	6,6	8	16	24	30	45	50,8
Mujeres									
Total: n = 384	10,3 ± 7,4	12 ± 7,6	2	3	6	11	17	22	25
Menores de 45 años n = 161	12,6 ± 7	14,3 ± 7	3	5	8	15	20	24	26,9
De 45 a 60 años n = 181	8,6 ± 7,3	10,5 ± 7,8	1,1	2	4,5	9	15	20	23,9
Mayores de 60 años n = 38	8,4 ± 7	10 ± 7,2	1	1,9	3	9,5	16,3	20,1	23,2

Aunque los valores de dinamometría de mano pueden ajustarse por otras variables, como la altura y el peso, la salud autopercibida, las discapacidades funcionales o las enfermedades crónicas, actualmente no hay evidencia suficiente para recomendar métodos de ajuste basados en el peso corporal o el IMC. Las ventajas de utilizar la fuerza normalizada aún no están claramente definidas y no se disponen de puntos de corte para este enfoque.

En el UK Biobank con 470.786 participantes de entre 38 y 73 años se observaron asociaciones negativas entre la adiposidad y la fuerza de agarre. Así en varones, aunque un IMC y perímetro de cintura (PC) más elevados se asociaron con una mayor fuerza de prensión, un mayor porcentaje masa grasa corporal (MG%) (medido por bioimpedancia) y un cociente cintura cadera (CCC) –marcador de grasa central– más elevados se asociaron con una fuerza de prensión más débil. Además, se modificó la asociación con la edad. Así un porcentaje de MG 1 desviación estándar (1-SD) superior se asoció a una fuerza de agarre 0,19 kg más débil para los varones de < 50 años y de 0,51 kg para los mayores de 65 años. En las mujeres, un mayor porcentaje de masa grasa corporal (medida por bioimpedancia) y un CCC también se asociaron con una fuerza de agarre más débil y, por el contrario, un mayor PC se asoció con un agarre más fuerte. Por ejemplo 1-SD mayor de CCC en mujeres se asoció con una fuerza de agarre 0,20 kg más débil. Aunque las magnitudes de las asociaciones no son muy importantes sí son muy consistentes. Así se destaca la importancia de valorar la composición corporal y la distribución regional de la grasa, y no solamente el IMC, para entender mejor las complejas relaciones de la fuerza de agarre y la obesidad.

VALOR CLÍNICO DE LA DINAMOMETRÍA DE MANO EN ENFERMEDADES METABÓLICAS CRÓNICAS

La dinamometría tiene un valor pronóstico relevante en varias patologías. Diversos estudios han demostrado una relación significativa entre la disminución de la fuerza de prensión y un aumento de la mortalidad a corto y a largo plazo en diferentes grupos de pacientes, como pacientes con enfermedades renales, con cáncer, con fracturas de cadera, ancianos y con enfermedades cardiovasculares y metabólicas. En general, los pacientes con una baja dinamometría presentan más complicaciones y una estancia hospitalaria más prolongada, independientemente de la población estudiada. Estos eventos tienen una gran relevancia clínica, pronóstica y económica.

El riesgo de mortalidad es aproximadamente 1,8 veces mayor en pacientes con dinamometría baja en comparación con los que tienen valores normales o altos (variando entre 1,3 y 2,4). De hecho, cada aumento de 5 kg de fuerza de prensión reduce el riesgo de mortalidad en un 28 %.

La masa muscular esquelética está fuertemente relacionada con la fuerza muscular. De hecho, la fuerza muscular es más que una medida aislada, ya que integra la desnutrición, el deterioro del estado de salud y otras medidas clínicas importantes y pronósticas. En el contexto de las enfermedades metabólicas crónicas adiposas y el síndrome metabólico se ha observado un deterioro de la fuerza muscular que se correlaciona negativamente con la masa y la fuerza del músculo esquelético, así como con trastornos metabólicos sistémicos, como la resistencia a la insulina y la diabetes tipo 2. La presencia de mioesteatosis se asocia con un pronóstico adverso y una disminución de la movilidad en estos pacientes.

La dinamometría de mano se presenta como una estrategia útil y práctica para evaluar la fuerza y la calidad del músculo esquelético en personas con diabetes tipo 2. Diversos estudios recientes sugieren que una mayor fuerza de prensión de la mano se asocia con un menor riesgo de glucemia basal alterada y diabetes tipo 2, así como con una reducción significativa del riesgo de enfermedades cardiovasculares y mortalidad. En personas con diabetes tipo 2, cada kilogramo de aumento en la fuerza de prensión reduce el riesgo de ingreso hospitalario y eventos cardiovasculares.

Según se ha comprobado en estudios clínicos, la dinamometría puede proporcionar información sobre los requerimientos de insulina en personas con diabetes tipo 2 que reciben tratamiento con ISCI (infusión subcutánea de insulina), puesto que una menor dinamometría se relaciona con mayor dosis insulínica.

En estudios recientes se ha observado que una fuerza de agarre elevada se asocia a prevención de complicaciones macro y microvasculares y a preservación de la función cognitiva en estas personas. Por ello, la medición de la fuerza de agarre puede ser una estrategia eficaz para identificar el riesgo de diabetes tipo 2 en la población general y reducir el riesgo de enfermedad cardiovascular y mortalidad en pacientes ya diagnosticados, mediante el refuerzo de la prescripción de ejercicio.

En el contexto del síndrome metabólico se ha encontrado una fuerte asociación inversa entre la fuerza de agarre relativa y el riesgo de síndrome metabólico y sus componentes, independientemente del sexo. Este dato ha sido corroborado tanto en una muestra norteamericana de más de 5.000 participantes en la Encuesta Nacional de Examen de Salud y Nutrición (NHANES, por sus siglas en inglés), como en su contrapartida coreana (KNHANES), y afianzado por un metanálisis de 2022, que incluyó 19 estudios y más de 43.000 personas.

En un estudio observacional de la población china se observó que la fuerza de agarre también se asocia inversamente con mayor obesidad abdominal. De la misma forma, la obesidad abdominal se asoció con una disminución acelerada de la fuerza muscular en una muestra de más de 5.000 personas en Inglaterra. En otro estudio se comprobó que la mayor fuerza de agarre disminuye los efectos negativos del exceso de adiposidad sobre la dependencia funcional en adultos mayores.

Todos estos datos sugieren que la dinamometría de mano puede ser un índice útil y sencillo para predecir la aparición del síndrome metabólico y sus complicaciones.

LIMITACIONES DE LA TÉCNICA

La dinamometría de mano es un método de valoración funcional ampliamente utilizado y valioso en la clínica, debido a su facilidad de aplicación, buena reproducibilidad y alta sensibilidad y especificidad para predecir complicaciones postquirúrgicas, mayor estancia hospitalaria, mayores tasas de reingresos y peor estado físico en los pacientes.

No obstante, es importante tener en cuenta que la dinamometría de mano no mide directamente la cantidad de masa muscular, lo que puede limitar su capacidad para reflejar completamente el estado general de fuerza muscular del paciente de manera individualizada. Algunos investigadores sugieren que incluir medidas de fuerza en miembros inferiores y superiores podría mejorar el valor pronóstico de la técnica. Sin embargo, en algunos casos, como en pacientes con deformidades causadas por artritis reumatoide, la realización de la dinamometría de mano puede ser difícil o imposible.

En situaciones en las que no se pueda realizar la dinamometría de mano, la fuerza de extensión de las piernas podría utilizarse como un sustituto. No obstante, su valor pronóstico es más discutible, debido a la dificultad de estandarizar y reproducir la técnica y la falta general de valores de normalidad. Además, los dinamómetros portátiles de piernas, aunque fáciles de usar en la práctica clínica, pueden estar sujetos al sesgo, dependiendo de la presión ejercida por el evaluador.

Al considerar la utilidad de la dinamometría de mano o piernas como herramienta diagnóstica con valor pronóstico, es fundamental establecer la diferencia mínima clínicamente significativa (DMCS) después de una intervención, como la suplementación nutricional o el ejercicio físico. Sin embargo, la literatura presenta una amplia variabilidad en los valores reportados para la DMCS (entre 0,04 y 6,9 kg). Se sugiere un rango de DMCS entre 5 kg y 6,5 kg, pero es esencial validar este valor en futuros estudios prospectivos.

COMENTARIOS Y REFLEXIONES FINALES

La dinamometría de mano es una herramienta esencial en la valoración de personas con enfermedad crónica metabólica adiposa y diabetes tipo 2, ya que predice de manera adecuada su pronóstico en términos de morbimortalidad. Además, su facilidad de uso, bajo costo y rápida ejecución la hacen ideal para incorporarse en la valoración nutricional rutinaria de estas personas.

La combinación de la dinamometría de mano con una historia clínica de alta calidad, preferentemente estructurada como la Valoración Subjetiva Global, proporciona información clínica valiosa y debería formar parte de una valoración nutricional básica en este grupo de pacientes.

Para mejorar la clasificación nutricional, se puede complementar la dinamometría de mano y la historia clínica con otras medidas de composición corporal avanzadas, como BIA, ecografía nutricional, DXA y TC, entre otras. También se pueden considerar medidas de calidad muscular, como el ángulo de fase, y marcadores de inflamación, como la PCR (Proteína C Reactiva) o la albúmina sérica.

Esta combinación de enfoques permitiría una evaluación más completa y precisa de la condición nutricional de los pacientes, lo que a su vez facilitaría el inicio de intervenciones tempranas mediante la promoción de una alimentación saludable y la incorporación de actividad física adecuada para prevenir posibles complicaciones asociadas con la enfermedad crónica metabólica adiposa y la diabetes tipo 2.

RESUMEN CONCEPTUAL

Dinamometría en la enfermedad metabólica crónica adiposa

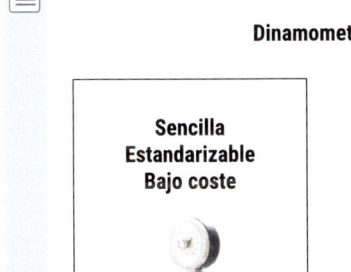

**Sencilla
Estandarizable
Bajo coste**

**Incorporación
a la práctica clínica
rutinaria**

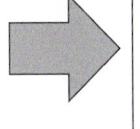

**En:
enfermedad metabólica
crónica adiposa**

**En:
diabetes tipo 2**

Predice morbilidad
- **S. metabólico**
- **Diabetes tipo 2**

**Valores bajos se asocian
a mayor masa grasa
corporal total y abdominal**

Predice morbilidad
- **Complicaciones
  cardiovasculares y
  microangiopáticas**

Predice mortalidad

BIBLIOGRAFÍA

- Chen DS, Zhu YQ, Ni WJ, Li YJ, Yin GP, Shao ZY, Zhu J. Hand grip strength is inversely associated with total daily insulin dose requirement in patients with type 2 diabetes mellitus: a cross-sectional study. Peer J. 2023 Jul 20;11:e15761.
- Cruz-Jentoft AJ, Bahat G, Bauer J, Boirie Y, Bruyère O, Cederholm T, et al. Sarcopenia: Revised European consensus on definition and diagnosis. Age and Ageing 2019;48:16-31.
- Donini LM, Busetto L, Bischoff SC, Cederholm T, Ballesteros-Pomar MD, Batsis JA, et al. Definition and Diagnostic Criteria for Sarcopenic Obesity: ESPEN and EASO Consensus Statement. Obes Facts. 2022;15(3):321-335.

- Hamasaki H. What can hand grip strength tell us about type 2 diabetes?: mortality, morbidities and risk of diabetes. Expert Rev Endocrinol Metab. 2021 Sep;16(5):237-50.
- Ji C, Xia Y, Tong S, Wu Q, Zhao Y. Association of handgrip strength with the prevalence of metabolic syndrome in US adults: the national health and nutrition examination survey. Aging (Albany NY). 2020 May 4;12(9):7818-29.
- Ji T, Li Y, Ma L. Sarcopenic Obesity: An Emerging Public Health Problem. Aging Dis. 2022 Apr 1;13(2):379-88.
- Jochem C, Leitzmann M, Volaklis K, Aune D, Strasser B. Association Between Muscular Strength and Mortality in Clinical Populations: A Systematic Review and Meta-Analysis. J Am Med Dir Assoc. 2019 Oct;20(10):1213-23.
- Pinto Pereira SM, Garfield V, Farmaki AE, Tomlinson DJ, Norris T, Fatemifar G, Denaxas S, Finan C, Cooper R. Adiposity and grip strength: a Mendelian randomisation study in UK Biobank. BMC Med. 2022;20:201
- Sánchez Torralvo FJ, Porras N, Abuín Fernández J, García Torres F, Tapia MJ, Lima F, *et al*. Normative reference values for hand grip dynamometry in Spain. Association with lean mass. Nutr Hosp 2018;35:98-103.
- Shen C, Lu J, Xu Z, Xu Y, Yang Y. Association between handgrip strength and the risk of new-onset metabolic syndrome: a population-based cohort study. BMJ Open. 2020 Oct 5;10(10):e041384.
- Yi DW, Khang AR, Lee HW, Son SM, Kang YH. Relative handgrip strength as a marker of metabolic syndrome: the Korea National Health and Nutrition Examination Survey (KNHANES) VI (2014-2015). Diabetes Metab Syndr Obes. 2018 May 23;11:227-40.

Metodología en investigación morfofuncional aplicada a la enfermedad metabólica crónica adiposa

14

A. B. Crujeiras Martínez, M. M. Malagón Poyato y F. Casanueva Freijo

INTRODUCCIÓN

La enfermedad metabólica crónica adiposa (EMCA) es una enfermedad por sí misma y, además, constituye un importante factor de riesgo de padecer numerosas enfermedades, entre las que se encuentran la enfermedad cardiovascular, la diabetes tipo 2, las enfermedades neurodegenerativas, las enfermedades renales o hepáticas e, incluso, varios tipos de cáncer. Se han planteado varias hipótesis para explicar la patogénesis de la EMCA y el potencial nexo entre la obesidad y el riesgo de padecer otras enfermedades. Entre las hipótesis planteadas, la más probable es el estado de inflamación crónica de bajo grado y el estrés oxidativo, que son característicos del exceso de adiposidad. Se ha propuesto que estos procesos patogénicos se asocian a la disfunción del tejido adiposo y, a su vez, repercuten en la pérdida de función del músculo, que sufre también procesos de lipotoxicidad como consecuencia de la acumulación anómala de lípidos procedentes del tejido adiposo disfuncional.

El tejido adiposo es mucho más que un almacén de grasa o una "almohada" para proteger a otros órganos. Está ampliamente demostrado que es un órgano endocrino muy importante, que secreta numerosas proteínas, denominadas adipoquinas, relevantes para el buen funcionamiento del organismo. En situaciones de exceso de peso, promovidas por un ambiente obesogénico, como la falta de actividad física, incremento de la ingesta o el consumo de alimentos con elevada densidad energética y ultraprocesados, las células del tejido adiposo aumentan su tamaño y número, y presentan infiltración de células del sistema inmunitario. Esta situación hace que se produzca un desequilibrio del perfil de adipoquinas secretadas por el tejido adiposo, pasando de una función beneficiosa a una situación perjudicial para el organismo cuando están en altas concentraciones (Fig. 14-1).

Recientemente, la evidencia científica aportó un nuevo jugador a la patología del exceso de adiposidad. Este nuevo jugador es el músculo esquelético, demostrándose que este órgano es mucho más que un sistema relacionado con el movimiento del cuerpo. El músculo esquelético secreta también numerosas sustancias, denominadas mioquinas, que desempeñan un papel relevante en la homeostasis del organismo y en la promoción de la salud. Es habitual observar una función disminuida del músculo y menor cantidad de músculo en las personas con exceso de peso (ver Fig. 14-1).

Es importante resaltar que existe una comunicación entre el tejido adiposo y tejido muscular, de manera que las mioquinas secretadas por el músculo interaccionan con el tejido adiposo, induciendo una mejora en su capacidad de oxidación de las grasas y una disminución en la producción de factores proinflamatorios (ver Fig. 14-1).

Por tanto, el tejido adiposo y el tejido muscular se han propuesto como dos jugadores importantes en la promoción de la patología asociada al exceso de adiposidad. La función de ambos tejidos está regulada por determinados mecanismos moleculares, que están influenciados tanto por el perfil genético de cada individuo como por el ambiente al que está expuesto, incluyendo la alimentación, la actividad física, el estado psicológico e, incluso, los contaminantes ambientales.

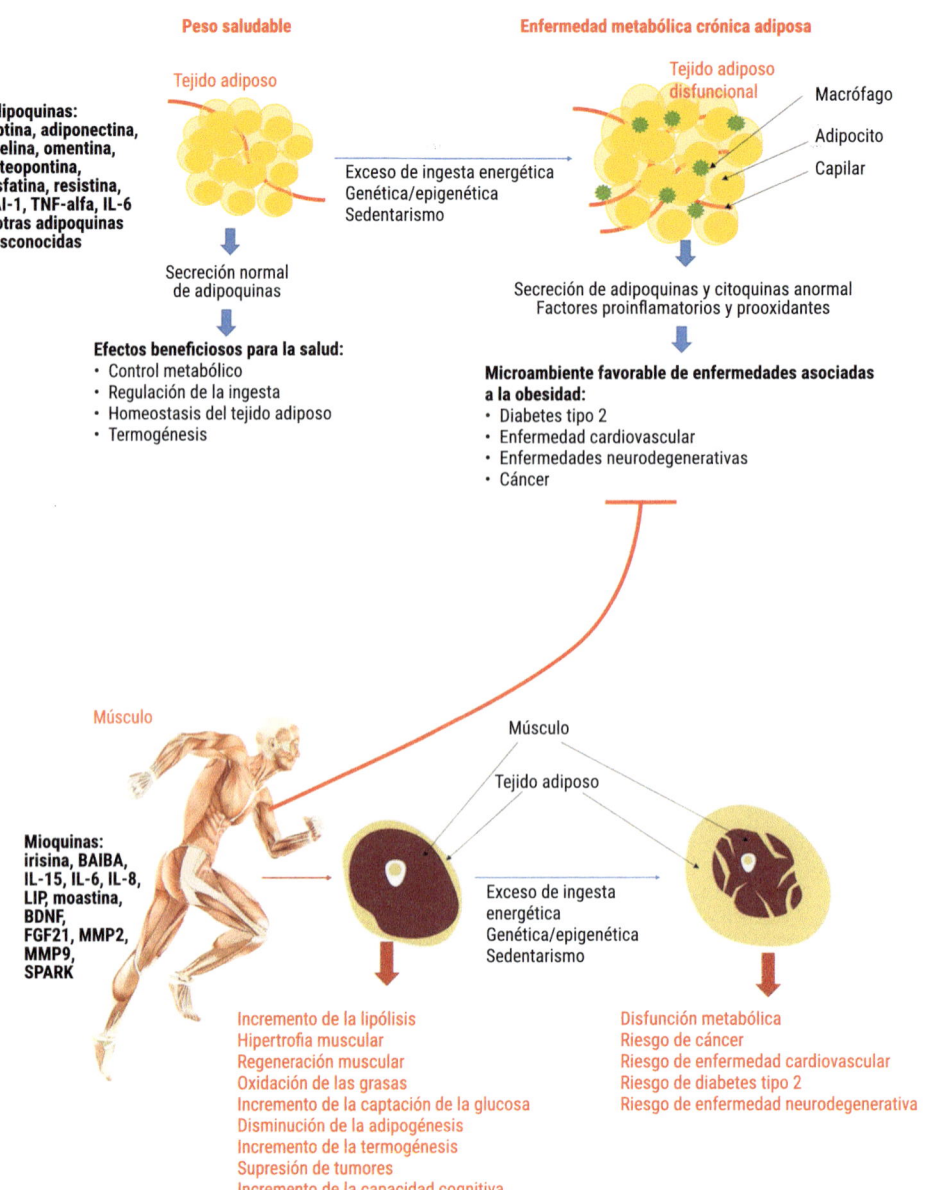

Figura 14-1. Disfunción del tejido adiposo y del músculo esquelético en la enfermedad metabólica crónica adiposa.
BAIBA: ácido β-aminoisobutírico. BDNF: factor neurotrófico derivado del cerebro. FGF: factor de crecimiento fibroblástico. IL: interleuquina. LIF, factor inhibidor de la leucemia. MMP: metaloproteinasa de la matriz. PAI: inhibidor del activador del plasminógeno. SPARK: proteína secretada ácida rica en cisteína. TNF: factor de necrosis tumoral. Creada con BioRender.com.

En este contexto, los investigadores en el campo de la EMCA están realizando importantes esfuerzos para la identificación de potenciales dianas terapéuticas y biomarcadores, y herramientas de diagnóstico y prevención, mediante el estudio de los mecanismos moleculares que subyacen al funcionamiento del tejido adiposo y del músculo, y mediante las técnicas de imagen, como la ecografía muscular, y otras, como la bioimpedancia (**Fig. 14-1**).

MODELOS EXPERIMENTALES PARA LA INVESTIGACIÓN DE LA FUNCIÓN DEL TEJIDO ADIPOSO Y EL MÚSCULO EN LA ENFERMEDAD METABÓLICA CRÓNICA ADIPOSA

Para la investigación de la disfunción del tejido adiposo y del músculo asociada a la patología de la EMCA y sus enfermedades asociadas se han diseñado modelos experimentales específicos con el fin de aportar nuevas herramientas de diagnóstico y alternativas terapéuticas. Entre estos modelos se encuentran los modelos animales, que permiten desarrollar experimentos *in vivo* y los modelos celulares, que permiten desarrollar experimentos *in vitro* (**Fig. 14-2**).

Modelos animales

Como modelos animales para el estudio de la fisiopatología de la obesidad, como la EMCA, se pueden emplear desde primates, cerdos o perros hasta peces cebra. Sin embargo, los más utilizados son los modelos murinos (rata y ratón). Estos modelos son fáciles de manejar y mantener en estabularios y, aunque no siempre presentan una concordancia exacta con la fisiología humana, son tremendamente útiles para establecer los mecanismos moleculares que subyacen a la enfermedad. De esta manera, en estos modelos murinos es habitual inducir la obesidad mediante el uso de dietas específicas o bien mediante aproximaciones de manipulación genética:

Modelos murinos de obesidad inducida por dieta

En el diseño de estos modelos, los animales son alimentados principalmente con una dieta específica alta en grasa (60 % o 45 % de calorías aportadas por los lípidos), que simula con bastante proximidad los hábitos de alimentación y estilos de vida característicos de las personas con obesidad. También se utilizan variantes a estas dietas, ricas en hidratos de carbono o combinadas, como la denominada "dieta de cafetería". Existen en el mercado opciones para adquirir piensos con la composición de macronutrientes requerida, dependiendo del modelo (Research Diets°). Las dietas pueden inducir efectos diferentes en el organismo de los animales y se pueden seleccionar, dependiendo del efecto que se desee investigar. En la mayoría de los protocolos, habitualmente, los animales son alimentados con una dieta alta en grasa desde el destete y durante 8-12 semanas, pero también existen protocolos de tratamiento con una dieta obesogénica de hasta 40 semanas.

Modelos murinos de obesidad genética

Los modelos genéticos de obesidad más utilizados presentan una mutación en el gen de la leptina (ratones ob/ob) o en su receptor (ratones db/db o ratas Zucker). La leptina es una adipoquina que se libera a la circulación en cantidad proporcional al tamaño del tejido adiposo. Su acción se realiza a nivel cerebral, donde interactúa con sus receptores y desencadena una inhibición de la ingesta y un aumento del gasto energético. Los animales deficientes en leptina o que carecen del receptor, al no presentar esta señal de saciedad, desarrollan hiperfagia, con el consecuente incremento de peso y adiposidad y otras disfunciones metabólicas características de la obesidad, como resistencia a la insulina o esteatosis hepática, de forma espontánea cuando son mantenidas en dietas hipercalóricas entre 8 y 12 semanas.

Habitualmente, en los estudios con los modelos animales citados, los animales son monitorizados semanalmente para adquirir datos de la ingesta y la progresión del peso corporal. Adicionalmente, es posible determinar la composición de masa grasa y masa muscular mediante resonancia magnética (Echo-MRI) y realizar un fenotipado metabólico, usando jaulas metabólicas que monitorizan el gasto energético de los animales.

Una vez transcurrido el periodo de inducción de la obesidad, los animales son sacrificados para extraer los tejidos diana y muestras

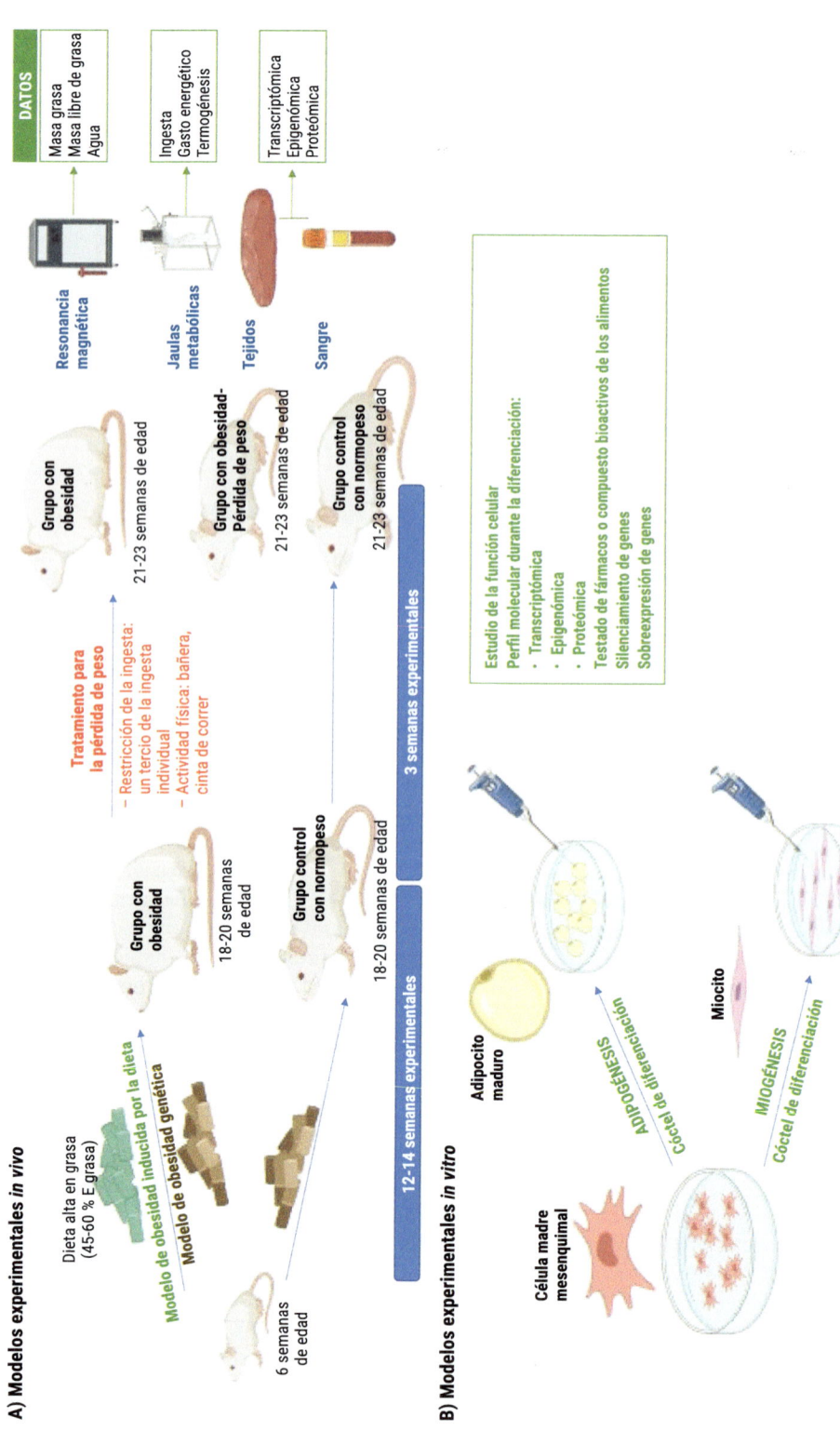

Figura 14-2. Modelos experimentales para el estudio de biomarcadores y dianas terapéuticas útiles en el manejo de la enfermedad metabólica crónica adiposa. **A.** Modelos animales, *in vivo*. **B.** Modelos celulares, *in vitro*. A partir de los modelos celulares y animales podemos extraer proteínas y ácidos nucleicos (ADN y ARN) para estudiar el perfil genético, genómico, epigenómico y proteómico de los tejidos y células diana. Creada con BioRender.com

sanguíneas, que son congeladas a −80 °C para el análisis futuro de los marcadores moleculares. También se pueden utilizar los tejidos en fresco con el fin de aislar sus células y utilizarlas como modelos celulares, en lo que se denomina *cultivo primario*. Estos modelos experimentales de obesidad deben ser siempre comparados con un grupo control de animales con normopeso.

Modelos celulares

Los modelos celulares permiten explorar los mecanismos moleculares específicos que afectan a un tipo celular en particular. En el caso de la patología de la obesidad, se pueden evaluar los mecanismos moleculares implicados en la adipogénesis, que da lugar a la diferenciación de las células precursoras en adipocitos. o la miogénesis, que conduce a la diferenciación a miocitos. Usando estos modelos de diferenciación, que están muy estandarizados y son fácilmente reproducibles, se puede estudiar, *in vitro*, qué ocurre durante la diferenciación o en las células maduras, adipocitos y miocitos, cuando algún mecanismo molecular no funciona, y cómo se puede activar o bloquear un proceso en concreto que pueda ser útil como diana terapéutica:

Fibroblastos o células madre del tejido adiposo blanco (ADSC)

Se utilizan para inducir la diferenciación a adipocitos. En los modelos celulares *in vitro*, la diferenciación se puede inducir fácilmente, exponiendo a las células a un cóctel de diferenciación. Por ejemplo, para la inducción de la adipogénesis y convertir un fibroblasto o célula madre en un adipocito maduro, el cóctel de diferenciación contiene insulina, dexametasona, isobutilmetilxantina, indometacina y tiazolidinediona.

Células madre pluripotentes (PSC)

Se han establecido varios métodos para diferenciar células miogénicas a partir de PSC. Un ejemplo de ellos se basa en la utilización de un cóctel de moléculas de señalización, factores de crecimiento e inhibidores para recapitular el desarrollo de la miogénesis.

Cultivos primarios de adipocitos

Esta aproximación es muy interesante, puesto que es posible aislar las poblaciones celulares del tejido adiposo, concretamente, los adipocitos, de modelos animales o a partir de muestras de tejido adiposo de pacientes en diferentes situaciones metabólicas. Por ejemplo, podemos estudiar el perfil molecular y la función diferencial de los adipocitos aislados de biopsias de pacientes con obesidad y compararlo con adipocitos aislados de biopsias de tejido adiposo de pacientes con normopeso. Dicha comparación puede aportar datos sobre la expresión diferencial de genes o proteínas, así como un perfil de marcadores epigenéticos característico, entre otros procesos.

GENÉTICA, EPIGENÉTICA, TRANSCRIPTÓMICA, Y PROTEÓMICA COMO APROXIMACIONES PARA EL ESTUDIO DE LA FUNCIÓN DEL TEJIDO ADIPOSO Y DEL MÚSCULO EN PACIENTES CON OBESIDAD

Considerando el dogma central de la biología molecular, las células del organismo funcionan gracias a un código genético que está escrito en el ADN celular, constituido por secuencias diferentes formadas por la combinación de 4 nucleótidos (adenina, guanina, timina y citosina). Esta secuencia de ADN se convierte en ARN mediante el proceso de *transcripción*, que luego pasa a proteína mediante el proceso de *traducción*. Que se sintetice una proteína u otra depende de la secuencia inicial de ADN porque cada conjunto de 3 nucleótidos, denominado *codón*, codifica un aminoácido. Así, el descifrado del genoma humano despertó grandes esperanzas en el conocimiento de las enfermedades humanas porque un fallo en la secuencia, lo que se denomina *mutación*, puede dar lugar a que no se exprese la proteína correcta y se produzca el desarrollo de una enfermedad. Sin embargo, la genética únicamente explica el 30 % de la variabilidad en la salud humana; el 70 % restante viene determinado por factores ambientales, como el estilo de vida, los factores psicológicos y los contaminantes ambientales.

En este sentido, se habla de la genética de la obesidad, ya que el desarrollo de esta enfermedad tiene también un **componente genético**. De hecho, se han identificado cerca de 600 mutaciones genéticas, denominadas SNP (del inglés, *single-nucleotide-polymorphism*) que se asocian con el riesgo de obesidad. La ciencia que estudia las diferentes mutaciones en el ADN se denomina **Genética**. Sin embargo, las variaciones genéticas no pueden explicar la prevalencia de obesidad que existe a nivel mundial; otros mecanismos moleculares están implicados y vienen determinados por el efecto del ambiente sobre la función de nuestros genes. Los mecanismos moleculares que conectan el ambiente con la función de nuestros genes son los denominados **mecanismos epigenéticos**, entre los que se encuentran la metilación de ADN, los ARN no codificantes (micro-ARN y los ARN largos), entre otros, y la ciencia que los estudia se denomina **Epigenética**. Actualmente, contamos con evidencia científica que demuestra la existencia de un perfil epigenético específico que está asociado a la EMCA, y a sus enfermedades asociadas, como la diabetes o el cáncer. A diferencia de las mutaciones, las marcas epigenéticas son modificables y reversibles, y, por tanto, constituyen una importante herramienta tanto para el diagnóstico de la enfermedad como para dirigir una terapia epigenética específica. Estos mecanismos epigenéticos, como puede ser la metilación del ADN o los micro-ARN interfieren en la transcripción de los genes, induciendo una expresión errónea de estos y dando lugar a la enfermedad. Las diferencias en la expresión de los genes por acción de determinados factores ambientales son estudiadas por la **transcriptómica**. Una vez el gen se transcribe, es traducido a proteína, que es el actor principal que va a ejercer la función. Como comentábamos en las secciones anteriores, en el tejido adiposo y en el músculo se sintetizan numerosas proteínas y muchas de ellas son secretadas y actúan localmente o son liberadas al torrente sanguíneo para ejercer una acción paracrina o endocrina, respectivamente, contribuyendo así al buen funcionamiento del organismo. La ciencia que estudia las diferentes proteínas sintetizadas en el organismo se denomina **Proteómica**. Si la proteína necesaria no se sintetiza o está en concentraciones bajas o más elevadas de lo normal, es cuando tiene lugar la patología.

Estas cuatro ciencias nos ayudan a conocer el funcionamiento de los órganos diana, como el tejido adiposo o el músculo en el caso de la EMCA. Las investigaciones llevadas a cabo hasta el momento han evidenciado que las diferentes estrategias terapéuticas para perder peso (intervenciones nutricionales basadas en restricción calórica o cetosis nutricional y quirúrgicas, como la cirugía bariátrica) y un plan de actividad física programado pueden modular diferentes mecanismos moleculares, como las marcas epigenéticas, de expresión o concentraciones de proteínas.

HERRAMIENTAS NO INVASIVAS ÚTILES EN LA PRÁCTICA CLÍNICA COMO ESPEJO DEL PERFIL MOLECULAR DEL TEJIDO ADIPOSO Y EL MÚSCULO EN EL DIAGNÓSTICO DE LA ENFERMEDAD METABÓLICA CRÓNICA ADIPOSA

La investigación llevada a cabo hasta el momento ha identificado varios biomarcadores y mecanismos moleculares asociados a la fisiopatología de la EMCA. Sin embargo, la expresión génica y proteica, y la regulación epigenética son específicas del tejido. Esto es una gran limitación a la hora de llevar estos hallazgos a la práctica clínica para el diagnóstico de precisión de la EMCA y establecer una terapia personalizada. La obtención de una biopsia de tejido adiposo o de músculo en pacientes que no vayan a ser sometidos a cirugía es difícil y está comprometida por problemas éticos. Este hecho es mucho más problemático cuando hablamos de poblaciones más sensibles, como puede ser la población infantil. Por tanto, tenemos la necesidad de encontrar herramientas mínimamente invasivas que nos permitan explorar los mecanismos moleculares del tejido adiposo o del músculo, como un subrogado o un espejo de dichos tejidos diana. Los leucocitos de sangre periférica, el suero o el plasma circulante o incluso la saliva se han propuesto como herramientas útiles para obtener ADN, ARN o proteínas y se están testando kits de diagnóstico para detectar la expresión de los genes, proteínas o marcas epigenéticas en estas muestras biológicas (Fig. 14-3).

Es importante que la toma de muestra se realice en condiciones de ayuno de al menos 8 h para evitar interferencias con otros factores, permitir la comparación entre individuos y poder establecer un punto de corte fiable y en las mismas condiciones para todos los/as pacientes.

Tipos de herramientas para el estudio del perfil molecular de los tejidos

Biopsias de tejido por punción con aguja

Las muestras de tejido para el futuro análisis en el laboratorio, en personas que no van a ser sometidas a cirugía, se obtienen mediante una biopsia con aguja de 18 G. La muestra se recoge mediante aspiración con aguja bajo anestesia local y tras una noche de ayuno. En el caso de la biopsia de tejido graso subcutáneo, la punción se realiza a nivel abdominal y para la biopsia de músculo esquelético, se suele realizar una punción percutánea con aguja del músculo vasto lateral.

Se suele recoger una muestra de aproximadamente 1 g de tejido fresco, que es lavada y congelada inmediatamente en nitrógeno líquido y, posteriormente, se almacena a −80 °C hasta su análisis. A partir de esta muestra, se pueden aislar los especímenes de ADN, ARN y proteína necesarias para el análisis de marcas epigenéticas o expresión de genes y proteínas.

Dicha toma de muestra también puede ser útil para el análisis anatomopatológico de la composición y morfología celular del tejido.

Aislamiento de suero, plasma y leucocitos de sangre periférica

Una vez obtenida la muestra de sangre de la manera habitual en la práctica clínica, el tubo de sangre total extraído que contiene anticoagulantes, se centrifuga para separar, por un lado, el sobrenadante donde se encuentra el plasma y, por otro, el precipitado, donde se encuentran los eritrocitos, sobre el que se deposita una capa blanca que contiene los leucocitos (ver Fig. 14-3).

En el plasma se pueden cuantificar las concentraciones circulantes de adipoquinas y mioquinas, y en los leucocitos se puede aislar el ADN o el ARN para los análisis futuros de marcas epigenéticas o expresión génica, respectivamente. También esto último se puede realizar en muestras de sangre total, si no se requiere de la utilización del plasma para otros análisis.

Muestra de la mucosa bucal

Este tipo de muestra es muy habitual para el análisis genético. Se obtiene el ADN de la mucosa bucal, frotando el interior de la mejilla con un hisopo bucal. El hisopo es tratado posteriormente con diferentes soluciones para aislar el ADN. En este tipo de muestras, además de obtener información de polimorfismos genéticos, se pueden también analizar marcas de metilación del ADN como biomarcadores de la enfermedad.

Herramientas de valoración morfofuncional del estado nutricional

En la EMCA, el estado nutricional es una condición importante en el curso de la enfermedad. Es necesario disponer de herramientas que valoren la composición y la función del músculo y el tejido adiposo de forma no invasiva. Así, además de las herramientas tradicionales, como el peso y la talla, y el perímetro de la cintura, que ofrecen varias limitaciones, en los últimos años han surgido herramientas nuevas. Dichas herramientas nuevas engloban el análisis de los cambios de composición y función con nuevos parámetros, como el ángulo de fase y otras medidas eléctricas de la bioimpedancia eléctrica, la dinamometría, los test funcionales, la ecografía muscular o nuevos parámetros analíticos, como el ratio PCR/prealbúmina. Estas herramientas permiten realizar un fenotipado metabólico mediante el análisis de la morfología y la función del tejido muscular y adiposo. Se están evaluando ampliamente en ensayos clínicos relacionados con la EMCA y sus enfermedades asociadas para establecer su utilidad y los puntos de corte para diagnosticar la enfermedad.

Ejemplos de datos que se pueden obtener de las muestras

Una vez obtenido el ADN, ARN o proteínas tanto de las biopsias de tejido como de las muestras de sangre, es posible realizar la cuantificación de las marcas epigenéticas o expresión de genes y proteínas. Sin embargo, como se comentaba anteriormente, la muestra de sangre es más fácil de obtener en la práctica clínica habitual y mínimamente invasiva para el paciente. Por tanto, la investigación del perfil molecular en estas muestras, como espejo del tejido diana, es actualmente un enfoque interesante en la medicina de precisión para el manejo de la EMCA.

Entre los ejemplos que podemos citar en cuanto a las marcas epigenéticas, se ha identificado una firma epigenética, basada en marcas de metilación del tejido adiposo subcutáneo asociado a la obesidad, que puede ser detectada mediante técnicas de pirosecuenciación de ADN aislado de leucocitos de sangre periférica. Dicha firma epigenética presenta la misma magnitud en la diferencia en los valores de metilación en el ADN de leucocitos que la observada en el tejido adiposo subcutáneo entre pacientes con obesidad y normopeso.

Así mismo, se ha detectado una reversión del perfil de metilación asociado a la obesidad en el ADN de leucocitos de sangre periférica tras una intervención nutricional para perder peso, basada en una dieta cetogénica muy baja en calorías. Estos resultados indican que existe una firma epigenética específica asociada a la obesidad, que, además, se puede revertir mediante una terapia para perder peso. Por tanto, aporta información para el diagnóstico de la obesidad y también sobre una posible diana terapéutica.

De manera interesante, estas marcas de metilación, identificadas en asociación a la obesidad, estaban localizadas en la secuencia de genes relacionados tanto con la función del tejido adiposo como del tejido muscular, y del sistema nervioso central, tres órganos con un papel relevante en la fisiopatología de la obesidad.

Otros ejemplos, también a nivel circulante, es que se pueden detectar concentraciones de adipoquinas y mioquinas en plasma o suero, como reflejo de la función del tejido adiposo o muscular, respectivamente. La detección y cuantificación de estas proteínas en muestras de plasma se puede realizar mediante técnicas de ensayo de inmunoabsorción ligada a enzimas (ELISA), una técnica ampliamente utilizada en laboratorio clínico.

Por tanto, añadido a los polimorfismos genéticos asociadas al exceso de adiposidad, la cuantificación de las marcas de metilación del ADN y las concentraciones circulantes de adipoquinas y mioquinas, y la valoración morfofuncional del estado nutricional pueden aportar información relevante para el diagnóstico de precisión de la EMCA.

CONCLUSIÓN

El desarrollo de modelos experimentales estandarizados *in vivo* e *in vitro* permitirá evaluar la función del tejido adiposo y del músculo en pacientes sanos y con patologías e identificar potenciales biomarcadores moleculares y dianas terapéuticas.

Más aún, el uso de muestras mínimamente invasivas, como sangre periférica o saliva, puede ser una estrategia útil y fácilmente trasladable a la práctica clínica para la búsqueda de marcadores que ayuden a mejorar el diagnóstico, la predicción de respuesta a los tratamientos y el propio tratamiento de las personas con obesidad, así como seguir la evolución a largo plazo de esta enfermedad crónica y recidivante.

Mediante el estudio de la genética, epigenética, transcriptómica y proteómica, junto con las herramientas de valoración morfofuncional y perfil bioquímico, podemos obtener biomarcadores que nos ayuden a mejorar el diagnóstico, la respuesta al tratamiento e, incluso, predecir el riesgo y mejorar la prevención de la EMCA (Fig. 14-3).

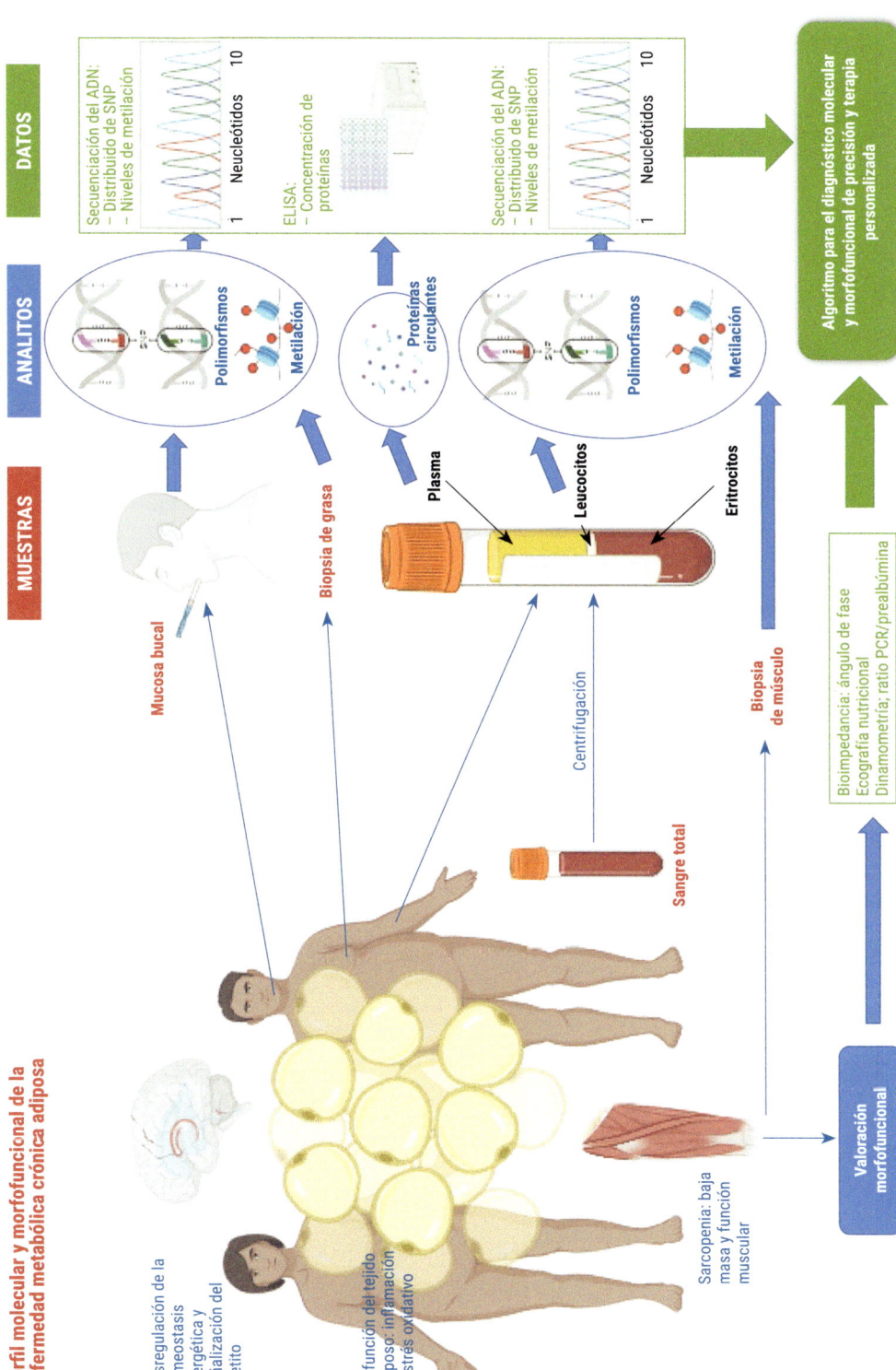

Figura 14-3. Muestras, analitos y catos útiles en el diagnóstico molecular y morfofuncional de precisión y terapia personalizada de la enfermedad metabólica crónica adiposa. Creada con BioRender.com

RESUMEN CONCEPTUAL

- Los investigadores en el campo de la obesidad están realizando importantes esfuerzos para la identificación de potenciales dianas terapéuticas y biomarcadores, y herramientas de diagnóstico y prevención, mediante el estudio de los mecanismos moleculares que subyacen al funcionamiento del tejido adiposo y del músculo, que son unos órganos fundamentales en la fisiopatología de la obesidad o enfermedad metabólica crónica adiposa (EMCA). Para la investigación de la disfunción del tejido adiposo y el músculo asociados a la patología de la obesidad y sus enfermedades asociadas, se han diseñado numerosos modelos experimentales específicos con el fin de aportar nuevas herramientas de diagnóstico y descubrir alternativas terapéuticas. Entre estos se encuentran los modelos animales, que permiten desarrollar experimentos *in vivo* y los modelos celulares, que permiten desarrollar experimentos *in vitro*. Estos modelos permiten estudiar qué ocurre cuando algún mecanismo molecular no funciona y cómo se puede activar o bloquear un mecanismo en concreto para que pueda ser útil como alternativa terapéutica. Los resultados conseguidos en la investigación demuestran la utilidad de la valoración morfofuncional en el manejo de la EMCA. Así, mediante el estudio de la genética, epigenética, transcriptómica y proteómica, junto con las herramientas de valoración morfofuncional y el perfil bioquímico, podemos obtener algoritmos que, trasladados a la práctica clínica, utilizando herramientas mínimamente invasivas, nos ayuden a mejorar el diagnóstico y la respuesta al tratamiento e, incluso, predecir el riesgo y optimizar la prevención de esta enfermedad.

BIBLIOGRAFÍA

- Cabia B, Andrade S, Carreira MC, Casanueva FF, Crujeiras AB. A role for novel adipose tissue-secreted factors in obesity-related carcinogenesis. Obes Rev. 2016 Apr;17(4):361-76. doi: 10.1111/obr.12377.
- Crujeiras AB, Izquierdo AG, Primo D, Milagro FI, Sajoux I, Jácome A, *et al*. Epigenetic landscape in blood leukocytes following ketosis and weight loss induced by a very low calorie ketogenic diet (VLCKD) in patients with obesity. Clin Nutr. 2021 Jun;40(6):3959-72. doi: 10.1016/j.clnu.2021.05.010.
- Izquierdo AG, Carreira MC, Amil M, Mosteiro CS, Garcia-Caballero T, Fernandez-Quintela A, *et al*. An energy restriction-based weight loss intervention is able to reverse the effects of obesity on the expression of liver tumor-promoting genes. FASEB J. 2020 Feb;34(2):2312-25. doi: 10.1096/fj.201901147RR
- Portincasa P, Frühbeck G. Phenotyping the obesities: reality or utopia? Rev Endocr Metab Disord. 2023 Oct;24(5):767-73. doi: 10.1007/s11154-023-09829-x.
- Sánchez-Ceinos J, Guzmán-Ruiz R, Rangel-Zúñiga OA, López-Alcalá J, Moreno-Caño E, Del Río-Moreno M, *et al*. Impaired mRNA splicing and proteostasis in preadipocytes in obesity-related metabolic disease. Elife. 2021 Sep 21;10:e65996. doi: 10.7554/eLife.65996.
- Speakman JR, Sørensen TIA, Hall KD, Allison DB. Unanswered questions about the causes of obesity. Science. 2023 Sep;381(6661):944-946. doi: 10.1126/science.adg2718.

Valoración clínica

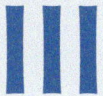

Valoración morfofuncional de la enfermedad metabólica crónica adiposa y diabetes

15

M. G. Rodríguez Carnero, J. R. González Juanatey y C. Morales Portillo

INTRODUCCIÓN

El último informe emitido por la Organización Mundial de la Salud (OMS) demuestra que el 59 % de los adultos europeos viven con sobrepeso u obesidad, siendo responsable esta enfermedad de más de 1,2 millones de muertes al año, dos tercios de las cuales se deben a la enfermedad cardiovascular (ECV). El exceso de peso está presente en más del 70 % de los pacientes que viven con diabetes mellitus tipo 2 (DM2), en los que la principal causa de mortalidad es la ECV.

A pesar de los notables progresos realizados en nuestra sociedad para combatir la ECV, la obesidad sigue siendo el factor de riesgo modificable que peor se ha abordado, a diferencia de la hipertensión arterial, las dislipidemias, la diabetes mellitus y el tabaquismo.

Al igual que ocurre con otras enfermedades crónicas, son las complicaciones de la obesidad las que deterioran la salud y confieren mayor morbilidad y mortalidad. Se ha propuesto el concepto de enfermedad metabólica crónica adiposa (EMCA) para mejorar el diagnóstico de la obesidad, basándose en las dimensiones de la etiología, la gravedad del exceso de adiposidad y la evaluación de los riesgos para la salud.

La masa de tejido adiposo da lugar a diversas complicaciones biomecánicas, como la apnea obstructiva del sueño y la osteoartritis, mientras que las anomalías en la distribución y la función del tejido adiposo contribuyen a las complicaciones de las enfermedades cardiometabólicas. La enfermedad cardiometabólica comienza con la resistencia a la insulina, que inicialmente es subclínica, pero que con el tiempo produce manifestaciones clínicas que incluyen el síndrome metabólico, la prediabetes, la hipertensión arterial, la dislipidemia y la esteatosis hepática. Estas manifestaciones indican riesgo de progresión a las manifestaciones terminales de la enfermedad cardiometabólica, a saber, DM2, enfermedad hepática metabólica y ECV.

El riesgo cardiometabólico (RCM) se refiere a los factores de riesgo que aumentan la probabilidad de sufrir eventos vasculares o de desarrollar DM2. A pesar de la identificación de numerosas alteraciones fisiopatológicas que constituyen al desarrollo de estas entidades, siguen sin identificarse un gran porcentaje de individuos con RCV. De hecho, sólo el 69 % de los episodios cardiovasculares se explican por los factores de riesgo clásicos. El RCV no contabilizado podría deberse a contribuciones procedentes de factores no considerados en la herramienta de cálculo, lo que subraya la importancia que tienen las herramientas de medición.

La evaluación del RCV en la EMCA no debe conformarse con las herramientas clásicas de cálculo de riesgo. Es hora de ir más allá. Por ello, sugerimos un nuevo enfoque centrado en la valoración del riesgo del paciente, evaluando los cambios de composición y función con nuevos parámetros como el ángulo de fase (PhA) y otras medidas eléctricas de impedancia bioeléctrica (BIA), la ecografía nutricional®, la dinamometría y pruebas funcionales. Así, esta valoración morfofuncional completaría la información reportada por las herramientas clásicas de cálculo de riesgo, permitiendo mejorar la prevención y tratamiento de la EMCA.

En definitiva, este capítulo pretende sentar las bases sobre la evaluación del RCV en EMCA que todo clínico debería conocer. Su objetivo es informar de la evidencia disponible y del potencial futuro de la evaluación morfofuncional como instrumento complementario a la valoración clásica del RCV para la prevención de la ECV. Así pues, abarca los aspectos prácticos de la evaluación del riesgo, conectándose con las ideas actuales sobre medicina preventiva y medicina de precisión.

ENFERMEDAD CRÓNICA ADIPOSA Y ENFERMEDAD CARDIOVASCULAR

¿Cuál es la relación entre la grasa y el RCV?

La grasa abdominal –especialmente la adiposidad visceral o ectópica– y la resistencia a la insulina son los principales factores que con-

tribuyen a la elevación del RCM (**Fig. 15-1**). La obesidad abdominal produce un aumento de los ácidos grasos libres circulantes, un aumento de las citoquinas que promueven la inflamación y la hipertensión, y una reducción de las adipoquinas, que normalmente regulan tanto el metabolismo de la glucosa como el de los lípidos. Estos cambios son factores importantes en el desarrollo resistencia a la insulina, dislipidemia y un estado inflamatorio y protrombótico, factores cruciales en el desarrollo tanto de la aterosclerosis como de la DM2.

Distribución de la grasa y RCV

La distribución del exceso de adiposidad es un determinante importante del RCV; la adiposidad visceral y ectópica confiere un riesgo mucho mayor que la adiposidad subcutánea. Grandes estudios de cohortes, como el *Framingham Heart Study* y el *Jackson Heart*

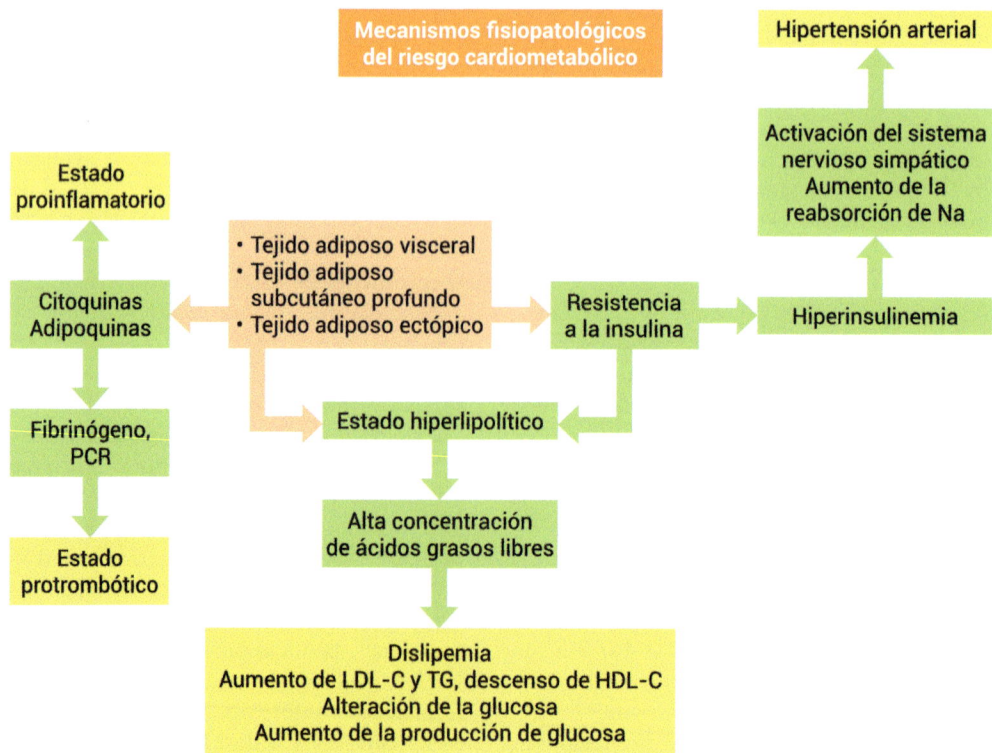

Figura 15-1. Factores que contribuyen al riesgo cardiometabólico.
HDL-C, colesterol-HDL; LDL-C, colesterol-LDL; Na, sodio; PCR, proteína C reactiva; TG, triglicéridos.

Study, han documentado que el exceso de tejido adiposo visceral (VAT) es un factor predictivo del desarrollo de factores de RCV a lo largo del tiempo, independientemente de la masa grasa corporal total o de los niveles de tejido adiposo subcutáneo (SAT). En un estudio de seguimiento de más de 10 años, el exceso de VAT, independientemente del IMC, se relacionó con la aparición de eventos coronarios.

La mayoría de los estudios que han relacionado el RCV con la EMCA se han centrado en el estudio del VAT. No obstante, el análisis de este requiere de técnicas complejas, por lo que en los últimos años se ha extendido el uso de la ecografía nutricional® como herramienta para el estudio morfológico y funcional en la EMCA. Con esta técnica se ha valorado el SAT y la grasa preperitoneal (PFT) con resultados prometedores. El SAT está separado anatómicamente por la fascia de Scarpa en superficial (sSAT) y profundo (dSAT). Los depósitos del SAT son histológicamente distintos, estando el dSAT más estrechamente relacionado con la obesidad y la resistencia a la insulina. La PFT es aquella que se encuentra justo por debajo de la apófisis xifoides en el plano xifoumbilical entre la piel y la línea alba. Se ha relacionado con la resistencia a la insulina, el síndrome metabólico y el incremento del RCV. Un estudio reciente realizado en sujetos sin ECV conocida mostró que la capa de PFT se correlacionaba con la presencia de placa aterosclerótica (odds ratio = 1,49; p = 0,02). Kawamoto R. *et al* demostraron que valores de PFT superiores a 6,1 mm en hombres (sensibilidad, 66,7 %; especificidad, 62,5 %) y 8,7 mm en mujeres (sensibilidad, 56,6 %; especificidad, 63,6 %) eran discriminantes y permitían identificar a aquellos individuos con EMCA que presentaban factores de RCV.

A la luz de los datos, podemos afirmar que emplear una medida indirecta de la adiposidad, como el IMC, no proporciona la mejor información sobre el impacto del exceso de peso en la salud. El grosor de las capas de grasa abdominal, evaluado mediante ecografía, podría ser un marcador del RCV. Sin embargo, son necesarios más estudios con poblaciones más amplias para confirmar estos hallazgos.

Calidad de la grasa y RCV

Hasta ahora, la mayoría de los estudios sobre la distribución de la grasa se han centrado en el volumen absoluto de tejido adiposo en un depósito determinado. Sin embargo, varias líneas de evidencia experimental sugieren que las medidas de la calidad de la grasa también pueden ser importantes. Esta calidad, que está en relación con la disfunción del tejido adiposo, se puede cuantificar mediante biopsia, parámetros bioquímicos y técnicas de imagen. Las publicaciones recientes indican que los valores de atenuación (medidos por UH) reportados por la tomografía computarizada (TC) pueden utilizarse para obtener información sobre la calidad del tejido adiposo, además de su volumen. Así, UH más bajas se asocian con tejido adiposo que contiene concentraciones más altas de lípidos. Los depósitos de grasa con mayor contenido lipídico y actividad lipolítica pueden aumentar los ácidos grasos libres sistémicos, lo que produce resistencia a la insulina muscular y hepática, además de disfunción endotelial. Una menor atenuación de la TC se asocia a un RCM adverso, incluso después de ajustar por adiposidad generalizada (IMC) y volumen absoluto de VAT o SAT. En conjunto, estos hallazgos sugieren que la calidad del VAT y SAT está asociada con el RCM por encima y más allá de los valores absolutos de volúmenes de grasa. Por tanto, estos resultados muestran la importancia de aplicar métodos cualitativos y cuantitativos a la evaluación de la EMCA. Según nuestro conocimiento, hasta la fecha no se han realizado estudios comparativos entre los resultados obtenidos por TC y otras técnicas de valoración de composición corporal más disponibles, como la ecografía nutricional®. No obstante, en investigaciones futuras sobre este tema, en particular, estudios que correlacionan las imágenes con la información de la TC abrirán una puerta de posibilidades para búsqueda de una asociación entre la ecogenicidad de la grasa y el RCM.

Función/masa muscular en la EMCA y RCV

En el último consenso de la *European Society for Clinical Nutrition and Metabolism* (ESPEN) y la *European Association for the Study of Obesity* (EASO), la obesidad sarcopénica se definió como la coexistencia de exceso de adiposidad y una disminución de la función/masa muscular. Una revisión reciente encontró que la obesidad sarcopénica aumenta significativamente el riesgo de resistencia a la insulina, el síndrome metabólico y diferentes factores de riesgo cardiovascular (FRCV). Además, los estudios transversales y de cohortes sugieren que la obesidad sarcopénica, medida por la fuerza muscular, y no por la masa muscular, es un FRCV, de mortalidad cardiovascular y de mortalidad por todas las causas.

La medición de la fuerza de agarre (HGS) mediante dinamometría se ha establecido como una herramienta para la valoración de la función muscular. Ha demostrado su utilidad para estratificar el riesgo de muerte de un individuo. El estudio *Prospective Urban-Rural Epidemiology* (PURE), realizado en 17 países, incluyó a individuos de 35 a 70 años con un seguimiento de 4 años. En este estudio se reveló que la HGS se asociaba inversamente con la mortalidad por todas las causas, mortalidad cardiovascular, infarto de miocardio e ictus. Así, el HGS podría establecerse como un marcador de RCV para identificar a sujetos con susceptibilidad para desarrollar enfermedades cardiovasculares.

La masa muscular, medida por TC, también se ha asociado de forma significativa con la mortalidad cardiovascular. La ecografía es un modo de imagen relativamente barato, seguro y accesible para evaluar la morfología muscular, que ha mostrado una buena concordancia con las mediciones del grosor del cuádriceps y con la BIA, y ha demostrado poca pérdida de precisión comparado con la TC.

Calidad muscular y EMCA

La infiltración de grasa en el músculo esquelético, potenciada por la EMCA, refleja la calidad muscular y se asocia a la inflamación, un factor determinante en las enfermedades cardiometabólicas. En el estudio Coronary Artery Risk Development in Young Adults Study (CARDIA) se observó que un mayor volumen de tejido adiposo muscular esquelético abdominal se asociaba con aterosclerosis subclínica, independientemente de los FRCV tradicionales y de otros depósitos adiposos. Nachit M *et al.* demostraron recientemente que por cada aumento del 1 % en la fracción de músculo graso se confería un aumento independiente del 7 % en el riesgo de MACE (major adverse cardiovascular events) (HR 1,07 [1,04-1,09], p ajustada < 0,001)

La ecogenicidad muscular se ha postulado como medida sustitutiva de la calidad muscular. Harris-Love MO *et al.* examinaron la asociación de la ecogenicidad del recto femoral con las estimaciones de tejido adiposo intra e intermuscular (IMAT) obtenidas por TC, los parámetros metabólicos básicos mediante análisis de sangre, la HGS y el estado de movilidad. Las estimaciones de IMAT se asociaron significativamente con la ecogenicidad (r = 0,73, p < 0,001). La ecogenicidad y la IMAT mostraron asociaciones similares con los valores de glucosa posprandial y los valores de lipoproteínas de alta densidad (p < 0,04), así como con la HGS y la fuerza isocinética de extensión de rodilla ajustada al tamaño corporal (p < 0,03). La relación significativa entre las estimaciones de la composición muscular mediante ecografía y TC, y su asociación comparativa con resultados clave relacionados con la salud, sugiere que la ecogenicidad del recto femoral podría establecerse como un marcador de RCV.

EVALUACIÓN ACTUAL DEL RCV

La evaluación del RCV y, por extensión, el cálculo del RCV, es el primer paso en el enfoque actual de la prevención de la ECV. Se realiza mediante herramientas que calculan la probabilidad de sufrir un evento cardiovascular en un periodo de tiempo y que facilita la toma de decisiones sobre el tratamiento más adecuado. Por tanto, la evaluación es el punto de partida de la intervención y la base del plan de acción del equipo sanitario. Una evaluación adecuada del riesgo guiará la atención individualizada del paciente. El cálculo del RCV debe realizarse en individuos aparentemente sanos. De este modo, en individuos que presenten entidades, que en sí mismas ya marcan un RCV, está contraindicado el cálculo del RCV (Tabla 15-1). La EMCA no se encuentra dentro de las entidades que en sí mismas suponen un RCV y, por tanto, se debe emplear una herramienta de cálculo validada para la población en la que se aplica. En los países europeos está recomendado el uso del SCORE2. Esta herramienta incluye como variables que predicen el riesgo el sexo, la edad, el tabaquismo (dicotómica), la presión arterial sistólica y el colesterol no

HDL como parámetro lipídico. Calcula la probabilidad de sufrir un evento cardiovascular en un periodo de tiempo, lo que facilita la toma de decisiones sobre el tratamiento más adecuado. Una vez determinado el riesgo, se deben tener en cuenta factores modificadores del riesgo, como los antecedentes familiares de ECV precoz, la obesidad (en especial, el VAT), los nuevos factores de riesgo (lipoproteína a [Lp(a)], apoproteína B [apoB]), la elevación de la proteína C reactiva (PCR) y entidades crónicas, como las enfermedades sistémicas, especialmente, las inflamatorias. Adicionalmente, debemos de tener en consideración la posibilidad de emplear herramientas para la detección de ateroesclerosis subclínica, sobre

---

Tabla 15-1. Criterios para la clasificación de pacientes en moderado, alto y muy alto riesgo cardiovascular según ESC/EAS 2019 y ESC 2020.

Riesgo cardiovascular muy alto

Personas con cualquiera de las siguientes características:

- ECVA clínica o inequívocamente documentada en imágenes. La ECV clínica documentada incluye IM previo, SCA, revascularización coronaria y otros procedimientos de revascularización arterial, accidente cerebrovascular y AIT, aneurisma aórtico y EAP. La ECV inequívocamente documentada incluye placa en la angiografía coronaria o ecografía carotídea, o en angiografía. NO incluye algún aumento en los parámetros de imagen continua, como el grosor de la íntima-media de la arteria carótida.
- DM con daño en órganos diana o, al menos, tres FRCV mayores o DMT1 de larga duración (> 20 años).
- ERC grave: TFGe < 30 mL/min/1,73 m^2 o TFGe 30-44 mL/min/1,73 m^2 y ACR > 30.
- HF con ECV o con otro factor de riesgo importante.

Riesgo cardiovascular alto

Personas con:

- Factores de riesgo únicos notablemente elevados: CT > 310 mg/dL, LDL-C > 190 mg/dL o PA > 180/110 mmHg.
- Pacientes con HF sin otros factores de riesgo importantes.
- Pacientes con DM sin daño de órgano diana, con una DM de duración al menos 10 años u otro factor de riesgo adicional.
- ERC moderada:
  - TFGe 30-44 mL/min/1,73 m^2 y ACR < 30
  - TFGe 45-59 mL/min/1,73 m^2 y ACR 30-300
  - TFGe ≥ 60 mL/min/1,73m^2 y ACR > 300

Riesgo cardiovascular moderado

Pacientes jóvenes (DMT1 < 35 años; DMT2 < 50 años) con duración de la DM < 10 años, sin otros factores de riesgo.

AIT, accidente isquémico transitorio; DM; diabetes *mellitus*; EAP, enfermedad arterial periférica; ECV, enfermedad cardiovascular; ECVA, enfermedad cardiovascular ateroesclerótica; ERC, enfermedad renal crónica; IAM, infarto de miocardio; FRCV, factores de riesgo cardiovascular; HF, hipercolesterolemia familiar; HTA, hipertensión arterial; SCA, síndrome coronario agudo; SCORE, *Systematic Coronary Risk Estimation*; TFGe, tasa estimada de filtrado glomerular; CT, colesterol total; LDL-c, *low-density lipoprotein* colesterol; PA, presión arterial; ACR, cociente albumina creatinina.

todo, en individuos de riesgo aparentemente bajo, donde no está claro el beneficio del inicio del tratamiento hipolipemiante. Entre estas herramientas podemos usar el índice tobillo-brazo (ITB), sobre todo, para fumadores, la ecografía carotídea y la medición del calcio coronario. Este último es el factor de predicción más sólido

En un futuro, la medicina de precisión, basada en variables genéticas, epigenéticas, nuevos biomarcadores y técnicas no invasivas, como la valoración morfofuncional, permitirá a los clínicos mejorar la predicción del RCV, y reducirá la brecha de detección en los pacientes asintomáticos.

VALORACIÓN MORFOFUNCIONAL EN LA EVALUACIÓN DEL RCV

La EMCA es una enfermedad compleja, no se caracteriza únicamente por el aumento, patrón de distribución y la disfuncionalidad del tejido adiposo corporal, sino, también, por alteraciones en las características metabólicas, estructurales y funcionales del músculo esquelético (es decir, baja calidad muscular).

A la hora de evaluar la EMCA, las medidas sustitutivas, como el índice de masa corporal (IMC), no indican ni la cantidad ni la localización ni la calidad del tejido adiposo, ni tampoco hace referencia a la masa, función ni calidad muscular. Así pues, el futuro de la evaluación del RCV debe incluir, además de la evaluación clásica, una evaluación "morfológica y funcional". La valoración morfológica debe incluir parámetros antropométricos clásicos, como el perímetro de cintura abdominal y la relación cintura abdominal/ gluteofemoral. Estos datos hoy presentan más evidencias que el ángulo de fase o de la valoración de la grasa por ecografía®. La parte funcional consiste en una dinamometría y test funcionales.

El análisis de **BIA** es un método indirecto para medir la composición corporal, basado en la capacidad del cuerpo humano para transmitir una corriente eléctrica. El ángulo de fase (**PhA**) puede calcularse utilizando parámetros brutos de impedancia, como la resistencia y la reactancia, y se considera como marcador de salud celular. Se ha sugerido que el PhA es un marcador pronóstico de mortalidad. Un estudio reciente demostró que cuanto mayor era el descenso del PhA, mayor era el riesgo de mortalidad prematura y de ECV incidente durante un seguimiento de 18 años. de Borba El *et al.*, en su revisión sistemática y metanálisis, señalaron que los valores más bajos de PhA se asociaban con la presencia de ECV. El PhA sería una medida fiable y sencilla que podría ayudar a identificar a aquellos individuos aparentemente sanos que pueden presentar mayor riesgo de ECV futura o de morir prematuramente. Se necesitan más estudios para confirmar estos resultados antes de que se pueda concluir definitivamente que los cambios en el PhA pueden mejorar la predicción del riesgo clínico.

La **ecografía nutricional**® es una técnica novedosa no invasiva para medir la composición corporal. Permite la valoración de los diferentes compartimentos de SAT profundo (pSAT) y superficial (sSAT) y PFT. También permite estudiar la calidad y masa muscular con buena correlación con otras técnicas de imagen. Se postula, de este modo, como una técnica prometedora para la valoración del RCV, aunque se necesitan más estudios para establecer valores de referencia.

La *dinamometría* es una medida de la capacidad funcional, que refleja la situación funcional de los pacientes y se ha relacionado con la morbilidad y la mortalidad cardiovascular y total. Entre todos los componentes de la valoración morfofuncional, parece el marcador más robusto para la predicción de eventos, con gran aplicabilidad clínica por su disponibilidad y sencillez. No obstante, se necesita mayor evidencia para establecer los puntos de corte a partir de los cuales aumenta el RCV.

Las **pruebas funcionales**, aunque no están aún bien estandarizadas en la EMCA, son un complemento en la valoración funcional del paciente.

DIABETES MELLITUS TIPO 2

La DM es un trastorno metabólico heterogéneo, caracterizado principalmente por la hiperglucemia. Entre sus diferentes tipos, la DM2 es la más prevalente, representando aproximadamente el 90 % de los casos en todo el mundo. Desde el año 1960, la DM es considerada, al igual que la edad, el sexo masculino, la hipertensión arterial, la dislipidemia y el tabaquismo, como un factor de RCV mayor. Los investigadores de Framingham fueron quienes introdujeron el concepto de factores de riesgo, como los factores objetivables en la fase preclínica antes de un primer episodio de ECV, que se asocian con el RCV futuro. A lo largo de las décadas siguientes, la creciente concienciación sobre los efectos multiplicadores del riesgo y la agrupación de múltiples factores de riesgo propició el desarrollo de herramientas de cálculo para combinar la información de los factores de riesgo sobre los pacientes individuales, y al desarrollo de ecuaciones de RCV absoluto a 10 años, diseñadas para la práctica clínica habitual, promovidas por los investigadores de Framingham y publicadas en 1998. Sin embargo, no fue hasta el año 2001 cuando el comité de directrices ATPIII del *National Cholesterol Education Program*, impulsado por la 27ª Conferencia de Bethesda, modificó la ecuación de riesgo de Framingham (entre otras cosas, eliminó la diabetes del algoritmo, al considerarlo un equivalente de la ECV establecida). Desde entonces se considera que un paciente con DM sufre una enfermedad que, en sí misma ya tiene un RCV establecido y no se recomienda aplicar las herramientas de cálculo (ver Tabla 15-1). No obstante, se han propuesto herramientas adicionales para mejorar la predicción del riesgo en esta población, entre ellas se encuentra la valoración morfofuncional. El PhA se correlaciona, positivamente, con el potasio corporal total, que es indicativo de la masa celular corporal; por lo tanto, podría ser útil para la evaluación rutinaria del estado catabólico y el mal control en personas con DM. Según varios estudios, las personas con DM tienen un PhA menor que las personas sanas. De hecho, el propio debut de la DM disminuye el valor del PhA en comparación con los niveles observados en los controles sin DM, y este parámetro es aún más bajo a medida que aumenta la duración de la DM,

aunque los pacientes tuviesen un excelente control metabólico. Este resultado proporciona pruebas indirectas de que el control de las concentraciones de glucosa y de hemoglobina glicosilada en sangre no es suficiente para mantener la salud de los individuos con DM; por lo tanto, el desarrollo de herramientas futuras, que mejoren el PhA, podría traducirse en ganancia en salud en los pacientes con DM. Algunos autores van más allá y sugieren que el PhA podría ser un marcador de RCV en los pacientes con DM. La disminución de este parámetro podría reflejar el deterioro del flujo sanguíneo tisular, causado por el daño de las células endoteliales vasculares, que contribuye al daño orgánico en pacientes con DM2, y que podría estar provocado por una concentración media elevada de glucosa en sangre y/o variabilidad glucémica. Ambos factores se han asociado con la mortalidad, las enfermedades cardiovasculares y las complicaciones relacionadas con la DM. Otro de los parámetros que se están valorando como marcador de riesgo, por su relación con la mortalidad cardiovascular, es la presencia sarcopenia. En este sentido, la **ecografía nutricional**® ha demostrado su utilidad para el diagnóstico de la sarcopenia. Simó-Servat A *et al*. comprobaron que valores del grosor de cuádriceps menores de 1,58 cm eran muy predictivos de sarcopenia en pacientes con DM2. Estos resultados son prometedores y puede que esta técnica se convierta en un elemento esencial para la valoración del RCV, pero estamos a la espera de nuevos estudios.

HACIA LA MEDICINA DE PRECISIÓN PARA LA PREVENCIÓN DE LA ECV

El uso de los factores de riesgo tradicionales y no tradicionales, los nuevos marcadores biológicos y las técnicas no invasivas, como la valoración morfofuncional pueden mejorar la predicción del RCV, al clasificar a los pacientes con mayor autoridad y reducir la brecha de detección en los pacientes asintomáticos.

Como clínicos, debemos incorporar a nuestra práctica clínica diaria herramientas que nos permitan realizar una medicina de precisión para evaluar el RCV del paciente con EMCA que tenemos en la consulta. Del mismo modo que hoy en día no sería entendible que a un paciente con clínica de insuficiencia cardiaca no se le haga un ecocardiograma ni un electrocardiograma, tampoco debemos limitarnos a la simple aplicación de las herramientas de cálculo de RCV. Debemos mejorar la predicción y, por ello, debemos incorporar herramientas que mejoraren la estratificación del RCV. Entre ellas podemos destacar la medición de la apoB y la Lp(a) y el uso de pruebas de imagen, entre las que destaca la ecografía carotídea por su accesibilidad, ausencia de riesgo y bajo coste. No obstante, como clínicos, debemos de buscar permanentemente la mejor forma de conocer el RCV de los pacientes con EMCA, utilizando para ello todas las técnicas que tengamos a nuestro alcance e incorporando a la práctica diaria la valoración morfofuncional, una técnica joven, pero con gran futuro que cada vez dispone de mayor evidencia para la evaluación del RCV.

BIBLIOGRAFÍA

- de Borba EL, Ceolin J, Ziegelmann PK, Bodanese LC, Gonçalves MR, Cañon-Montañez W, Mattiello R. Phase angle of bioimpedance at 50 kHz is associated with cardiovascular diseases: systematic review and meta-analysis. Eur J Clin Nutr. 2022;76(10):1366-73.
- García-Almeida JM, García-García C, Ballesteros-Pomar MD, Olveira G, Lopez-Gomez JJ, Bellido V, et al. Expert Consensus on Morphofunctional Assessment in Disease-Related Malnutrition. Grade Review and Delphi Study. Nutrients. 2023;15:612.
- Haberka M, Matla M, Siniarski A, Stępień K, Malinowski KP, Kubicius A, Gąsior Z. Cardiometabolic predictive value of anthropometric parameters, vascular ultrasound indexes, and fat depots in patients at high cardiovascular risk: an 8-year prospective cohort study. Pol Arch Intern Med. 2022;132(11):16302.
- Harris-Love MO, Avila NA, Adams B, Zhou J, Seamon B, Ismail C, et al. The Comparative Associations of Ultrasound and Computed Tomography Estimates of Muscle Quality with Physical Performance and Metabolic Parameters in Older Men. J Clin Med. 2018;7(10):340.
- Kawamoto R, Ohtsuka N, Nakamura S, Ninomiya D, Inoue A. Preperitoneal fat thickness by ultrasonography and obesity-related disorders. J Med Ultrason (2001). 2007;34(2):93-9.
- Langer RD, Ward LC, Larsen SC and Heitmann BL. Can change in phase angle predict the risk of morbidity and mortality during an 18-year follow-up period? A cohort study among adults. Front. Nutr. 2023;10:1157531.
- Nachit M, Horsmans Y, Summers RM, Leclercq IA, Pickhardt PJ. AI-based CT Body Composition Identifies Myosteatosis as Key Mortality Predictor in Asymptomatic Adults. Radiology. 2023;307(5):e222008.
- Perdomo CM, Avilés-Olmos I, Dicker D, Frühbeck G. Towards an adiposity-related disease framework for the diagnosis and management of obesities. Rev Endocr Metab Disord. 2023;24(5):795-807.
- Stefan N. Causes, consequences, and treatment of metabolically unhealthy fat distribution. Lancet Diabetes Endocrinol. 2020;8(7):616-27.
- Wei S, Nguyen TT, Zhang Y, Ryu D, Gariani K. Sarcopenic obesity: epidemiology, pathophysiology, cardiovascular disease, mortality, and management. Front Endocrinol (Lausanne). 2023;14:1185221.

RESUMEN CONCEPTUAL

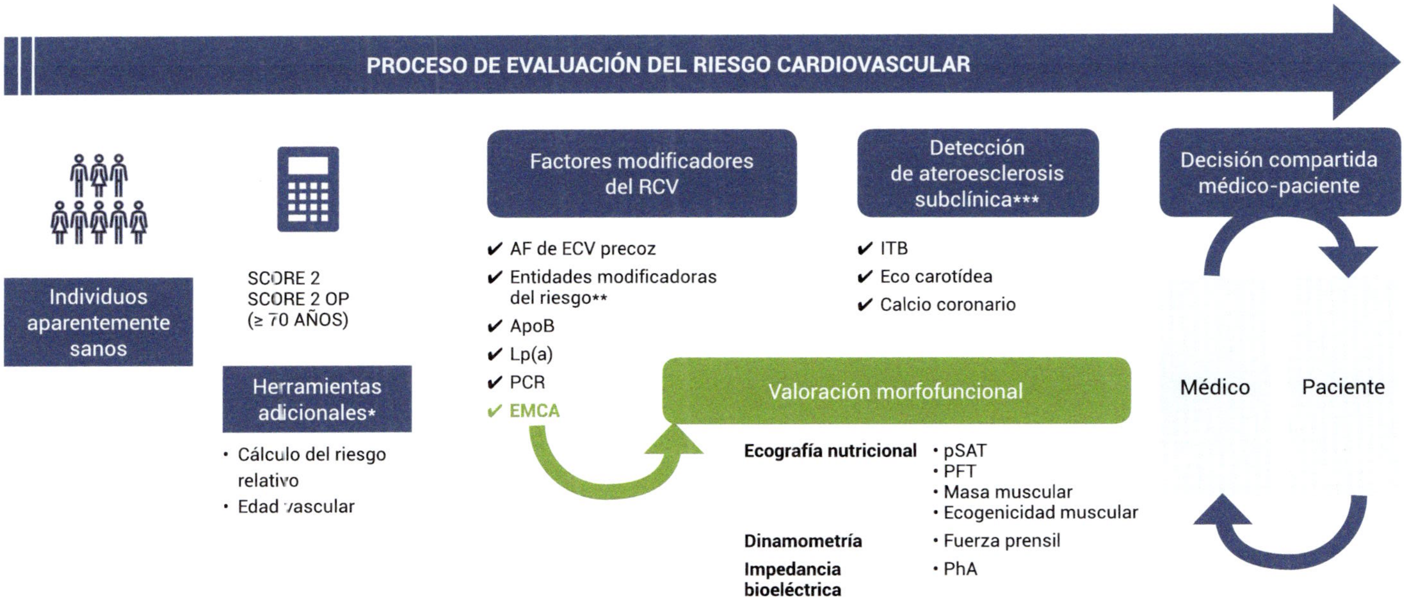

PROCESO DE EVALUACIÓN DEL RIESGO CARDIOVASCULAR

Individuos aparentemente sanos

SCORE 2
SCORE 2 OP
(≥ 70 AÑOS)

Herramientas adicionales*
- Cálculo del riesgo relativo
- Edad vascular

Factores modificadores del RCV
- ✔ AF de ECV precoz
- ✔ Entidades modificadoras del riesgo**
- ✔ ApoB
- ✔ Lp(a)
- ✔ PCR
- ✔ EMCA

Detección de ateroesclerosis subclínica***
- ✔ ITB
- ✔ Eco carotídea
- ✔ Calcio coronario

Decisión compartida médico-paciente

Médico   Paciente

Valoración morfofuncional

Ecografía nutricional
- pSAT
- PFT
- Masa muscular
- Ecogenicidad muscular

Dinamometría
- Fuerza prensil

Impedancia bioeléctrica
- PhA

SCORE, *Systemic Coronary Risk Estimation*; ECV, enfermedad cardiovascular; RCV, riesgo cardiovascular; Lpa, lipoproteína(a); ApoB, apolipoproteína B; PCR, proteína C reactiva ultrasensible; ITB, índice tobillo brazo; PhA, ángulo de fase; EMCA, enfermedad adiposa metabólica crónica; SAT, tejido adiposo subcutáneo; PFT, tejido adiposo preperitoneal; PhA, ángulo de fase;

* Permiten transmitir la información del RCV de un individuo de forma más clara y comprensible.

** Enfermedades sistémicas como la psoriasis, la enfermedad por virus de la inmunodeficiencia humana (VIH), la artritis reumatoide o el lupus eritematoso sistémico, y las neoplasias. Antecedentes de HTA o DM gestacional o el síndrome de ovario poliquístico.

*** Indicadas para re-estratificación del RCV de un individuo, sobre todo tienen interés en los individuos de bajo riesgo.

Valoración morfofuncional en nefropatía secundaria a la enfermedad metabólica crónica adiposa

16

M. Jiménez Villodres, M. M. Amaya Campos y R. Fernández Jiménez

INTRODUCCIÓN

La enfermedad renal crónica (ERC) es un problema de salud mundial al alza, que incrementa la morbimortalidad de los pacientes. Clásicamente se asociaba a complicaciones del metabolismo óseo-mineral, anemia, manejo de fluidos, trastornos del equilibrio ácido-base y desequilibrios hidroelectrolíticos. A esta serie de complicaciones se le han sumado otros problemas, como enfermedad cardiovascular (ECV), trastornos en el metabolismo adiposo e inflamación, que han terminado de perfilar un tipo de paciente con alto riesgo de sufrir una elevada morbi-mortalidad y baja calidad de vida.

La ERC se define como la presencia de anomalías estructurales, urinarias (principalmente, albuminuria/proteinuria) o de la función (caída del filtrado glomerular (FG) por debajo de 60 mL/min/1,73 m^2) mantenidas durante más de tres meses. Su carácter progresivo y prácticamente irreversible hacia la enfermedad renal terminal (ERT) hace que se asocie a cifras considerables de morbilidad, mortalidad y gasto en recursos sanitarios. Por este motivo, siempre deben explorarse todos los factores modificables de la progresión en la ERC. Y uno de ellos es la enfermedad metabólica crónica adiposa (EMCA), representada en forma de obesidad, un factor potencialmente modificable con hábitos de vida saludables, adecuada nutrición y ejercicio.

La prevalencia de la enfermedad en España se estima en un 15,1 %, aproximadamente, siendo más frecuente en varones (23,1 %) que en mujeres (7,3 %), al aumentar la edad (4,8 % en sujetos de 18-44 años, 17,4 % en sujetos de 45-64 años y 37,3 % en sujetos ≥ 65 años) y en sujetos con ECV (39,8 frente a 14,6 % en sujetos sin ECV). La ERC afectó al 4,5 % de los sujetos con 0-1 factores de riesgo cardiovascular (FRCV), con un aumento progresivo desde el 10,4 al 52,3 % en sujetos con 2-10 FRCV. En 2017 se estimó que la población mundial de personas con ERC era de 697,5 millones, con una mortalidad estimada por ERC de 1,2 millones, lo que la constituye en la 12ª causa de muerte en todo el mundo.

Aunque la ERC puede tener origen multifactorial, también puede tener su origen principal en la EMCA. Así, en pacientes con sobrepeso (IMC [índice de masa corporal]: 25-30 kg/m^2) y con obesidad (IMC > 30 kg/m^2), este exceso de peso se asocia a daño renal (incremento del riesgo del 5 % de padecer ERC si el IMC > 25 kg/m^2). La afectación renal por obesidad, denominada glomerulopatía relacionada con la obesidad (GAO), es una enfermedad en aumento, paralela a la actual epidemia de obesidad. En consecuencia, diversos estudios extensos de cohortes longitudinales en individuos sin enfermedad renal conocida han demostrado que el aumento en el IMC está asociado con el desarrollo de proteinuria, una tasa de FG estimada más baja y una mayor incidencia de ERT.

FISIOPATOLOGÍA DE LA NEFROPATÍA POR EMCA

La EMCA puede inducir a la progresión de la ERC. Pero la propia ERC puede inducir EMCA. Esto lo veremos a continuación, exponiendo primero cómo la EMCA puede desencadenar ERC y después cómo la ERC puede acabar ocasionando EMCA.

La EMCA como desencadenante de daño renal hacia ERC

A pesar de que todos los mecanismos fisiopatológicos por los que la obesidad puede inducir ERC no están del todo aclarados, analizaremos a continuación los más conocidos:

Hiperfiltración glomerular (HG)

La HG es el mecanismo central de lesión renal en la EMCA. Se asocia con la vasodilatación de la arteriola aferente, lo que resulta en un aumento del flujo plasmático renal, que produce un aumento de la presión intraglomerular. Este aumento de presión lesiona la barrera de filtración glomerular, con la consiguiente glomerulomegalia, hipertrofia de podocitos y, finalmente, apoptosis. En general, estos mecanismos producen una disminución de la resistencia vascular preglomerular y, posteriormente, vasodilatación de la arteriola aferente glomerular, aumentando la filtración. Por otra parte, ambos mecanismos (sobrecarga glucídica y activación del SRAA) están presentes en dos enfermedades muy prevalentes en la obesidad: la diabetes y la hipertensión. Y ambas contribuyen a la hiperfiltración y a la hipertensión glomerular, debido al aumento del flujo plasmático renal y al deterioro de la capacidad de autorregulación intrarrenal.

Sobreactivación del sistema renina-angiotensina-aldosterona (SRAA)

La sobreactivación del SRAA en la EMCA está estrechamente relacionada con los cambios hemodinámicos y con la hiperfiltración que hemos descrito anteriormente. Se cree que es secundaria a diferentes factores: cambios hemodinámicos mecánicos secundarios a la compresión del hilio renal y del parénquima por la grasa visceral, aumento de la presión intraabdominal y síntesis hormonal directa de diferentes componentes del SRAA por la grasa visceral y la estimulación neurohormonal inducida por el sistema simpático (también relacionado con la elevación de la leptinemia y la resistencia a la insulina). Diferentes estudios han relacionado las concentraciones elevadas de angiotensina II y aldosterona con el incremento del tejido adiposo a nivel abdominal, típico de la EMCA. Además, la aldosterona bloquea el sistema de retroalimentación tubuloglomerular, al tiempo que incrementa la reabsorción de sodio, todos ellos mecanismos comunes a la hiperfiltración.

Hiperinsulinemia y resistencia a la insulina (RI)

La RI, comúnmente asociada con la EMCA, está estrechamente relacionada con la inflamación y la fibrosis renal a través de numerosas vías moleculares. Las concentraciones elevadas de insulina consiguientes se asocian con vasodilatación preglomerular e hipertensión glomerular y la RI se ha asociado a la apoptosis de los podocitos, hipertrofia de los restantes y, finalmente, glomeruloesclerosis.

Aumento de la liberación de citoquinas proinflamatorias

El tejido adiposo visceral es un órgano endocrino activo que constituye una importante fuente de secreción de citoquinas con efectos sistémicos, incluidas moléculas de señalización renal y hormonas con un papel importante en la patogenia de la ERC. Las adipoquinas más estudiadas son la leptina y la adiponectina.

Acumulación ectópica de lípidos y lipotoxicidad

El aumento de la acumulación de grasa en los espacios perirrenal y pararrenal ejerce un efecto tóxico severo, conocido como lipotoxicidad, en sujetos con obesidad.

Además, los ácidos grasos libres (AGL) y las adipoquinas liberadas por la grasa perirrenal a nivel de la corteza renal exacerban el daño intrarrenal a través de la lipotoxicidad, al aumentar los metabolitos de estos AGL. Además, la acumulación ectópica de grasa comprime físicamente los vasos renales y el parénquima, aumentando la presión hidrostática intersticial renal y reduciendo el flujo sanguíneo tubular.

Cerrando el círculo: la ERC como inductora de EMCA

Cuando se produce el deterioro de la función renal se produce una acumulación de múltiples compuestos metabólicos de desecho. Estas toxinas incluyen productos de degradación del metabolismo de las proteínas (dimetilarginina asimétrica [ADMA] y urea), citoquinas proinflamatorias (factor de necrosis tumoral alfa, interleucinas 1 y 6), productos finales de la glicosilación avanzada, hidrogeniones, péptido natriurético atrial, etc. Este ambiente inflamatorio, de estrés oxidativo, produce una situación de estrés del sistema retículo endoplásmico (RE) que modifica el metabolismo del tejido adiposo y la movilización de los lípidos.

Los pacientes con ERC avanzada tienen adipocitos más pequeños en el tejido adiposo blanco (TAB) y los marcadores de lipólisis y los ácidos grasos libres (AGL) circulantes están elevados. Además, los pacientes con ERC presentan altos grados de estrés oxidativo sistémico, que ocasionan oxidación de lípidos, proteínas y ADN en el compartimento intracelular, siendo los adipocitos del TAB especialmente vulnerables, aunque se desconoce con exactitud este mecanismo. Un fenómeno curioso es que en la ERC avanzada se produce un paso de TAB a tejido adiposo pardo, que parece no ser beneficioso, pues contribuye a la termogénesis y a la caquexia de los pacientes, que están especialmente inflamados. Se desconoce el motivo y el mecanismo de esta transformación, pero se asocia con mayores complicaciones.

En resumen, la ERC produce estrés en el RE de los adipocitos y un aumento del estrés oxidativo del TAB, y ambos mecanismos contribuyen a una mayor lipólisis, pérdida de tejido adiposo, aumento de la circulación de ácidos grasos libres y redistribución de lípidos ectópicos, que aumentan la aterosclerosis y la mortalidad. Esta liberación de AGL promovida por la lipólisis en la ERC favorece la aparición de RI y la lipotoxicidad, que a su vez se relacionan con la liberación de adipoquinas que intervendrán en la progresión de la ERC, cerrando el círculo fisiopatológico de la enfermedad (**Fig. 16-1**).

TÉCNICA DIAGNÓSTICA

En la ERC, las manifestaciones clínicas son escasas y el diagnóstico suele hacerse mediante control analítico en pacientes con riesgo de padecer la enfermedad. En el caso de la EMCA, clásicamente, se ha basado en medidas ponderales (peso, IMC, perímetro abdominal, etcétera) y las determinaciones de biomarcadores específicos siguen relegadas al campo de la investigación clínica. Para identificar el exceso

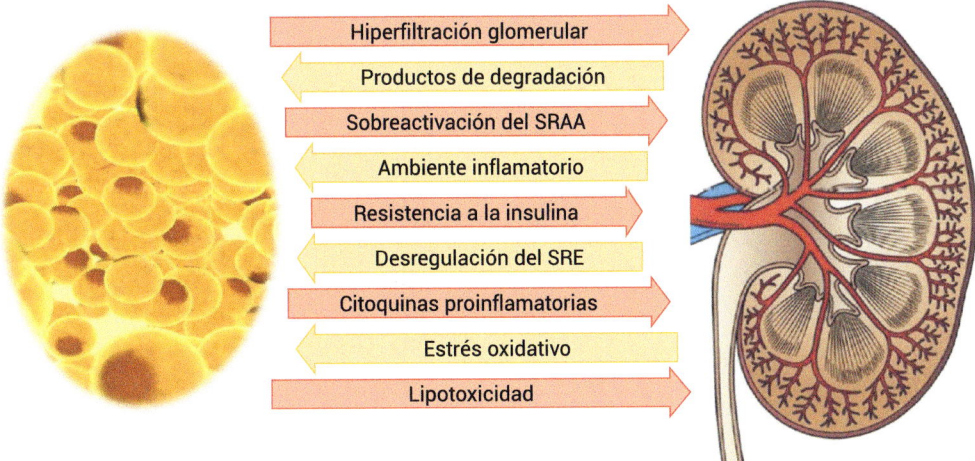

Hiperfiltración glomerular

Productos de degradación

Sobreactivación del SRAA

Ambiente inflamatorio

Resistencia a la insulina

Desregulación del SRE

Citoquinas proinflamatorias

Estrés oxidativo

Lipotoxicidad

Figura 16-1. La EMCA como inductora de ERC y la ERC como inductora de EMCA. Fuente: elaboración propia.

de líquido y sobrecarga en presencia de edema, estos métodos no son fiables, por lo que se hace necesario implementar nuevas técnicas de diagnóstico que valoren dichas patologías de forma conjunta y que, a su vez, permitan detectar la inflamación y la sobrehidratación que pueden presentarse en los pacientes con ERC con o sin EMCA.

Fundamentos de la bioimpedancia vectorial (BIVA)

La valoración de la composición corporal (CC) es de especial importancia tanto en la salud como en la enfermedad, debido a sus implicaciones biológicas. Los últimos años ha progresado, mejorando las técnicas y permitiendo cuantificar de forma objetiva los compartimentos corporales.

La BIVA es un método que se utiliza en la práctica clínica y que analiza la CC obteniendo datos sobre el estado de hidratación y nutrición del paciente. La BIVA establece la medición de la CC a través de vectores gráficos derivados de la resistencia (Rz) y la reactancia (Xc) y a través de ecuaciones de regresión se calcula el resto de los parámetros estimados. Consiste en pasar una corriente monofrecuencia de muy baja intensidad (50 kHz) mediante los electrodos colocados en mano y pie del mismo hemi-

cuerpo. Los parámetros de importancia clínica obtenidos de la BIVA son ángulo de fase (PhA) (obtenido de la resistencia y la reactancia), el intercambio Na-K y la masa celular corporal (BCM). En la representación vectorial del estado del paciente se pueden observar las elipses estandarizadas por altura que indican el 50-75-95 % de la normalidad en la población sana, distinta en raza y sexo. Esta medición detecta cambios de hidratación tisular con un error estándar del 2 %, considerándose adecuado estado hídrico cuando se encuentra en los percentiles 50-75 %.

Interpretación de los datos obtenidos de la BIVA

De forma general, los ejes de la BIVA que deben tenerse en cuenta son los siguientes:

- Hidratación (Rz): si el vector se encuentra en los dos cuadrantes superiores (color azul de la **figura 16-2A**) indica deshidratación (izquierda atleta y derecha anorexia). Sin embargo, si este se encuentra en los dos inferiores (color lila de la **figura 16-2A**), habría una sobrehidratación (izquierda: ERC/congestión cardiaca y derecha: enfermedad/inflamación).
- Células (Xc): si el vector se encuentra en los dos cuadrantes izquierdos (color naranja

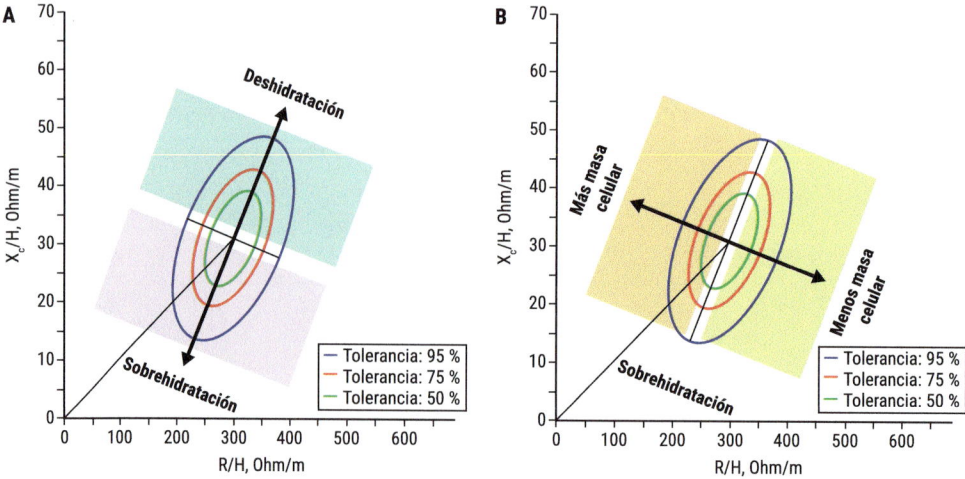

Figura 16-2. Análisis de fluidos y masa celular en bioimpedancia vectorial (Akern®). Fuente: elaboración propia.

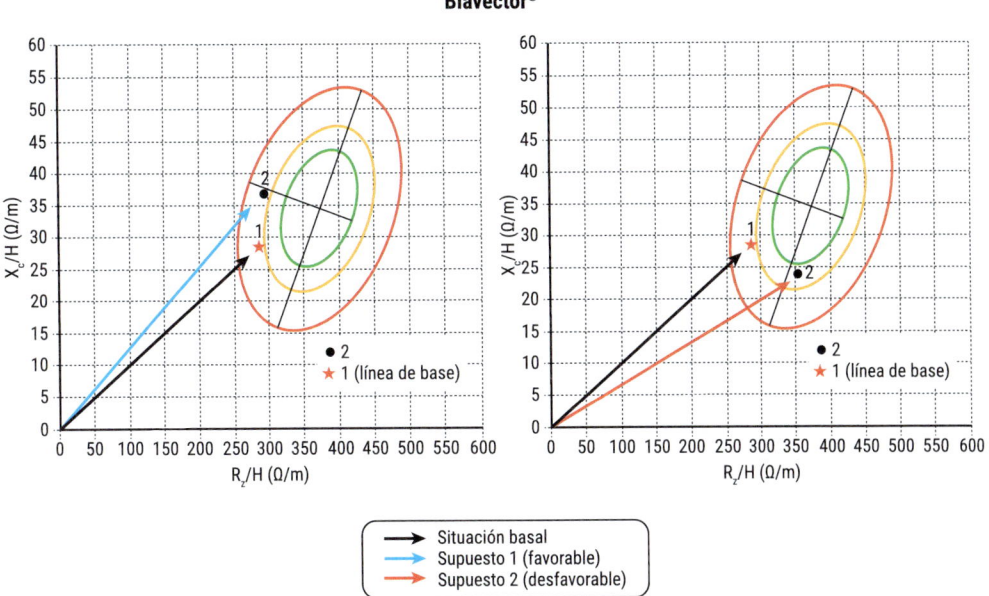

Figura 16-3. Representación del Biavector® en pacientes con EMCA y ERC.
Situación basal: peso 82,7 kg, talla 150 cm, IMC (índice de masa corporal) 36,7 kg/m², PhA (ángulo de fase) 5,7° (SPhA [ángulo de fase estandarizado] + 0,29°), R_z (resistencia) 428 Ω, X_c (reactancia) 42 Ω, TBW (agua corporal total) 37,3 L, EXW (agua extracelular) 17,5 L, ICW (agua intracelular) 19,8 L, FFM (masa libre de grasa) 50,6 kg, FM (masa grasa) 32,1 kg y BCM (masa celular corporal) 26,4 kg (17,6/m²).
Supuesto 1 (favorable). El peso se reduce 10 kg, manteniéndose la BCM: peso 72 kg, talla 150 cm, IMC 32, PhA 7,1° (SPhA +1,33), R_z 440 Ω, X_c 55 Ω, TBW 35,7 L, EXW 14,6 L, ICW 21,1 L, FFM 48,8 kg, FM 23,2 kg y BCM 28,7 kg (19,1/m²).
Supuesto 2 (desfavorable). El peso se reduce 10 kg con afectación de la BCM y empeora el estado de salud: peso 72 kg, talla 150 cm, IMC 32 kg/m², PhA 3,9° (SPhA-0,8°), R_z 528 Ω, X_c 36 Ω, TBW 32,3 L, EXW 18,7 L, ICW 13,6 L, FFM 43,1 kg, FM 28,9 kg y BCM 17,6 kg (11,7/m²).
Fuente: elaboración propia.

de la **figura 16-2B**), indica que aumento del número de células (inferior obesidad y superior atleta) y si se encuentra en los dos cuadrantes derechos (color verde de la **figura 16-2B**), indica disminución de dicha masa celular (inferior caquéctico y superior delgado/anorexia).

Analizando el perfil de pacientes con EMCA y ERC, la representación vectorial aparecería en el cuadrante inferior-izquierdo como situación basal (**Fig. 16-3**).

FUNDAMENTOS DE LA ECOGRAFÍA NUTRICIONAL®

La ecografía nutricional® es una técnica portátil, económica y no invasiva, que determina las medidas mediante ultrasonidos para evaluar la CC mediante ecografía del tejido muscular y adiposo. El tamaño y estructura del músculo se correlaciona con la masa celular metabólicamente activa, mientras que el tejido adiposo se corresponde con los depósitos de grasa y su distribución (tejido adiposo total: grasa superficial, grasa profunda y grasa visceral).

Interpretación de la técnica de medición

Ecografía del músculo recto anterior del cuádriceps

Esta técnica resulta de utilidad para evaluar los cambios en la calidad muscular y el aumento de la ecogenicidad, que se produce por una

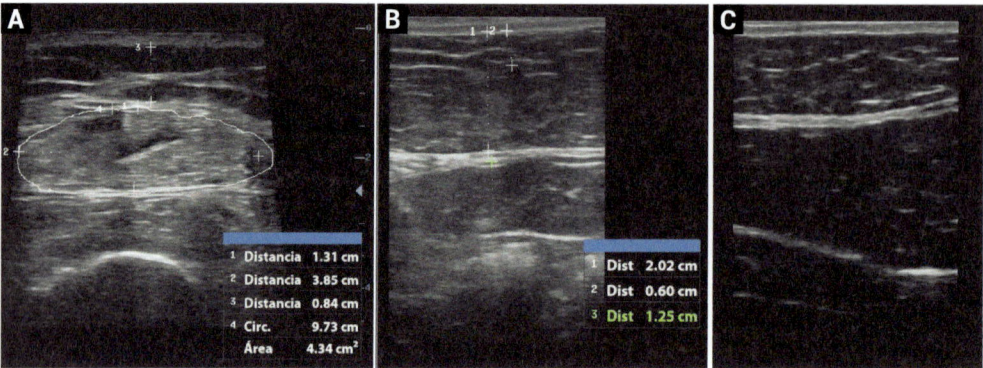

Figura 16-4. Ecografía nutricional®. **A**. Corte transversal del área del músculo recto anterior del cuádriceps. **B-C**. Corte transversal-longitudinal de la zona abdominal.
Fuente: elaboración propia.

alteración debido al aumento del contenido de grasa, pérdida de músculo sano, inflamación y fibrosis. Referente a las propiedades metabólicas, es de especial interés destacar la infiltración adiposa del músculo (mioesteatosis), caracterizada por un aumento de la ecogenicidad (**Fig. 16-4A**), que se asocia a los cambios degenerativos como la edad (esclerosis senil), la obesidad o una situación crítica, dándole un aspecto hiperecogénico al músculo.

Ecografía abdominal del punto medio del abdomen

El segundo componente de la ecografía nutricional es la evaluación de la grasa en la pared abdominal. Dicha evaluación a través de ultrasonidos es eficaz, especialmente, en el estudio del sobrepeso y la obesidad, además de en todas las patologías asociadas al síndrome metabólico, permitiendo cuantificar de manera precisa y estandarizada las reservas de grasa en el organismo a través del espesor y la distribución del tejido adiposo subcutáneo y visceral (**Fig. 16-4B** y **16-4C**). Este último es un marcador de riesgo independiente de morbilidad y mortalidad cardiovascular y metabólica, y en varios estudios recientes se ha demostrado la potencialidad de predicción de riesgos y complicaciones de la acumulación de grasa preperitoneal en diversas situaciones asociadas a diferentes patologías.

PRUEBAS DE VALORACIÓN FUNCIONAL (DINAMOMETRÍA DE LA MANO Y TEST LEVÁNTATE Y ANDA)

La dinamometría es un método de evaluación de la fuerza de presión de la mano reproducible, económico y sencillo, que presenta alta sensibilidad y especificidad en la detección precoz de variaciones en el estado nutricional. Consiste en realizar la medición de la fuerza máxima de la mano dominante en tres ocasiones y obtener la media en kg, la cual se compara con la tabla de referencia ajustada por edad y sexo. La disminución en la ingesta, la inactividad física, la diabetes y la sepsis son factores asociados en la ERC que aumentan la proteólisis muscular. Todo esto justificaría la asociación con baja fuerza de la mano observada en pacientes de este tipo.

En el caso del test de levántate y anda, es un método reproducible del famoso 6 minutos marcha, pero con una técnica mucho más ajustada al espacio y tiempo de consulta, dando una visión muy clara del estado funcional del paciente. Consiste en realizar un recorrido de 3 metros ida y 3 metros vuelta y contabilizar el tiempo que se tarda en realizarlo, En pacientes con afectación funcional, este valor sería mayor de 10 segundos y con gran afectación funcional, mayor de 20 segundos.

CONCLUSIONES

Las evidencias recientes confirman que la EMCA puede inducir daño renal independientemente de la presencia de agresores renales tradicionales en la obesidad, como la hipertensión y la DM2. En el caso de la ERC, el metabolismo del tejido adiposo está significativamente alterado por la enfermedad renal y que participan múltiples mecanismos, algunos de los cuales comparten similitudes con la obesidad y la diabetes, aunque también hay características únicas de la ERC.

En ambos casos nos encontramos con enfermedades cada vez más frecuentes, que suponen un alto coste en morbimortalidad en la población general.

El uso de biomarcadores está limitado, por el momento, a la investigación, por su alto coste y a la dificultad de integrarlos en la práctica clínica diaria.

Los métodos diagnósticos novedosos, y de fácil manejo e implantación, como la bioimpedancia, la ecografía nutricional* y los tests funcionales (dinamometría y test levántate y anda) permiten detectar precozmente los trastornos de la EMCA en pacientes renales. Permiten así la toma de decisiones clínicas adecuadas, puesto que los métodos más tradicionales, como el IMC o el perímetro abdominal, con frecuencia, inducen a error en estos enfermos, debido a la inflamación y la sobrehidratación que presentan.

BIBLIOGRAFÍA

- Arabi T, Shafqat A, Sabbah BN, Fawzy NA, Shah H, Abdulkader H, et al. Obesity-related kidney disease: Beyond hypertension and insulin-resistance. Front Endocrinol (Lausanne). 2023 Jan 16;13:1095211. doi: 10.3389/fendo.2022.1095211. eCollection 2022. https://doi.org/10.3389/fendo.2022.1095211
- Cuatrecasas G, de Cabo F, Coves MJ, Patrascioiu I, Aguilar G, March S, *et al*. Ultrasound measures of abdominal fat layers correlate with metabolic syndrome features in patients with obesity. Obes Sci Pract. 2020;6(6):660-7.
- Gai Z, Wang T, Visentin M, Kullak-Ublick GA, Fu X, Wang Z. Lipid Accumulation and Chronic Kidney Disease. Nutrients. 2019;11(4):722. doi: 10.3390/nu11040722. https://doi.org/10.3390/nu11040722
- Lee SB, Kim M, Lee HJ, Kim JK. Association of handgrip strength with new-onset CKD in Korean adults according to gender. Front Med (Lausanne). 2023;10:1148386. doi: 10.3389/fmed.2023.1148386. PMID: 37409278; PMCID: PMC10318437.
- Martínez-Montoro JI, Morales E, Cornejo-Pareja I, Tinahones FJ, Fernández-García JC. Obesity-related glomerulopathy: Current approaches and future perspectives. Obes Rev. 2022;23(7):e13450. doi: 10.1111/obr.13450. Epub 2022 Apr 1. PMID: 35362662; PMCID: PMC9286698.
- Molina-Robles E, Colomer-Codinachs M, Roquet-Bohils M, Chirveches-Pérez E, Ortiz-Jurado P, Subirana-Casacuberta M. Effectiveness of an educational intervention and physical exercise on the functional capacity of patients on haemodialysis. Enferm Clin (Engl Ed). 2018 May-Jun;28(3):162-170. English, Spanish. doi: 10.1016/j.enfcli.2017.12.003. Epub 2018 Mar 2. PMID: 29503041.
- Mulasi U, Kuchnia AJ, Cole AJ, Earthman CP. Bioimpedance at the bedside: current applications, limitations, and opportunities. Nutr Clin Pract. 2015;30(2):180-93.
- Neeland IJ, Ross R, Després J-P, Matsuzawa Y, Yamashita S, Shai I, *et al*. Visceral and ectopic fat, atherosclerosis, and cardiometabolic disease: a position statement. Lancet Diabetes Endocrinol. 2019;7(9):715-25.
- Serrano E, Shenoy P, Martinez Cantarin MP. Adipose tissue metabolic changes in chronic kidney disease. Immunometabolism (Cobham). 2023 Apr 27;5(2):e00023. doi: 10.1097/IN9.0000000000000023.
- Cosola C, Caggiano G, Cimmarusti MT, Palieri R, Acquaviva PM, *et al*. Obesity-Related Chronic Kidney Disease: Principal Mechanisms and New Approaches in Nutritional Management. Front Nutr. 2022 Jun 24;9:925619. doi: 10.3389/fnut.2022.925619. eCollection 2022. https://doi.org/10.3389/fnut.2022.925619

RESUMEN CONCEPTUAL

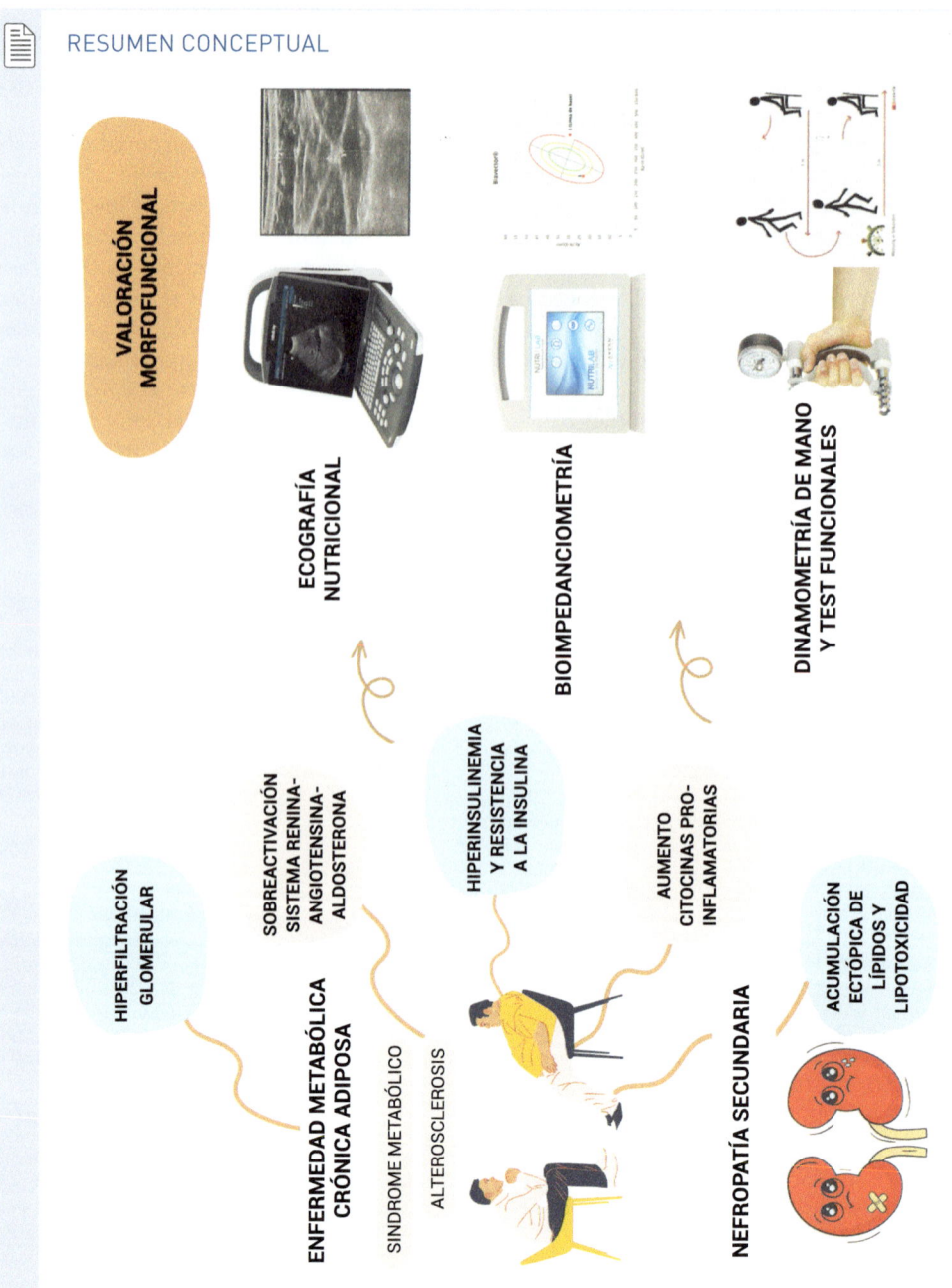

VALORACIÓN MORFOFUNCIONAL

ECOGRAFÍA NUTRICIONAL

BIOIMPEDANCIOMETRÍA

DINAMOMETRÍA DE MANO Y TEST FUNCIONALES

HIPERFILTRACIÓN GLOMERULAR

SOBREACTIVACIÓN SISTEMA RENINA-ANGIOTENSINA-ALDOSTERONA

HIPERINSULINEMIA Y RESISTENCIA A LA INSULINA

AUMENTO CITOCINAS PRO-INFLAMATORIAS

ENFERMEDAD METABÓLICA CRÓNICA ADIPOSA

SINDROME METABÓLICO

ALTEROSCLEROSIS

NEFROPATÍA SECUNDARIA

ACUMULACIÓN ECTÓPICA DE LÍPIDOS Y LIPOTOXICIDAD

Valoración morfofuncional en obesidad sarcopénica

17

M. D. Ballesteros Pomar y A. J. Cruz Jentoft

INTRODUCCIÓN

No cabe duda de que la obesidad es uno de los grandes problemas de salud en nuestra época. La prevalencia se está incrementando de una forma exponencial y las previsiones son aterradoras. Un estudio mundial predice que más de la mitad de la población mundial vivirá con sobrepeso o con obesidad en 2035, si no mejoran la prevención y el tratamiento. En España se calcula que un 37 % de los adultos tendrá obesidad en 2035. Ningún país ha notificado un descenso de la prevalencia de la obesidad en su población y ninguno está va camino de cumplir el objetivo de la Organización Mundial de la Salud (OMS) de "no aumentar en 2025 con respecto a los valores de 2010".

La definición y diagnóstico de obesidad son más complicados de lo que puede parecer. Clásicamente, nos hemos basado simplemente en el peso y en el índice de masa corporal (relacionando el peso con la talla del individuo) para establecer el diagnóstico de obesidad. El cambio de paradigma que supone considerar la composición corporal en el diagnóstico de obesidad es un reto, ya que aún no tenemos bien establecidos los métodos diagnósticos más apropiados ni tampoco los puntos de corte para cada uno de los compartimentos corporales a considerar. Hoy tenemos claro que la obesidad es un exceso de adiposidad (enfermedad metabólica crónica adiposa) y la definición actual de la OMS enfatiza que se trata de una acumulación anormal o excesiva de grasa que puede ser perjudicial para la salud.

Por otra parte, la pérdida de masa y función del músculo esquelético (sarcopenia) es frecuente en individuos con obesidad, debido a cambios metabólicos asociados a un estilo de vida sedentario, alteraciones del tejido adiposo, comorbilidades (enfermedades agudas y crónicas) y también a los cambios que se producen durante el proceso de envejecimiento.

El aumento progresivo en las tasas de obesidad se produce en una sociedad occidental en claro envejecimiento. Los datos del estudio ENPE reflejan una alta prevalencia de obesidad en adultos mayores de 65 años, mayor en mujeres (40,1 %) que en hombres (32,5 %). En este contexto, la sinergia entre la obesidad y la sarcopenia que pueden asociarse al envejecimiento implica peor capacidad funcional y aumenta el riesgo de discapacidad (Fig. 17-1). En ENPE se ha estimado la prevalencia de obesidad sarcopénica en un 10,3 % en hombres y un 10,9 % en mujeres mayores de 65 años. Sin embargo, las dificultades en el diagnóstico de obesidad sarcopénica no nos permiten por ahora tener datos suficientemente fiables sobre las repercusiones de este diagnóstico.

CONSENSO DE DEFINICIÓN Y DIAGNÓSTICO DE OBESIDAD SARCOPÉNICA

La coexistencia de obesidad y sarcopenia en una misma persona se conoce como obesidad sarcopénica (OS). Durante mucho tiempo no ha existido una definición de consenso de la OS, de forma que la mayoría de los estudios publicados usan diferentes definiciones de obesidad y diferentes definiciones de sarcopenia, haciéndolos difíciles de comprender.

La Sociedad Europea de Nutrición Clínica y Metabolismo (ESPEN) y la Asociación Europea para el Estudio de la Obesidad (EASO)

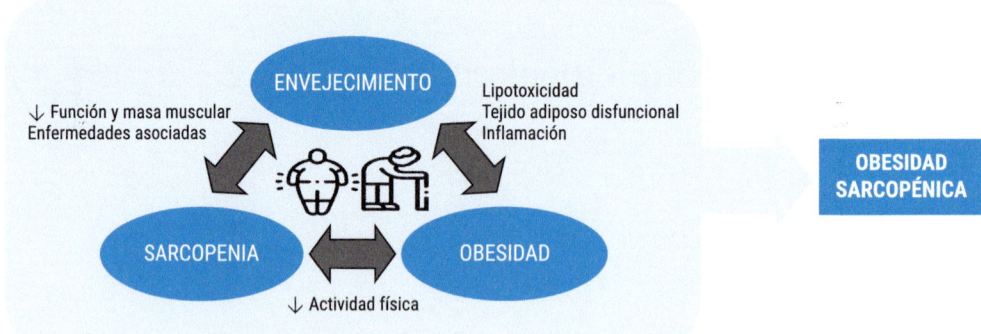

Figura 17-1. Interacción entre obesidad, envejecimiento y sarcopenia.

han publicado en 2022 un consenso de expertos sobre una definición y criterios diagnósticos de la OS, proponiendo que la OS se defina como la coexistencia de un exceso de adiposidad y una baja función y masa muscular. El diagnóstico de OS debe sospecharse en personas en situación de riesgo, definida por un índice de masa corporal (IMC) o un perímetro de cintura elevados y marcadores de baja masa y función muscular esquelética (factores de riesgo, síntomas clínicos o cuestionarios validados) (fase inicial de cribado). Los procedimientos diagnósticos deben incluir inicialmente una evaluación de la función muscular esquelética (y esto es importante, ya que la sarcopenia se define actualmente por la afectación de la función, no de la masa muscular), seguidos de una evaluación de la composición corporal en la que la presencia de un exceso de adiposidad y una baja masa muscular esquelética confirmen el diagnóstico de OS (fase de diagnóstico). Posteriormente, es aconsejable estratificar a los individuos con OS en estadio I en ausencia de complicaciones clínicas, o en estadio II, si existen complicaciones relacionadas con la alteración de la composición corporal o la disfunción del músculo esquelético: fase de estadiaje (Fig. 17-2).

Teniendo en cuenta estas premisas en el diagnóstico y definición de la OS, queda clara la necesidad de hacer una valoración morfofuncional adecuada en los pacientes con obesidad. La OS parece aumentar los riesgos de cada una de estas enfermedades, relacionándose con

peores resultados de salud y funcionales que la presencia de cada uno de sus componentes aislados; de ahí la importancia de llegar a este diagnóstico. A continuación, se repasan estos pasos, teniendo en cuenta las herramientas de valoración morfofuncional.

DIAGNÓSTICO DE OBESIDAD SARCOPÉNICA: PARÁMETROS FUNCIONALES DEL MÚSCULO ESQUELÉTICO

El diagnóstico para confirmar o rechazar la SO debe seguir siempre a un resultado positivo del cribado. Es necesario demostrar la alteración de los parámetros funcionales del músculo esquelético junto con la alteración de la composición corporal para establecer un diagnóstico firme de OS.

La evaluación diagnóstica se realizará, principalmente, cuando se disponga de técnicas y dispositivos para medir la función y composición corporal y se realizará en dos etapas: 1) Parámetros funcionales del músculo esquelético y 2) composición corporal.

Los parámetros funcionales del músculo esquelético (basados principalmente en la fuerza muscular), recomendados en el consenso ESPEN-EASO, son los siguientes:

1. Fuerza de prensión de la mano (FPM) o *hand grip strength* (HGS) medida mediante dinamometría, empleando el valor máximo entre los dos brazos. Es aconsejable hacerlo

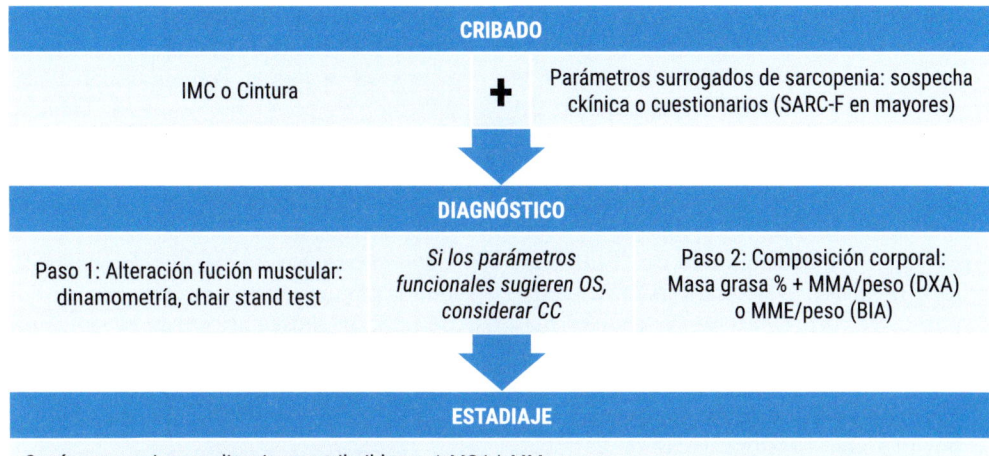

Figura 17-2. Consenso de expertos sobre Definición y criterios diagnósticos de la OS de la Sociedad Europea de Nutrición Clínica y Metabolismo (ESPEN) y de la Asociación Europea para el Estudio de la Obesidad (EASO). IMC, índice de masa corporal; MG, masa grasa; MM, masa muscular; MMA, masa magra apendicular; MME, masa muscular esquelética.

de forma protocolizada; normalmente, se usa el protocolo de Southhampton (https://www.uhs.nhs.uk/Media/Southampton-Clinical-Research/Procedures/BRCProcedures/Procedure-for-measuring-gripstrength-using-the-JAMAR-dynamometer.pdf). El consenso sugiere adoptar los puntos de corte dados por Dodds *et al.* para poblaciones caucásicas. Se define fuerza de prensión débil como una fuerza inferior en al menos 2,5 DE a la media máxima específica de cada sexo. Además, en España disponemos de los datos procedentes del estudio Pizarra, de Sanchez-Torralvo *et al.*, que nos permiten tener referencias locales y por rangos de edad. Algunos estudios sugieren la necesidad de ajustar HGS a la masa corporal (peso o IMC), porque encuentran que la FPM *per se* no se asociaba a características del síndrome metabólico, mientras que las relaciones FPM/peso corporal y FPM/IMC sí mostraron una asociación significativa. Esto sugiere que los parámetros ajustados podrían ser más adecuados para identificar la presencia de complicaciones metabólicas. Este concepto de fuerza muscular relativa es potencialmente relevante, pero el consenso no encuentra evidencia suficiente para recomendar métodos de ajuste basados en el peso corporal o el IMC, teniendo en cuenta también que no se dispone de puntos de corte claros para la FPM relativa (solo la Fundación de los Institutos Nacionales de Salud - FNIH sugiere un punto de corte para FPM/BMI) y que las ventajas y desventajas de utilizar fuerza normalizada aún no están definidas claramente.

2. Fuerza extensora de la rodilla (ajustada a la masa corporal en poblaciones en las que se dispone de datos). La principal limitación de esta medida es la necesidad de dispositivos específicos que no son fácilmente accesibles, por lo que en realidad solo se usa en investigación. Se han publicado valores de referencia en población general por edad y sexo.

3. Prueba de levantarse de la silla (*chair stand test-CST-* o *sit to stand test-STST-*, 5 repeticiones -5R-STST- o de 30 segundos). En el caso del 5R-STST se ha sugerido como patológico un tiempo mayor de 15-17 segundos, pero los valores de normalidad se

refieren a población mayor, lo que también ocurre para los 30 s. Esta prueba no solo mide la fuerza muscular, ya que depende también del equilibrio, la durabilidad del esfuerzo (*endurance*) y la potencia muscular, entre otros parámetros. La única ventaja obvia es que no precisa instrumentación, lo que facilita su uso.

4. En cuanto a estos parámetros funcionales musculares, es necesario todavía validar puntos de corte como valores de referencia para el sexo, la etnia y el estrato de edad. En general, los valores de referencia se han generado a partir de estudios caracterizados por una gran heterogeneidad de la población considerada (edad, etnia, sexo), por lo que la adopción de los valores de referencia representa un tema que necesita aún más investigaciones y, actualmente, los investigadores y los clínicos deberían referirse a los puntos de corte que más se aproximen a su población estudiada.

5. Aunque la FPM es habitualmente el procedimiento más empleado en la valoración de la fuerza, debe tenerse en cuenta la posibilidad de referirse a la fuerza de las extremidades inferiores en lugar de a la de las superiores para el procedimiento diagnóstico. Suele observarse una mayor disminución de la fuerza en las extremidades inferiores que en las superiores, lo que sugiere una posible mayor sensibilidad, si bien es cierto que existe una fuerte correlación entre la fuerza de unas y otras extremidades, y la mayoría de los datos epidemiológicos disponibles usan la FPM. Es importante destacar que su especificidad puede verse limitada por posibles factores de confusión y comorbilidades que pueden afectar a los resultados de la prueba, como la artrosis de rodilla, que se observa con frecuencia en pacientes con obesidad.

6. Por otra parte, la velocidad de la marcha tiene relevancia clínica como medida del rendimiento físico y puede identificar discapacidades y valoración funcional en diversos contextos, pero el consenso no recomienda su empleo como herramienta en el procedimiento diagnóstico de OS, debido a los posibles factores de confusión que pueden afectar a los resultados de la prueba, incluida la artrosis de rodilla. Podríamos considerar FPM y CST como indicadores de la fuerza muscular esquelética y la velocidad de la marcha como indicador del rendimiento físico (utilizada para determinar la gravedad de la sarcopenia).

7. En todo caso, hay un mensaje claro: para definir la OS es preciso demostrar una pérdida de función muscular; nunca es suficiente usar solamente medidas de composición corporal.

DIAGNÓSTICO DE OBESIDAD SARCOPÉNICA: COMPOSICIÓN CORPORAL

Al igual que ocurre en el caso de la sarcopenia en general, cuando se detecta una pérdida de fuerza muscular es aconsejable completar el diagnóstico con la evaluación de la composición corporal, específicamente, con la estimación de la masa muscular. El consenso apoya su evaluación mediante absorciometría de rayos X de energía dual (DXA) o con el análisis de impedancia bioeléctrica (BIA), como alternativa de segunda elección. Podría utilizarse la tomografía computarizada (TC) de forma oportunista cuando sea posible (por ejemplo, en pacientes a quienes se hace una TC por razones diagnósticas adicionales, como ocurre en oncología o cirugía), valorando la masa muscular a nivel de la tercera vértebra lumbar, generalmente, con el uso de un *software* específico.

Ambos métodos, DXA y BIA, tienen algunas limitaciones reconocidas, especialmente, en el contexto de la OS. En el caso de la DXA incluyen problemas de coste, variabilidad en el grosor del tejido, hidratación variable del tejido magro o falta de cuantificación del músculo esquelético de forma específica (debemos recordar que solo valora masa magra, no muscular y que la inclusión del componente magro no muscular puede reducir la precisión en personas con obesidad y dar lugar a discrepancias entre la composición corporal y los parámetros funcionales). A su vez, las limitaciones de la BIA también incluyen la falta de medición directa de la composición corporal, ya que la masa muscular esquelética se estima a partir de mediciones brutas de BIA basadas en ecuaciones específicas de la población y del dispositivo, con una precisión reducida en presencia de un equilibrio de fluidos alterado. La presencia de obesidad afecta, sobre todo, a la suposición de una hidratación constante, lo que puede reducir la precisión de la BIA. Además, el uso de la BIA en individuos con un IMC > 34 kg/m^2 puede provocar una subestimación de la masa grasa (MG) y una sobreestimación de la masa libre de grasa. La edad, el origen étnico y las enfermedades específicas pueden requerir ecuaciones y límites específicos que pueden no estar disponibles para diferentes dispositivos.

Masa grasa

La obesidad debe definirse como un aumento de masa grasa respecto del peso corporal total. También debe considerarse un aumento de la MG visceral para la evaluación del riesgo clínico global midiendo el perímetro de la cintura. La normalización por el peso corporal tiene también limitaciones, por ejemplo, en caso de un aumento significativo del agua corporal y, por lo tanto, se necesitan más estudios para validar el uso potencial de diferentes ajustes de MG (por ejemplo, por la altura corporal) en individuos con OS. El consenso sugiere adoptar los puntos de corte para masa grasa dados por Gallagher *et al.*, 2000, por edad y sexo, como se indica en el capítulo 4 de esta obra.

Masa muscular

El diagnóstico de OS requiere una reducción relativa de la masa musculoesquelética (MME) ajustada al peso corporal. En términos absolutos, la mayor MG en la obesidad puede dar lugar a una reducción relativa de la masa muscular esquelética (% MME/peso), incluso en ausencia de pérdida absoluta de músculo esquelético. Una reducción relativa de la MME podría, por lo tanto, ser simplemente consecuencia de una mayor grasa corporal. Las personas con obesidad pueden tener una MME absoluta comparable o incluso superior a la de las personas sin obesidad, debido a una mayor masa corporal total y a una posible mayor carga de trabajo muscular en la actividad física diaria. Sin embargo, la MME casi normal, según los intervalos de referencia de referencia para la población general, puede ir acompañada de una fuerza muscular y un rendimiento inferiores o inadecuados en individuos con obesidad. Por lo tanto, para la definición de sarcopenia en la OS, el consenso sugiere el concepto de normalización de la MME con respecto a la masa corporal (peso) y la necesidad de introducir el concepto de "masa muscular relativa o adecuada".

El panel considera que la determinación de la MMA/P (masa magra apendicular/peso) es el parámetro más adecuado cuando se dispone de DXA, sugiriendo como puntos de corte < 25,7 % en varones, < 19,4 % en mujeres.

En el caso de usar BIA, tanto MMA/P como MME/P (MME total ajustada al peso) pueden representar una opción válida. En este caso, se sugieren los puntos de corte de Janssen *et al.*, que definen sarcopenia clase I con valores 31,5 % - 37 % en varones, 22,1 % - 27,6 % mujeres (correspondientes a 1-2 SD) o clase II si < 31,5 % en varones, < 22,1 % mujeres (< 2 SD).

En la revisión sistemática que sirvió de antecedente al consenso, el mismo número de trabajos utilizó MMA/P o MMA/altura^2 como parámetro para definir la sarcopenia en la OS, lo que condiciona diferencias en el diagnóstico. El consenso aboga por que se realicen más estudios para verificar la validez de cada índice específico y en particular la normalización para la altura corporal, pero por el momento se prefiere la normalización por el peso.

Cuando no se dispone de DXA o BIA para la estimación de la MME, se puede hacer una aproximación sencilla y bastante certera utilizando la circunferencia de la pantorrilla (CP). Se han publicado valores de normalidad y también el ajuste en función del IMC. En general, podemos considerar patológica una CP por debajo de 34 cm en hombres y de 33 en mujeres, restando a este punto de corte 3 cm si el IMC es 25-29,9 kg/m^2, 7 cm si el IMC es

30-39,9 kg/m^2 o 12 cm si el IMC > 40 kg/m^2. La limitación más importante viene dada por la posible presencia de edemas, que no son infrecuentes en presencia de obesidad.

Otros índices para la valoración del compartimento muscular

Aunque por el momento no se han considerado en el consenso, se ha sugerido el empleo de masa grasa troncal/masa esquelética apendicular (MgTR/MEAP) y la relación masa grasa/masa libre de grasa (Mg/MSG) como modelos de carga-capacidad que podrían ser útiles en el diagnóstico de OS. Un percentil mayor de 85 en estos parámetros se ha asociado a con un mayor deterioro de la sensibilidad a la insulina y del control glucémico.

Ecografía en la valoración de la obesidad sarcopénica

Por el momento, disponemos de pocos estudios para valorar la ecografía como técnica diagnóstica en este contexto. Un estudio piloto ha sugerido que la ecografía, midiendo la grasa subcutánea y el grosor muscular del cuádriceps, puede ser complementaria a la BIA para la evaluación de la composición corporal y la sarcopenia en pacientes con obesidad antes y después de la cirugía bariátrica. Sin embargo, la ecografía tiene aún limitaciones que condicionan su uso en OS: la falta de estandarización, su gran dependencia del operador, las dificultades en la interpretación de las interfaces músculo-grasa o los errores de medición al aplicar el transductor sobre la piel con una presión excesiva, ya que podría comprimir el músculo.

Calidad del músculo esquelético

El concepto de calidad muscular es muy confuso y se está abandonando, ya que puede referirse a cosas diferentes, incluyendo aspectos histológicos, de imagen, metabólicos o físicos. La calidad del músculo esquelético puede estar profundamente alterada en las personas con obesidad, sobre todo, en lo que respecta al depósito de grasa ectópica (miosteatosis). La miosteatosis (que incluye la infiltración de grasa intra e intermuscular) se correlaciona negativamente con la masa y la fuerza del músculo esquelético, así como con trastornos metabólicos como la resistencia a la insulina y la diabetes tipo 2, y con la movilidad, por lo que tiene relevancia pronóstica. Sin embargo, actualmente, disponemos de pocos estudios para valorar la calidad. El ángulo de fase medido por BIA, la valoración de la calidad muscular mediante ecografía, la densidad muscular valorada por TC o la fuerza muscular específica (fuerza ajustada al tamaño del músculo) requieren estudios para su validación en la práctica clínica.

CONCLUSIONES

La coexistencia de un exceso de adiposidad y una baja función y masa muscular, conocida como OS, es cada vez más reconocida por sus características clínicas y funcionales, que influyen negativamente en importantes resultados clínicos y funcionales centrados en el paciente. La valoración morfofuncional es necesaria para poder establecer un diagnóstico adecuado, basado en el consenso ESPEN-EASO. Los procedimientos diagnósticos deben incluir inicialmente una evaluación de la función muscular esquelética, seguida de una evaluación de la composición corporal. La FPM es el parámetro más habitualmente utilizado en la valoración de la fuerza muscular, mientras que en la valoración de la composición corporal el consenso sugiere principalmente DXA o BIA. Aún necesitamos mucha investigación que nos ayude a establecer los métodos diagnósticos más adecuados, así como la estandarización de las mediciones o los puntos de corte a emplear en OS.

RESUMEN CONCEPTUAL

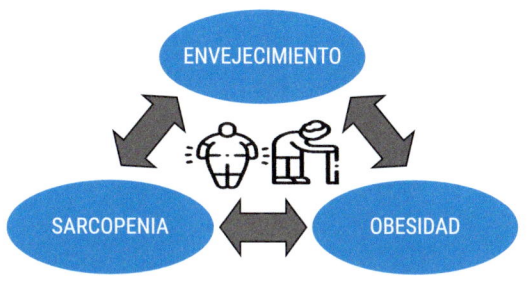

CRIBADO

| IMC o Cintura | **+** | Parámetros surrogados de sarcopenia: sospecha cKínica o cuestionarios (SARC-F en mayores) |

DIAGNÓSTICO

| Paso 1: Alteración fución muscular: dinamometría, chair stand test | *Si los parámetros funcionales sugieren OS, considerar CC* | Paso 2: Composición corporal: Masa grasa % + MMA/peso (DXA) o MME/peso (BIA) |

ESTADIAJE

Según presencia complicaciones atribuibles a ↑MG/↓MM
• ESTADIO I: No complicaciones
• ESTADIO II: Presencia de al menos una complicación
(enfermedad metabólica, discapacidad funcional, enfermedades cardiovasculares y respiratorias)

BIBLIOGRAFÍA

• Cruz-Jentoft AJ, Bahat G, Bauer J, Boirie Y, Bruyère O, Cederholm T, Cooper C, *et al*; Writing Group for the European Working Group on Sarcopenia in Older People 2 (EWGSOP2), and the Extended Group for EWG-SOP2. Sarcopenia: revised European consensus on definition and diagnosis. Age Ageing. 2019 Jan 1;48(1):16-31. doi: 10.1093/ageing/afy169. Erratum in: Age Ageing. 2019 Jul 1;48(4):601. PMID: 30312372; PMCID: PMC6322506.

• Dodds RM, Syddall HE, Cooper R, Benzeval M, Deary IJ, Dennison EM, *et al*. Grip strength across the life course: normative data from twelve British studies. PLoS One 2014 Dec 4;9(12):e113637. https://doi.org/10.1371/journal.pone.0113637

• Donini LM, Busetto L, Bischoff SC, Cederholm T, Ballesteros-Pomar MD, Batsis JA, *et al*. Definition and diagnostic criteria for sarcopenic obesity: ESPEN and EASO consensus statement. Clin Nutr. 2022 Apr;41(4):990-1000. doi: 10.1016/j.clnu.2021.11.014. Epub 2022 Feb 22. PMID: 35227529.

• Gallagher D, Heymsfield SB, Heo M, Jebb SA, Murgatroyd PR, Sakamoto Y. Healthy percentage body fat ranges: an approach for developing guidelines based on body mass index. Am J Clin Nutr 2000 Sep;72(3):694e701. https://doi.org/10.1093/ajcn/72.3.694.

• Gortan Cappellari G, Guillet C, Poggiogalle E, Ballesteros Pomar MD, Batsis JA, Boirie Y, *et al*; SOGLI Expert Panel. Sarcopenic obesity research perspectives outlined by the sarcopenic obesity global leadership initiative (SOGLI) - Proceedings from the SOGLI consortium meeting in rome November 2022. Clin Nutr. 2023 May;42(5):687-699. doi: 10.1016/j.clnu.2023.02.018. Epub 2023 Feb 24. PMID: 36947988.

• Pérez-Rodrigo C, Gianzo Citores M, Hervás Bárbara G, Aranceta-Bartrina J. Prevalence of obesity and abdominal obesity in Spanish population aged 65 years and over: ENPE study. Med Clin (Barc). 2022 Jan 21;158(2):49-57. English, Spanish. doi: 10.1016/j.medcli.2020.10.025. Epub 2021 Jan 26. PMID: 33509603.

• Poggiogalle E, Mendes I, Ong B, Prado CM, Mocciaro

G, Mazidi M, *et al.* Sarcopenic obesity and insulin resistance: Application of novel body composition models. Nutrition. 2020 Jul-Aug;75-76:110765. doi: 10.1016/j.nut.2020.110765. Epub 2020 Feb 13. PMID: 32279031.

- Roberts HC, Denison HJ, Martin HJ, Patel HP, Syddall H, Cooper C, Sayer AA. A review of the measurement of grip strength in clinical and epidemiological studies: towards a standardised approach. Age Ageing. 2011 Jul;40(4):423-9. doi: 10.1093/ageing/afr051. Epub 2011 May 30. PMID: 21624928.
- Sánchez Torralvo FJ, Porras N, Abuín Fernández J, García Torres F, Tapia MJ, Lima F, *et al.* Normative reference values for hand grip dynamometry in Spain. Association with lean mass. Nutr Hosp. 2018 Jan 16;35(1):98-103. English. doi: 10.20960/nh.1052. PMID: 29565156.
- Simó-Servat A, Ibarra M, Libran M, Quirós C, Puértolas N, Alonso N, Perea V, Simó R, Barahona MJ. Usefulness of Ultrasound in Assessing the Impact of Bariatric Surgery on Body Composition: a Pilot Study. Obes Surg. 2023 Apr;33(4):1211-1217. doi: 10.1007/s11695-023-06510-9. Epub 2023 Feb 27. PMID: 36849786; PMCID: PMC10079718.

Valoración morfofuncional en la enfermedad metabólica crónica adiposa hepática

18

A. Piñar Gutiérrez, M. Romero Gómez y P. P. García Luna

INTRODUCCIÓN

Dentro de la enfermedad metabólica crónica adiposa (EMCA) destaca la esteatosis hepática metabólica (EHMet). Se trata de una enfermedad que se caracteriza por la infiltración grasa del hígado y que surge como consecuencia de diversas alteraciones metabólicas, inflamación y aumento del estrés oxidativo. Entre los mecanismos etiopatogénicos metabólicos son fundamentales la resistencia a la insulina y la lipólisis, oxidación lipídica y lipogénesis de novo.

La EHMet es una de las enfermedades hepáticas más comunes en la actualidad. Su prevalencia e incidencia están en auge, dado el aumento de la esperanza de vida, de la obesidad y de la diabetes tipo 2, así como del estilo de vida occidental sedentario y basado en patrones de alimentación poco adecuados. La EHMet puede desembocar en carcinoma hepatocelular y se estima que en 2030 será la primera causa de trasplante hepático en nuestro medio, con el consiguiente impacto socioeconómico.

Esta enfermedad es más frecuente en hombres, con una prevalencia estimada del 30-40 % frente al 15-20 % en mujeres. Además, se pronostica que, en 2030, el número de casos va a aumentar en un 18,3 %, alcanzando los 109 millones de casos de esteatohepatitis y una prevalencia del 28,4 %. Otros factores de riesgo son la obesidad, la resistencia a la insulina, la diabetes tipo 2, la edad > 50 años, las concentraciones elevadas de ferritina y el polimorfismo del gen *PNPLA35-7*. En un estudio realizado por nuestro grupo, los pacientes con diabetes tipo 2 presentaron algún grado de esteatosis en el 100 % de los casos (un 59 % en grado S3) y un 35,5 % presentaron algún grado de fibrosis (el 20,2 % avanzada o muy avanzada).

Por otro lado, está muy relacionada con otras enfermedades que aumentan el riesgo cardiovascular, como la enfermedad renal crónica, la apnea del sueño, la psoriasis y algunas endocrinopatías, como el síndrome metabólico, el síndrome de ovario poliquístico, el síndrome de Cushing o la acromegalia. También se relaciona con la enfermedad cardiovascular ya establecida y con otras, como la osteoporosis y el cáncer colorrectal.

Las etapas del daño hepático que se producen en esta patología se reflejan en la figura 18-1.

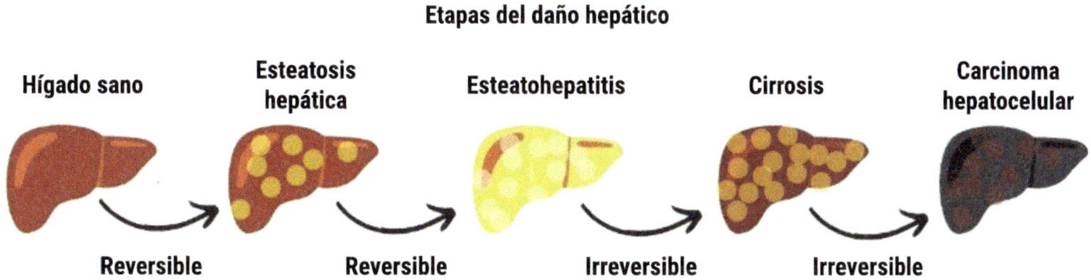

Etapas del daño hepático

Figura 18-1. Etapas del daño hepático en EHMet.

SARCOPENIA Y EHMET

El riesgo de EHMet es mayor en pacientes con sarcopenia, independientemente de que tengan obesidad o síndrome metabólico. La presencia de sarcopenia incrementa, especialmente, el riesgo de esteatohepatitis y fibrosis. También la presencia de obesidad sarcopénica se ha relacionado con mayor riesgo de esteatosis hepática y fibrosis.

Por otro lado, en pacientes con esteatohepatitis, la presencia de sarcopenia aumenta la mortalidad; y en pacientes con cirrosis se ha relacionado con un mayor desarrollo de fallo hepático, presentando, por tanto, una relación bidireccional. Se trata de un factor pronóstico relacionado con una menor supervivencia, que debe ser muy tenido en cuenta a la hora de valorar el riesgo de progresión de la enfermedad y muerte.

Los factores que contribuyen al aumento del riesgo de sarcopenia en pacientes con enfermedades hepáticas son los trastornos nutricionales, las concentraciones bajas de aminoácidos de cadena ramificada, la hiperamoniemia, las alteraciones en la microbiota y en el metabolismo lipídico, el aumento de citoquinas inflamatorias generadas por los macrófagos del tejido adiposo y la resistencia a la insulina. Destaca, entre todas, esta última, existiendo una relación muy estrecha entre la esteatohepatitis, la pérdida de masa muscular esquelética y las alteraciones en el metabolismo de la glucosa.

Por todo ello, a pesar de su mayor IMC, los pacientes con EHMet son más propensos a la sarcopenia. La sarcopenia se relaciona con un aumento de las complicaciones, que se elevan al progresar la fibrosis hepática.

ELASTOGRAFÍA TRANSITORIA CONTROLADA POR VIBRACIÓN (FIBROSCAN®)

La biopsia hepática es el *gold-standard* para evaluar si un paciente presenta esteatosis o fibrosis hepática. Sin embargo, esta técnica es costosa, necesita un especialista para su realización e interpretación y, por supuesto, es muy invasiva y presenta ciertas limitaciones. Por ello, fue necesario desarrollar nuevas técnicas no invasivas, más sencillas de realizar y más baratas. Estas técnicas deben estar validadas para diagnosticar, realizar el seguimiento y prevenir eventos de relevancia clínica.

En este contexto surge la elastografía transitoria controlada por vibración (FibroScan®). Es una técnica rápida, no invasiva, no dolorosa y sin irradiación, que emplea ondas elásticas de cizalla y cada vez es más accesible en el mundo. Se utiliza un vibrador mecánico para crear desplazamientos con ultrasonidos, sin formar imágenes médicas. Para su realización es preciso contar con personal entrenado, pero no muy especializado. Su interpretación, por otro lado, se basa en puntos de corte que varían en función de la patología en la que se valora el estado hepático. El valor de CAP nos indica si el paciente presenta esteatosis y su grado, y el valor de kPa nos indica la presencia y el grado de fibrosis. En la figura 18-2 se muestra un ejemplo de un informe resultante de esta prueba.

Es la técnica de estadificación de la fibrosis hepática más estudiada y validada. Tiene una buena reproducibilidad y ha sido demostrado su valor pronóstico elevado en múltiples estudios. Su uso está limitado en pacientes con obesidad (aunque existen sondas especiales para estos pacientes), ascitis y espacios intercostales estrechos.

Dada su facilidad de realización e interpretación, así como su valor diagnóstico y pronóstico, la elastografía podría considerarse otra herramienta más de la valoración morfofuncional, especialmente, en pacientes con alto riesgo de presentar EHMet y alto riesgo cardiovascular asociado clásicamente a EHMet o sarcopenia.

VALORACIÓN MORFOFUNCIONAL EN EHMET

La valoración morfofuncional (VMF) es un conjunto de herramientas centradas en diversos aspectos del paciente, cuyos resultados, interpretados de manera conjunta, nos indican el estado nutricional y funcional del paciente.

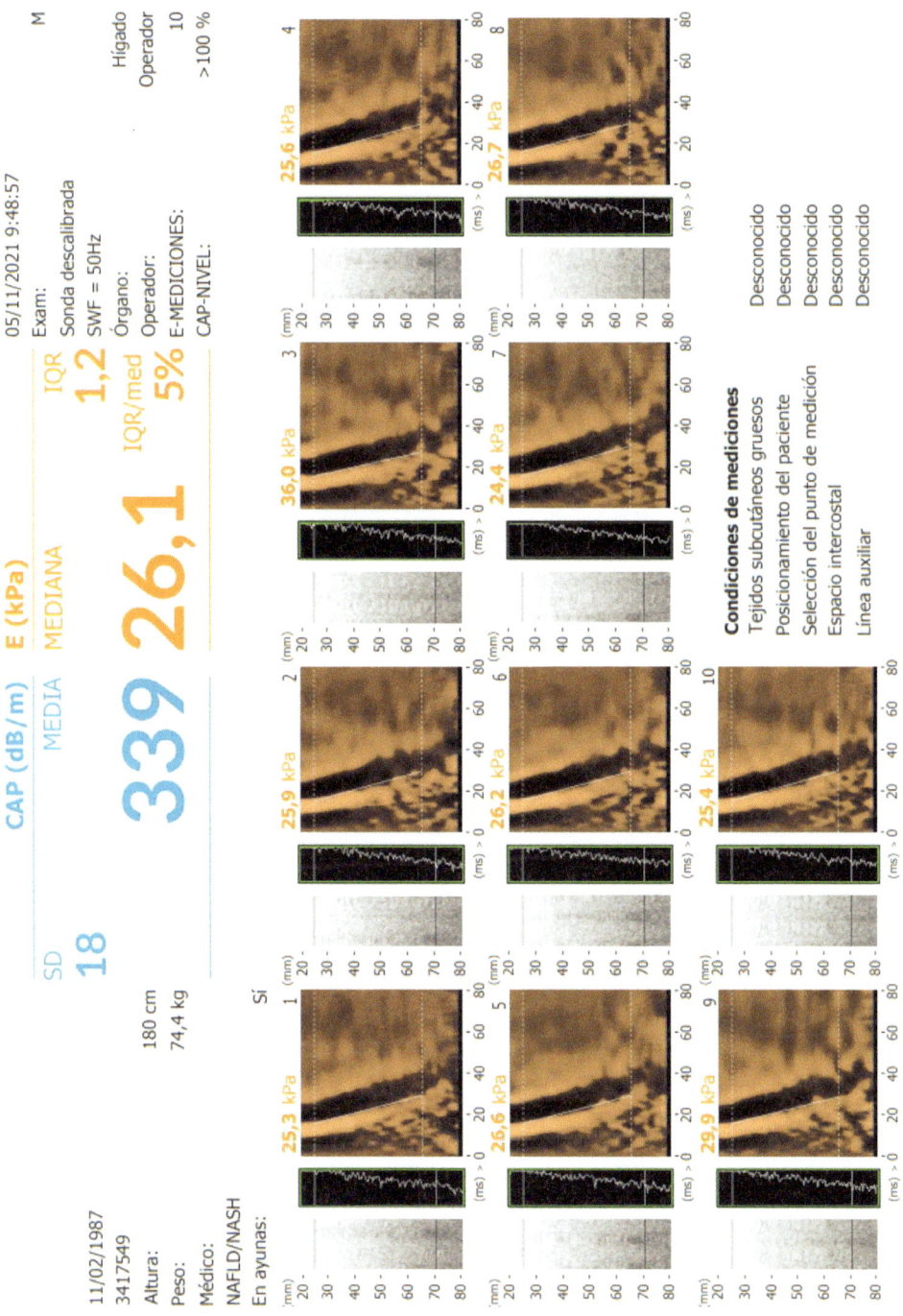

Figura 18-2. Ejemplo de informe de elastografía transitoria.

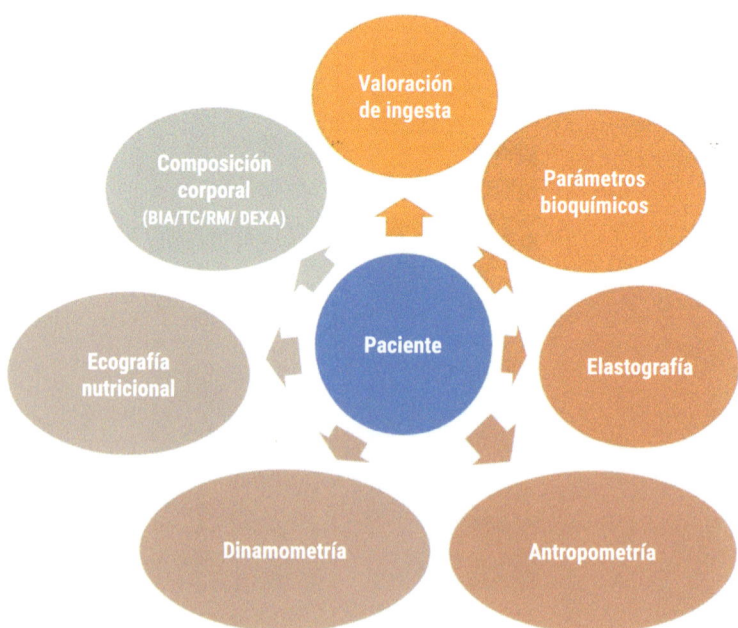

Figura 18-3. Valoración morfofuncional en el paciente con EHMet.

Los distintos aspectos y técnicas que deben ser realizados en la VMF de pacientes con EHMet se representan en la **figura 18-3**.

En este capítulo repasaremos las características especiales que tiene cada una de las herramientas de la VMF en pacientes con EHMet o riesgo de desarrollarla. Por supuesto, éstos deben ser acompañados de una buena historia clínica del paciente y, como se ha comentado antes y, a ser posible, una elastografía.

Respecto a la **valoración de la ingesta**, cabe destacar que en el manejo de estos pacientes es fundamental la pérdida de peso y una alimentación sana. Se ha estimado que el 7 % de pérdida de peso mejora la esteatosis y que la pérdida del 10 % mejora la fibrosis. Cuanto mayor sea el IMC, más beneficio obtienen los pacientes de la pérdida de peso. Sin embargo, debemos asegurarnos de que esta pérdida no se haga a costa de la masa muscular y produzca sarcopenia. Por eso es importante valorar que la ingesta proteica es adecuada, además de valorar la actividad física del paciente.

En la **antropometría** es muy importante la medición del perímetro de cintura, ya que valores > 102 cm en varones y > 88 cm en mujeres se han relacionado clásicamente con el síndrome metabólico y la resistencia a la insulina, asociados a mayor riesgo cardiovascular y mayor riesgo de EHMet.

En cuanto a los **parámetros bioquímicos**, cabe destacar que las concentraciones de transaminasas no tienen por qué estar alteradas en pacientes con EHMet, por lo que no podemos descartarla en estos casos. Para el cribado se recomienda utilizar scores predictivos como el FIB-4, que es el recomendado por las sociedades científicas en sus guías sobre diagnóstico. Los pacientes que se consideran de alto riesgo y a quienes debería calcularse este parámetro son aquellos con diabetes tipo 2 o prediabetes, obesidad y 2 o más factores de riesgo cardiovascular y aquellos con esteatosis hepática en pruebas de imagen o elevación de transaminasas.

Por otro lado, sería interesante medir la vitamina D, ya que su deficiencia se ha asociado a la gravedad del daño hepático producido por esta enfermedad. Por último, existen parámetros "nutricionales", que deben ser interpretados con mayor cautela, sobre todo, si el paciente ya presenta cirrosis o fallo hepático, como son la albúmina y prealbúmina, que están disminuidos en estos casos.

La valoración muscular debería comenzar con un **cribado de sarcopenia**, recomendándose actualmente el cuestionario SARC-F, sencillo de realizar y con alta especificidad. En caso de resultar positivo, o si queremos realizar un estudio mejor del paciente, el siguiente paso sería la realización de una **dinamometría** para evaluar la fuerza muscular. En el caso de que esta resultara positiva, se consideraría sarcopenia probable y se debería comenzar a intervenir en el paciente. La dinamometría es una herramienta que ha demostrado ampliamente su utilidad diagnóstica y cuyos resultados se han asociado en diversas patologías con peor pronóstico. En el caso de la EHMet también existen estudios que han demostrado que un valor bajo de fuerza muscular, medido mediante dinamometría, se asocia de manera independiente a la mortalidad por cualquier causa.

Si es posible, se debe realizar posteriormente alguna técnica que evalúe la masa muscular para confirmar la sarcopenia. Entre ellas queremos destacar la **ecografía nutricional***, técnica recientemente desarrollada y que es sencilla y no precisa radiar al paciente. Esta evalúa, por una parte, la masa muscular en el recto femoral, siendo interesante valorar en pacientes con EHMet no solo el área muscular, sino si esta tiene infiltración grasa y en qué grado. Una vez confirmado el diagnóstico de sarcopenia, se puede evaluar su gravedad con pruebas funcionales.

Por otro lado, la ecografía nutricional* también incluye la valoración de la **grasa preperitoneal**, que ha sido relacionada con el porcentaje de masa grasa medida por BIA y la grasa hepática. Cuando no disponemos de elastografía puede ser útil para estimar si el paciente puede tener esteatosis hepática y realizar un cribado con scores predictivos. El área de grasa preperitoneal, evaluado por RM en un estudio con pacientes con diabetes, también fue el mejor predictor de esteatohepatitis y podría ser un nuevo marcador no invasivo para el cribado de estos pacientes, pudiendo detectar formas más agresivas de EHMet.

En cuanto a la **composición corporal**, la técnica de elección sería la **DEXA**, pero emite radiación y es una técnica disponible en pocos centros. En un estudio transversal realizado en Corea se comprobó que la baja masa muscular medida por DEXA se asociaba al diagnóstico de esteatohepatitis y fibrosis hepática, incluso cuando este parámetro se ajustaba por IMC. La tomografía computarizada (**TC**) debe considerarse una técnica oportunista para evaluar la composición corporal, es decir, se puede utilizar si se realiza por otro motivo, ya que evaluar la composición corporal no justifica someter al paciente a la radiación que produce una TC, dado que disponemos de otras técnicas validadas. Las recomendaciones en el caso de la TC se basan en la mortalidad de pacientes en lista de espera de trasplante obtenida en un estudio retrospectivo y multicéntrico realizado en 2017. Los valores de corte para categorizar a un paciente como sarcopénico eran índice de masa muscular a nivel de L3: < 50 cm^2/m^2 en hombres y < 39 cm^2/m^2 en mujeres. Lo cierto es que, aunque se han evaluado distintas técnicas de valoración de sarcopenia en pacientes con enfermedades hepáticas, la que mejores resultados ha tenido a la hora de pronosticar eventos clínicos importantes ha sido la TC.

La **RM** también puede ser empleada para el estudio de composición corporal, pero al ser una técnica costosa, también debe ser utilizada cuando se realice por otro motivo. Cabe destacar que la elastografía por resonancia es una técnica cara y poco disponible, pero que se considera como la técnica no invasiva óptima para la evaluación de la esteatosis y de la fibrosis hepática.

Por último, la **BIA** es una técnica de evaluación de la composición corporal sencilla, barata, rápida y que no emite radiación al paciente. Por este motivo, es la más extendida, aunque entre sus limitaciones se encuentran la difícil interpretación en pacientes con obesidad, edemas, ascitis o derrame pleural, más frecuentes en EHMet la primera y, el resto, en enfermedades hepáticas avanzadas. Dentro de los resultados que nos ofrece la BIA es de especial relevancia el **ángulo de fase**, que al igual que la dinamometría se ha relacionado con peor

Tabla 18-1. Características particulares de las herramientas de valoración morfofuncional en EHMet.

Evaluación	Particularidades
Valoración de la ingesta	Importante evaluar la ingesta proteica y la actividad física.
Antropometría	A destacar el perímetro de cintura elevado, relacionado con resistencia a la insulina y mayor riesgo cardiovascular.
Parámetros bioquímicos	Las transaminasas pueden ser normales. Se deben utilizar scores predictivos como FIB-4 en pacientes de riesgo. Los niveles de albúmina y prealbúmina están descendidos en enfermedad hepática avanzada.
Dinamometría	Su valor disminuido se ha asociado de manera independiente a la mortalidad por cualquier causa en pacientes con EHMet.
Ecografía nutricional®	Se debe valorar la infiltración grasa además del área muscular. La grasa preperitoneal se ha asociado al contenido de grasa hepática.
Composición corporal	• DEXA: gold-standard pero poco disponible • TC: la que presenta mayor evidencia en el estudio de sarcopenia en pacientes con enfermedad hepática. Técnica oportunista. • RM: Técnica oportunista. La RM con elastografía es el gold-standard no invasivo para el estudio de esteatosis y fibrosis hepática • BIA: limitaciones en obesidad y fallo hepático. El ángulo de fase disminuido se asocia a mayor mortalidad en cirrosis.

pronóstico en múltiples patologías cuando su valor es bajo. En este sentido, las enfermedades hepáticas no podrían ser menos y el ángulo de fase disminuido se ha asociado, por ejemplo, con mayor mortalidad en pacientes con cirrosis hepática. También en otros estudios se ha relacionado un bajo valor de ángulo fase con mayor riesgo de EHMet, especialmente, en aquellos con IMC < 30 kg/m².

En la tabla 18-1 se resumen los aspectos más importantes de cada una de las herramientas.

RESUMEN CONCEPTUAL

• La EHMet es una entidad fundamental dentro de la EMCA. Su prevalencia está aumentando y está muy relacionada con la diabetes tipo 2, la resistencia a la insulina y otras enfermedades con alto riesgo cardiovascular. El riesgo de EHMet es mayor en pacientes con sarcopenia, independientemente de si tienen obesidad o síndrome metabólico; y en los que la presentan hay un mayor riesgo de alcanzar estadios más avanzados de la enfermedad. La valoración morfofuncional es fundamental en el diagnóstico y seguimiento de los pacientes para valorar el riesgo de los pacientes y la respuesta a los tratamientos, basados en la pérdida de peso y el tratamiento de las comorbilidades. En esta enfermedad, la inclusión del FibroScan®, técnica ampliamente disponible y no invasiva, es fundamental en el seguimiento y debe ser utilizada en el diagnóstico en pacientes con alto riesgo de EHMet.

BIBLIOGRAFÍA

- García Almeida JM, García García C, Vegas Aguilar IM, Bellido Castañeda V, Bellido Guerrero D. Morphofunctional assessment of patient´s nutritional status: a global approach. Nutr Hosp. 2021 Jun 10;38(3):592-600.
- Iwaki M, Kobayashi T, Nogami A, Saito S, Nakajima A, Yoneda M. Impact of Sarcopenia on Non-Alcoholic Fatty Liver Disease. Nutrients. 2023 Feb 10;15(4):891. doi: 10.3390/nu15040891.
- Lee HJ, Chang JS, Ahn JH, Kim MY, Park KS, Ahn YS, et al. Association Between Low Muscle Mass and Non-alcoholic Fatty Liver Disease Diagnosed Using Ultrasonography, Magnetic Resonance Imaging Derived Proton Density Fat Fraction, and Comprehensive NAFLD Score in Korea. J Prev Med Public Health. 2021 Nov;54(6):412-21. doi: 10.3961/jpmph.21.387.
- Martínez-Ortega AJ, Piñar Gutiérrez A, Lara-Romero C, Remón Ruiz PJ, Ampuero-Herrojo J, de Lara-Rodríguez I, et al. Prevalence of non-alcoholic fatty liver disease (NAFLD) in a cohort of patients with type 2 diabetes: the PHIGNA-DM2 study. Nutr Hosp. 2022 Oct 17;39(5):1012-18. English. doi: 10.20960/nh.03969.
- Ozturk A, Olson MC, Samir AE, Venkatesh SK. Liver fibrosis assessment: MR and US elastography. Abdom Radiol (NY). 2022 Sep;47(9):3037-50. doi: 10.1007/s00261-021-03269-4
- Parente DB, Oliveira Neto JA, Brasil PEAA, Paiva FF, Ravani JPR, Gomes MB, et al. Preperitoneal fat as a non-invasive marker of increased risk of severe non-alcoholic fatty liver disease in patients with type 2 diabetes. J Gastroenterol Hepatol. 2018 Feb;33(2):511-7. doi: 10.1111/jgh.13903.
- Vitturi N, Soattin M, De Stefano F, Vianello D, Zambon A, Plebani M, et al. Ultrasound, anthropometry and bioimpedance: a comparison in predicting fat deposition in non-alcoholic fatty liver disease. Eat Weight Disord. 2015 Jun;20(2):241-7. doi: 10.1007/s40519-014-0146-z.

Valoración morfofuncional en patología respiratoria asociada a la enfermedad metabólica crónica adiposa

19

A. Lecube Torelló y B. Salinas Roca

INTRODUCCIÓN

La obesidad es un problema de salud pública que ha alcanzado proporciones epidémicas en todo el mundo. Esta enfermedad se caracteriza por un exceso de tejido adiposo, con efectos compresivos, que evoluciona hacia la enfermedad metabólica crónica adiposa (EMCA), afectando de forma global a la salud. Entre las complicaciones asociadas a la obesidad se encuentran las alteraciones en el sistema respiratorio, que pueden dar lugar a una patología respiratoria significativa.

La valoración morfofuncional desempeña un papel crucial en la comprensión y en el manejo de la patología respiratoria en personas con obesidad. A medida que la cantidad de tejido adiposo aumenta en el cuerpo humano, se acentúa la presión sobre los pulmones y el diafragma, lo que provoca una disminución de la capacidad funcional pulmonar. Además, la obesidad también puede afectar negativamente la mecánica respiratoria, lo que produce mayor resistencia aérea y disminución de la eficiencia ventilatoria. La EMCA también afecta a la respiración durante el sueño, favoreciendo la aparición de trastornos, como el síndrome de apnea-hipoapnea del sueño (SAHS) y el síndrome de hipoventilación alveolar de la obesidad. En ambos, junto con el acúmulo de tejido adiposo cervical y en el paladar, existe también una señalización deficiente en los centros hipotalámicos responsables de regular la respiración, favoreciendo el desarrollo de hipoxemia grave y de alteraciones en el intercambio gaseoso.

En pacientes con EMCA, la compresión de los pulmones por el tejido adiposo circundante y el desplazamiento hacia arriba del diafragma se traduce en un patrón espirométrico restrictivo, con una limitación de la expansión del tejido pulmonar durante la inspiración. Sin embargo, en la EMCA también existe una inflamación crónica de bajo grado que va a favorecer el desarrollo de un patrón espirométrico obstructivo, pudiendo explicar su relación con otra patología tan prevalente como el asma. Además, otras situaciones íntimamente ligadas a la EMCA, como la resistencia a la insulina, la resistencia a la leptina y la propia diabetes *mellitus* tipo 2, ejercen también un impacto negativo sobre la función pulmonar, con mayor tendencia a exacerbar las alteraciones espirométricas propias de un patrón restrictivo.

Como siempre ocurre en la EMCA, la cantidad de tejido adiposo es importante, pero lo es más su distribución. Así, la distribución androide de la grasa corporal tiene un efecto más directo sobre la mecánica pulmonar que la obesidad de tipo ginecoide. Además, la distribución androide tiene mayor impacto en la inflamación metabólica. De hecho, se ha relacionado el aumento de la masa de grasa visceral con el síndrome metabólico, y el síndrome metabólico se ha relacionado con el asma y la función pulmonar deteriorada tanto en adolescentes como en adultos.

Cuando hablamos de composición corporal no nos referimos exclusivamente al porcentaje de tejido adiposo o masa grasa del individuo, sino también a su distribución y al estudio de la integridad celular. Y tampoco podemos olvidar el impacto de la cantidad y calidad del tejido muscular sobre la función respiratoria. Como se puede deducir de lo comentado hasta ahora, la masa muscular es un factor importante en la composición corporal, ya que el diafragma y los músculos intercostales son fundamentales para mantener la función y mecánica respiratorias correctas.

La salud ósea también está relacionada con las enfermedades respiratorias. La osteoporosis, caracterizada por la pérdida de densidad mineral del hueso, puede aumentar el riesgo de fracturas costales y deformidades torácicas, lo que sin duda limitará la capacidad pulmonar. Tampoco podemos olvidar que, con frecuencia, las enfermedades respiratorias son tratadas con corticoides, otro factor de riesgo para el desarrollo de la osteoporosis.

CAMBIOS FISIOLÓGICOS RESPIRATORIOS EN LA EMCA

El acúmulo de grasa en el mediastino y las cavidades abdominales influye de manera directa en las propiedades mecánicas de los pulmones y la pared torácica, contribuyendo a los síntomas respiratorios de la obesidad, como sibilancias, disnea y ortopnea (Fig. 19-1). El aire fluye hacia los pulmones a lo largo del gradiente de presión negativa en el espacio pleural. Sin embargo, en la obesidad, las presiones intraabdominales y pleurales aumentan ligeramente,

debido a que el movimiento descendente del diafragma y el movimiento hacia afuera de la pared torácica están restringidos. Esto provoca una reducción sustancial tanto en el volumen de reserva espiratorio como en la capacidad residual funcional (CRF) o el volumen en reposo. La reducción en la CRF es proporcional a la gravedad de la obesidad: los sujetos sin asma con sobrepeso, con obesidad moderada y con obesidad grave, en función de su índice de masa corporal (IMC), muestran reducciones en la CRF de del 10, 22 y 33 %, respectivamente. Ello se correlaciona con el descenso de la distensibilidad pulmonar, prácticamente, en unos dos tercios, lo que, a su vez, puede estar relacionado con el aumento de presión arterial pulmonar, la reducción de la CRF y el cierre de las vías respiratorias periféricas, que conlleva microatelectasia crónica. El volumen corriente o tidal, es decir, el volumen de aire que circula entre una inspiración y espiración normales, también es ligeramente menor en los sujetos con obesidad; sin embargo, un ligero aumento en la frecuencia respiratoria media compensa el patrón de respiración superficial. Otras medidas dinámicas de la función pulmonar, como el volumen espirado máximo en el primer segundo de la espiración forzada

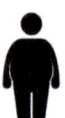

Consecuencias de la EMCA

↓
Distensión torácica y diafragma
Capacidad residual funcional
Volumen de reserva espiratorio
Volumen corriente
Eficiencia respiratoria
Volumen espirado máximo en el primer segundo de la espiración forzada
Capacidad vital forzada

↑
Presión intrabdominal y pleural
Frecuencia respiratoria
Reactividad bronquial
Dióxido de carbono
Microatelectasias
Presión arterial pulmonar
Hipoventilación

ESTUDIO MORFOFUNCIONAL

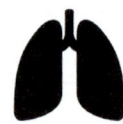

Impacto en el aparato circulatorio

Enfermedad pulmonar obstructiva crónica
Síndrome de apnea-hipopnea del sueño
Síndrome de hipoventilación por obesidad
Asma bronquial
Cáncer de pulmón
Fibrosis quística

Figura 19-1. Asociación entre la enfermedad metabólica crónica adiposa (EMCA) y el aparato respiratorio.

(FEV1) y la capacidad vital forzada (CVF) se reducen ligeramente en presencia de obesidad, pero la relación FEV1/CVF generalmente no se ve afectada, a menos que el IMC sea mayor de 60 kg/m². De forma similar, la capacidad total pulmonar tiende a ser normal, excepto en casos de obesidad mórbida, donde puede reducirse hasta el 20 %. Por último, debemos recordar que el riesgo de hiperreactividad de las vías respiratorias aumenta a medida que aumenta el IMC, incluso cuando se controlan los efectos de la edad, el tabaquismo, las concentraciones de IgE en suero y el FEV1 basal.

La eficiencia respiratoria, es decir, la capacidad del sistema respiratorio para llevar a cabo el intercambio de gases [toma de oxígeno del aire y eliminación de dióxido de carbono (CO_2) de la sangre] de manera efectiva y con un mínimo esfuerzo, se ve comprometida en la obesidad grave. Si bien en la obesidad moderada, los pacientes son capaces de eliminar las concentraciones de CO_2 en sangre correctamente, en la EMCA más grave se observa fallo en el aumento de ventilaciones por minuto en situaciones de estrés, apareciendo la hipercapnia en reposo.

CAMBIOS MORFOFUNCIONALES Y SU IMPACTO EN LAS ENFERMEDADES RESPIRATORIAS

La enfermedad pulmonar obstructiva crónica (EPOC) es una enfermedad de progresión lenta, caracterizada por síntomas respiratorios persistentes y obstrucción del flujo de aire. En 2013, el 6,4 % de los adultos estadounidenses fueron diagnosticados de EPOC por un médico, siendo la cuarta causa principal de muerte en Estados Unidos. Las personas con EPOC experimentan limitaciones en el funcionamiento físico, la capacidad de ejercicio y la calidad de vida relacionada con la salud. La gravedad de la EPOC se clasifica con la escala GOLD (*Global Initiative for Chronic Obstructive Lung Disease*), según sea el valor del FEV1 para su edad, de la siguiente manera: grado 1 o leve (FEV1 > 80 %), grado 2 o moderado (FEV1 entre 50 y 79 %), grado 3 o grave (FEV1 entre 30 y 49 %) y grado 4 o muy grave (FEV1 < 30 %).

Los pacientes con EPOC presentan cambios en la composición corporal, en particular, una reducción en la masa libre de grasa (FFM, *free fat mass*) y un aumento en la grasa visceral. Cuando ambas concurren en un mismo paciente (obesidad y baja masa muscular esquelética) da lugar a peores resultados de salud que cualquiera de las dos enfermedades por separado, con impacto negativo en los resultados funcionales, las tasas de hospitalización y la mortalidad. Así, tras equiparar por la gravedad de la enfermedad, las medidas de la composición corporal, como la masa muscular esquelética apendicular (ASM, *appendicular skeletal muscle mass*) y la masa grasa permiten predecir parte de la variabilidad en el consumo máximo de oxígeno, en la distancia caminada en 6 minutos y en la función física autorreportada en pacientes con EPOC. De forma similar, en los pacientes con EPOC, la proporción entre la ASM y el peso se asocia de manera consistente con la capacidad de ejercicio (aumento de 8,4 metros en la distancia caminada en 6 minutos por cada aumento del 1 % en la proporción ASM-peso), la actividad física objetiva (aumento de 194,8 pasos por día por cada aumento del 1 % en la proporción ASM-peso) y la actividad física autorreportada.

El SAHS es una afección crónica común, caracterizada por episodios repetidos de obstrucción completa (apnea) o parcial (hipopnea) de las vías respiratorias superiores durante el sueño, asociados con hipoxemia intermitente y fragmentación del sueño. La suma de apneas e hipopneas da lugar al índice de apneas-hipopneas (IAH), valor que permite clasificar la gravedad del SAHS. La hipoxemia progresiva finaliza cuando el esfuerzo inspiratorio provoca un despertar transitorio, que restablece la permeabilidad de la vía aérea, repitiéndose este ciclo a lo largo del sueño, en ocasiones, cientos de veces. Los factores de riesgo clásicos para el SAHS son obesidad, edad y sexo masculino. Su prevalencia es del 4-9 % en hombres y del 1-2 % en mujeres con un peso saludable, llegando a cifras del 40-70 % en sujetos con IMC ≥ 35 kg/m².

Entre las alteraciones de la mecánica respiratoria durante el sueño que se producen en la

EMCA y que favorecen el desarrollo del SAHS encontramos: (**1**) la disminución de la frecuencia respiratoria y el descenso del volumen corriente, con aumento en la saturación arterial de CO_2 y descenso en la tensión arterial de oxígeno, (**2**) la reducción en el tono muscular de la vía aérea superior y la atonía de la musculatura postural, incrementando la resistencia al paso del flujo aéreo, (**3**) la disminución de la respuesta ventilatoria a la hipercapnia, (**4**) el acúmulo de grasa en la región cervical, que repercute en la anatomía de las vías aéreas superiores y (**5**) el aumento de la colapsabilidad de la vía respiratoria superior en posición reclinada debido a la pérdida de la denominada "tracción traqueal". Aunque el IAH se correlaciona de manera positiva con la circunferencia del cuello, la grasa corporal, el agua corporal y la circunferencia abdominal, debe remarcarse que la correlación más intensa se establece de manera negativa con la masa magra.

La fibrosis quística (FQ) es una enfermedad hereditaria causada por mutaciones recesivas en el gen que codifica a la proteína reguladora de la conductancia transmembrana de la fibrosis quística (CFTR), lo que provoca una alteración en el transporte de iones de cloruro, bicarbonato y sodio a través de las membranas de las células epiteliales. La pérdida de la función de CFTR incluye un transporte anormal de fluidos y la acumulación de moco espeso en diferentes órganos, como el hígado, el páncreas, los intestinos y los pulmones. Las personas con FQ sufren problemas respiratorios y gastrointestinales, que incluyen inflamación de las vías respiratorias y mayor susceptibilidad a infecciones recurrentes, insuficiencia pancreática exocrina y malabsorción (especialmente, de grasas y vitaminas liposolubles), además de un estado crónico de inflamación que produce malestar general, falta de apetito, baja calidad de vida y aumento del gasto energético. La mayoría de los estudios describen que los adultos con FQ tienen disminuida la FFM, la LBM (*lean body mass*) y la ASM en comparación con la población general. Los resultados son más conflictivos en cuanto a la masa grasa, con estudios que afirman que está disminuida y otros que no encuentran diferencias en comparación

con un grupo control. En los pacientes con FQ, una menor LBM se asocia con una peor función pulmonar, incluido un menor valor de FEV1. De forma similar, en adultos jóvenes con FQ, los que padecen exacerbaciones frecuentes (> 2 al año) tienen una FFM más baja que los pacientes con exacerbaciones infrecuentes. Por último, en los pacientes con FQ, una baja relación FFM/LBM se asocia tanto con una función respiratoria deteriorada como con una disminución de la densidad mineral ósea.

El asma bronquial es un trastorno inflamatorio crónico de las vías aéreas que implica hiperreactividad bronquial. Esto, a su vez, conlleva un estrechamiento bronquial como respuesta a multitud de estímulos. Clínicamente, se manifiesta como tos, sibilancias, opresión torácica y disnea. El cuadro se exacerba por la noche y, habitualmente, es reversible. En los Estados Unidos, cerca del 60 % de los adultos con asma grave presentan obesidad y la progresión de ambas está estrechamente relacionada. Así, los pacientes con asma y obesidad tienden a tener asma más grave que los individuos con un peso saludable, con un riesgo de ser hospitalizados 4 a 6 veces mayor. Cuando se ha evaluado la composición corporal de los pacientes con asma, los pacientes con una mayor cantidad de LBM presentan un pronóstico mejor, con menor riesgo de asma no controlada y menor número de exacerbaciones. Estos hallazgos pueden explicarse por las mioquinas liberadas por la fibra muscular, que ejercerían efectos metabólicos y antiinflamatorios en el propio músculo y en las células del sistema inmunológico. De forma similar, los pacientes con asma persistente no controlada sufren una progresiva pérdida de masa muscular y acumulación de grasa, cambios que no se describen en pacientes con un asma temporalmente no controlada o controlada.

El cáncer de pulmón es el cáncer más común y afecta tanto a hombres como a mujeres. A nivel mundial, es una de las principales causas de mortalidad y la composición corporal de los pacientes va a condicionar su evolución. Así, en el momento del diagnóstico de cáncer de pulmón de células no pequeñas, tras ajustar por edad, sexo, IMC, estado de fumador, etapa de la enfermedad, subtipo histológico, etnia y uso de terapia adyuvante, los pacientes en el percentil más bajo del 20 % en cuanto a las áreas de tejido graso subcutáneo, tejido graso visceral y LBM tienen una supervivencia específica del cáncer de pulmón y una supervivencia global más corta que los pacientes con valores normales. De forma similar, cuando se produce una recaída de la enfermedad tumoral, una pérdida ≥ 20 % del área del tejido graso a nivel subcutáneo o visceral o ≥ 10 % del área del tejido muscular esquelético desde el diagnóstico se asocia de forma significativa con una peor supervivencia global y específica del tumor.

El uso de corticosteroides es una terapia frecuente en los pacientes con patología pulmonar, capaz de producir modificaciones en la composición corporal del individuo. Los corticosteroides sintéticos ejercen prácticamente los mismos efectos biológicos que los glucocorticoides endógenos, por lo que es fácil encontrar asociaciones entre su uso, la obesidad y el síndrome metabólico. Las concentraciones elevadas de cortisol a largo plazo están particularmente relacionadas con el aumento de la masa grasa abdominal, lo que podría explicarse por la mayor densidad de receptores de glucocorticoides y mayor expresión de la 11β-hidroxiesteroide deshidrogenasa tipo 1 (11βHSD1) en esa localización.

MÚLTIPLES OPCIONES PARA LA VALORACIÓN MORFOFUNCIONAL EN LA ENFERMEDAD PULMONAR: ESCOGE LA TUYA, PERO ESCOGE

Mantener el IMC como única herramienta en la valoración morfofuncional conlleva un perjuicio asistencial para el paciente con enfermedad pulmonar, pues nos priva de múltiple información válida para estudiar al paciente y establecer su pronóstico. Además, en la sociedad obesogénica, en la que nos encontramos, el IMC es una herramienta que con frecuencia infraestima tanto el exceso de masa grasa como los valores bajos de masa muscular, no permitiendo proceder al diagnóstico de la obesidad sarcopénica. Por ello es imprescindible avanzar en la valoración morfofuncional de los pacientes con EMCA y patología respiratoria, evaluando correctamente la función del sistema musculoesquelético y la composición corporal (**Fig. 19-2**).

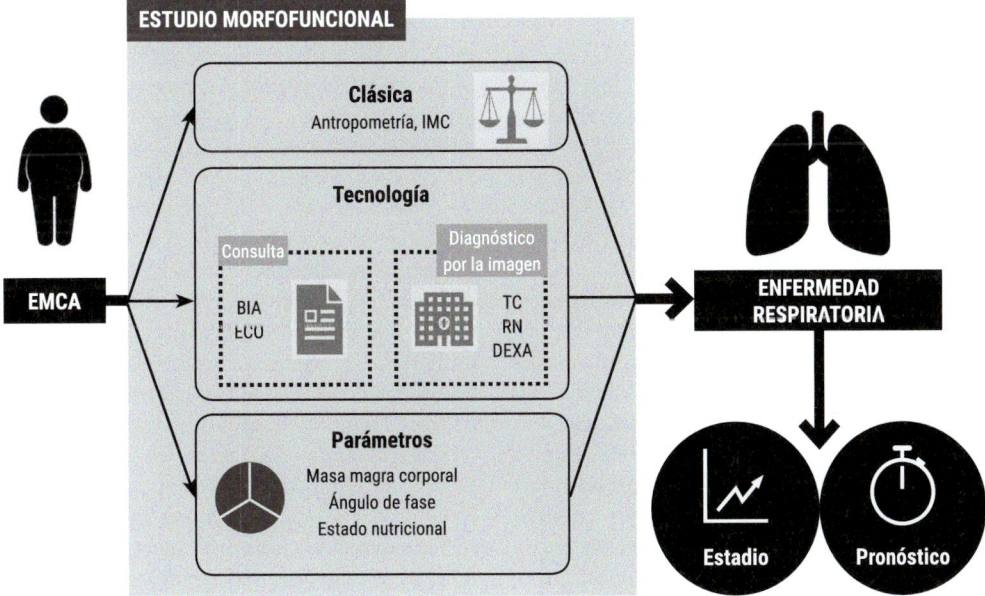

Figura 19-2. Impacto de la evaluación morfofuncional en el paciente con enfermedad metabólica crónica adiposa (EMCA) y patología respiratoria.

Existen varios métodos clínicos y de investigación disponibles para evaluar la composición corporal y el estado nutricional, que incluyen la absorciometría de rayos X de energía dual (DEXA), la impedancia bioeléctrica (BIA), la ecografía nutricional, la resonancia magnética (RM), la tomografía computarizada (TC) y la pletismografía por desplazamiento de aire, sin olvidar el uso de diversos cuestionarios. En la práctica clínica se recomienda adaptar la elección de la técnica al beneficio clínico, la práctica y disponibilidad de esta. Puesto que el paciente con patología pulmonar se somete con frecuencia a estudios de imagen torácica, la TC y la RM podrían ser de utilidad si se dispone del *software* necesario para el análisis de la composición corporal. Estas técnicas proporcionan una gran precisión y fiabilidad, y, actualmente, con un único corte axial en la vértebra L3 pueden estimar la grasa visceral, la grasa infiltrada en el músculo esquelético y la disminución de la masa muscular de forma precisa. También el área transversal del músculo medio del muslo, medido mediante TC, ha demostrado ser un mejor predictor de mortalidad en la EPOC que el IMC bajo, la edad, el sexo, el uso diario de corticosteroides, la capacidad de difusión de los pulmones para monóxido de carbono (DLCO), la circunferencia del muslo, la tasa de trabajo máximo en el ejercicio y la saturación arterial de oxígeno. Esta capacidad predictiva en la mortalidad es aún mayor en pacientes con un FEV1 < 50 % del valor predicho. Sin embargo, su costo y la exposición a la radiación limitan el uso de la TC en la evaluación nutricional rutinaria de los pacientes con EPOC.

La DEXA es otra técnica no invasiva, fácilmente aplicable, con una radiación mínima equiparable al 10 % de la sufrida en una radiografía de tórax, más económica que la TC y la RM, y con un tiempo de aplicación muy reducido. Esta técnica permite medir diferentes regiones corporales, como masa grasa, masa muscular y densidad mineral ósea por separado.

Pero por su rapidez y su progresiva introducción en la práctica clínica nos encontramos con la BIA y la ecografía nutricional. Previamente hemos comentado la utilidad de diversas variables obtenidas a través de la BIA, tecnología rápida, económica, y de fácil uso en la patología pulmonar. Pero se dispone también de información sobre otras variables BIA medidas directamente, como el ángulo de fase (PhA), resultado de la relación entre la reactancia y la resistencia. El PhA es un indicador de la integridad celular y se ha propuesto como un biomarcador de morbilidad y mortalidad en pacientes con enfermedad respiratoria. Así, en los pacientes con EPOC, la reducción del PhA se relaciona con mayores grados de hipoxia e hipercapnia, menor fuerza muscular (tanto fuerza de prensión como de los músculos respiratorios), menor distancia recorrida en 6 minutos, mayor disnea en reposo y peores valores de CVF y FEV1. La disminución del PhA también se asocia con una mayor mortalidad por todas las causas en estos pacientes. En pacientes con fibrosis pulmonar idiopática, el PhA bajo se acompaña de peor función pulmonar, capacidad de ejercicio, calidad de vida relacionada con la salud y pronóstico que los de los pacientes con PhA normal. También se ha observado una asociación independiente entre el PhA y los resultados clínicos adversos durante la hospitalización por COVID-19, con énfasis en la hospitalización prolongada, la necesidad de ventilación mecánica y mayor mortalidad en pacientes con un PhA más bajo.

La ecografía nutricional proporciona información con un costo mínimo y sin exposición a la radiación. Existen diversas medidas útiles para evaluar el estado nutricional en la EPOC, destacando el grosor del diafragma y las características del recto femoral. Así, el grosor del diafragma se relaciona con la LBM, la capacidad inspiratoria (el volumen máximo de aire que se puede inspirar tras alcanzar el final de una espiración normal y tranquila) y el FEV1. Por su parte, la intensidad de la señal ecográfica del recto femoral es significativamente mayor en todas las etapas GOLD de los pacientes con EPOC en comparación con los pacientes no EPOC, y se asocia de manera independiente con la calidad de vida relacionada con la salud. A su vez, el grosor del cuádriceps y el área transversal del recto femoral disminuyen en las etapas III-IV de la EPOC, en comparación con los pacientes sin EPOC. En su conjunto, el estudio ecográfico puede ser un medio valioso para monitorizar la progresión de la enfermedad en la EPOC.

La Evaluación Nutricional Mínima (MNA, *Mini Nutrition Assessment*) clasifica a los pacientes en tres grupos: pacientes con estado nutricional normal, pacientes con riesgo de desnutrición y pacientes desnutridos. Suele ser más práctico utilizar su versión reducida, el *MNA Short-Form* (MNA-SF), que evalúa la ingesta, la pérdida de peso, el IMC, la movilidad, los problemas neuropsicológicos y las enfermedades recientes. Una puntuación elevada significa menos problemas nutricionales. En pacientes con EPOC estable, la puntuación del MNA disminuye con el aumento de la gravedad de la enfermedad y se correlaciona con la saturación de oxígeno en reposo y durante el ejercicio, el FEV1, la CVF y la distancia recorrida en 6 minutos. Además, la puntuación en el MNA-SF se asocia significativamente con la incidencia de exacerbaciones por encima de otras variables como la edad, la sensación disneica autorreportada, el FEV1 y el IMC. Finalmente, los sujetos que reciben oxigenoterapia muestran un MNA más bajo que los que reciben terapia farmacológica.

La Evaluación del Riesgo Nutricional 2002 (NRS-2002, *Nutrition Risk Screening 2002*) es otra herramienta que considera el IMC, la pérdida de peso, la ingesta, la gravedad de la enfermedad respiratoria y la edad. Por ejemplo, en los pacientes con EPOC, que han sufrido una exacerbación de su enfermedad, la proporción de readmisión es significativamente mayor en los pacientes con riesgo nutricional (NRS-2002 ≥ 3) que en los pacientes sin riesgo nutricional (NRS-2002 < 3) un mes, 3 y 12 meses después del alta. De forma similar, el IMC y las puntuaciones de NRS-2002 predicen la mortalidad al año en los pacientes con EPOC.

CONCLUSIÓN

Utilizar únicamente el IMC para cuantificar el estado nutricional puede pasar por alto a una parte importante de los pacientes con enfermedad pulmonar con una composición corporal anormal que corren el riesgo de sufrir efectos adversos para la salud. Por ello, es importante proceder a la valoración morfofuncional en pacientes con enfermedad pulmonar para el correcto estadiaje, la planificación y monitorización del tratamiento, y el seguimiento de la progresión de la enfermedad. Comprender la relación entre la morfología y la función pulmonar en estos pacientes es esencial para dar una atención médica integral y contribuir a mejorar su calidad de vida.

En conclusión, los profesionales de la salud deben utilizar esta información para diseñar estrategias de manejo personalizadas que aborden tanto la obesidad como los trastornos respiratorios coexistentes. En este sentido, la introducción en la práctica clínica de variables procedentes de exploraciones rápidas, seguras y poco costosas, como la BIA y la ecografía nutricional, y los cuestionarios para valorar el estado nutricional, abren otra puerta hacia la medicina de precisión aplicada a los pacientes con EMCA y cualquier patología respiratoria.

RESUMEN CONCEPTUAL

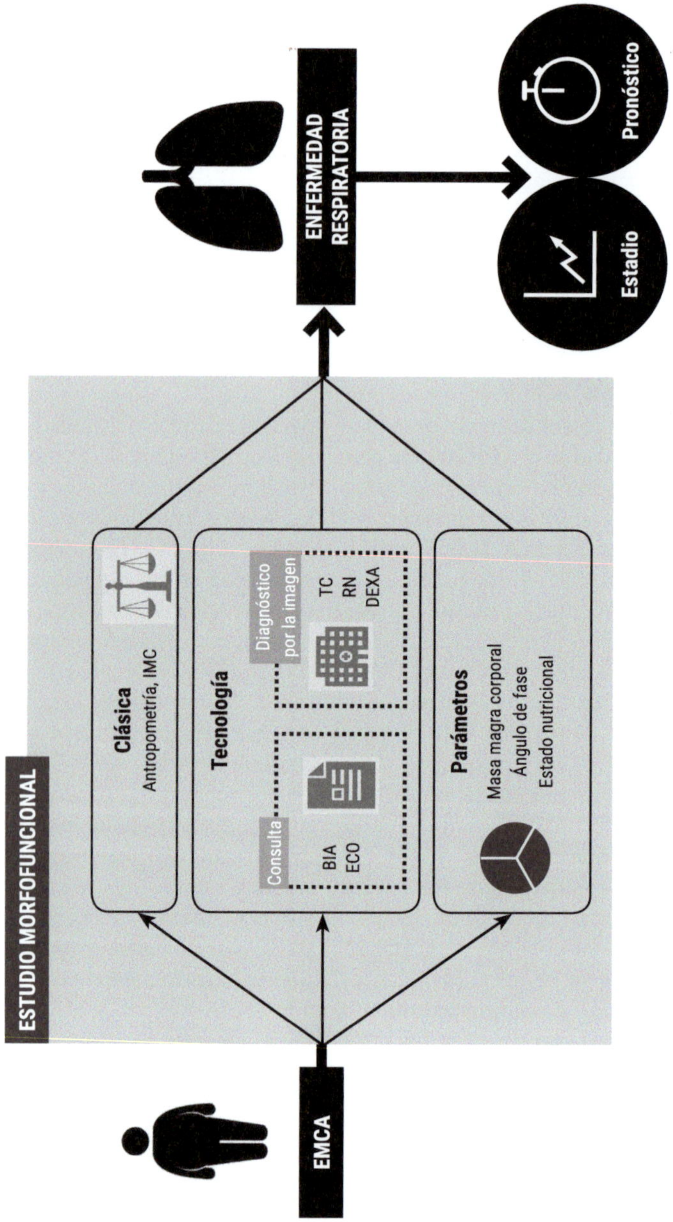

ESTUDIO MORFOFUNCIONAL

EMCA

Clásica
Antropometría, IMC

Tecnología

Consulta
BIA
ECO

Diagnóstico
por la imagen
TC
RN
DEXA

Parámetros
Masa magra corporal
Ángulo de fase
Estado nutricional

ENFERMEDAD RESPIRATORIA

Estadio

Pronóstico

Impacto de la evaluación morfofuncional en el paciente con enfermedad metabólica crónica adiposa (EMCA) y patología respiratoria.

BIBLIOGRAFÍA

- Al-Sawaf O, Weiss J, Skrzypski M, Lam JM, Karasaki T, Zambrana F, Kidd AC, Frankell AM, Watkins TBK, Martínez-Ruiz C, Puttick C, Black JRM, Huebner A, Bakir MA, Sokač M, Collins S, Veeriah S, Magno N, Naceur-Lombardelli C, Prymas P, Toncheva A, Ward S, Jayanth N, Salgado R, Bridge CP, Christiani DC, Mak RH, Bay C, Rosenthal M, Sattar N, Welsh P, Liu Y, Perrimon N, Popuri K, Beg MF, McGranahan N, Hackshaw A, Breen DM, O'Rahilly S, Birkbak NJ, Aerts HJWL; TRACERx Consortium; Jamal-Hanjani M, Swanton C. Body composition and lung cancer-associated cachexia in TRACERx. Nat Med. 2023 Apr; 29(4): 846-58. doi: 10.1038/s41591-023-02232-8. Epub 2023 Apr 12. PMID: 37045997; PMCID: PMC7614477.

- De Benedetto F, Marinari S, De Blasio F. Phase angle in assessment and monitoring treatment of individuals with respiratory disease. Rev Endocr Metab Disord. 2023;24(3):491-502. doi: 10.1007/s11154-023-09786-5. Epub 2023 Jan 25. PMID: 36694055.

- Lovin S, Bercea R, Cojocaru C, Rusu G, Mihăescu T. Body composition in obstructive sleep apneahypopnea syndrome bio-impedance reflects the severity of sleep apnea. Multidiscip Respir Med. 2010 Feb 28;5(1):44-9. doi: 10.1186/2049-6958-5-1-44. PMID: 22958677; PMCID: PMC3463035.

- Nicholson JM, Orsso CE, Nourouzpour S, Elangeswaran B, Chohan K, Orchanian-Cheff A, et al. Computed tomography-based body composition measures in COPD and their association with clinical outcomes: A systematic review. Chron Respir Dis. 2022 Jan-Dec;19:14799731221133387. doi: 10.1177/14799731221133387. PMID: 36223552; PMCID: PMC9561670.

- Rossi AP, Muollo V, Dalla Valle Z, Urbani S, Pellegrini M, El Ghoch M, et al. The Role of Obesity, Body Composition, and Nutrition in COVID-19 Pandemia: A Narrative Review. Nutrients. 2022 Aug 25;14(17):3493. doi: 10.3390/nu14173493. PMID: 36079751; PMCID: PMC9458228.

- Soltman S, Hicks RA, Naz Khan F, Kelly A. Body composition in individuals with cystic fibrosis. J Clin Transl Endocrinol. 2021 Oct 30;26:100272. doi: 10.1016/j.jcte.2021.100272. PMID: 34804808; PMCID: PMC8586800.

- Todoroff CM, Berry MJ. Body Composition, Physical Function and Exercise Capacity in Chronic Obstructive Pulmonary Disease. COPD. 2023 Dec;20(1):256-261. doi: 10.1080/15412555.2023.2237583. PMID: 37497722; PMCID: PMC10403279.

- van der Valk ES, Savas M, van Rossum EFC. Stress and Obesity: Are There More Susceptible Individuals? Curr Obes Rep. 2018 Jun;7(2):193-203. doi: 10.1007/s13679-018-0306-y. PMID: 29663153; PMCID: PMC5958156.

- Walter-Kroker A, Kroker A, Mattiucci-Guehlke M, Glaab T. A practical guide to bioelectrical impedance analysis using the example of chronic obstructive pulmonary disease. Nutr J. 2011 Apr 21;10:35. doi: 10.1186/1475-2891-10-35. PMID: 21510854; PMCID: PMC3110108.

- Zhang X, Deng K, Yuan Y, Liu L, Zhang S, Wang C, Wang G, Zhang H, Wang L, Cheng G, Wood LG, Wang G. Body Composition-Specific Asthma Phenotypes: Clinical Implications. Nutrients. 2022 Jun 17; 14(12):2525. doi: 10.3390/nu14122525. PMID: 35745259; PMCID: PMC9229860.

Valoración morfofuncional de la dislipemia en la enfermedad metabólica crónica grasa

20

I. Genua Trullos, H. Sardà Simó y A. Pérez Pérez

La obesidad es un problema de salud creciente, tanto por su prevalencia como por las comorbilidades y el aumento de mortalidad que lleva asociados. El espectacular incremento de la prevalencia de la obesidad y los procesos asociados se considera uno de los factores implicados en la no consecución del descenso esperado en la mortalidad a través del control de los factores de riesgo cardiovascular clásicos, como la hipertensión, la dislipemia o el tabaquismo. El mayor riesgo de enfermedad cardiovascular (ECV) en pacientes con obesidad se explica, en parte, por la elevada prevalencia y las características de la dislipidemia asociada.

La dislipidemia es un factor de riesgo crítico de ECV, que contribuye a la mortalidad en pacientes con obesidad. Se define por concentraciones anormales de colesterol total (CT), de colesterol de las lipoproteínas de baja densidad (cLDL), colesterol de las lipoproteínas de alta densidad (cHDL) o triglicéridos (TG), individualmente o en combinación. Las anomalías lipídicas observadas en pacientes con obesidad incluyen concentraciones elevadas de triglicéridos, apolipoproteína B (apoB) y colesterol no-HDL, mientras que las concentraciones de cHDL y apolipoproteína A-I (apoA-I) suelen ser bajos. Las concentraciones de triglicéridos postprandiales y los remanentes de quilomicrones y de colesterol de lipoproteínas de muy baja densidad (cVLDL) también aumentan en sujetos con obesidad. Las concentraciones de cLDL se encuentran frecuentemente en el rango normal, pero a menudo se observa un aumento en la proporción de partículas LDL pequeñas y densas. Todas estas alteraciones conforman la denominada dislipemia aterogénica, que se define por la asociación de TG elevados, cHDL bajo, y alta proporción de partículas LDL pequeñas y densas (tríada aterogénica o fenotipo lipoproteico aterogénico), con o sin incremento leve de cLDL. Esta dislipemia se suele acompañar de un incremento del número de partículas aterogénicas (de densidad muy baja -VLDL-, intermedia -IDL y baja -LDL-), que se refleja en un aumento en las concentraciones de apolipoproteína B (hiperapoB) (Tabla 20-1).

La relevancia de la dislipemia en la obesidad viene determinada por su elevada prevalencia y por su contribución al aumento de riesgo de ECV que presentan las personas con obesidad.

Tabla 20-1. Componentes de la dislipemia aterogénica	
cLDL "normal"	
Tríada aterogénica	Aumento de triglicéridos Reducción de cHDL LDL pequeñas y densas
Aumento número de partículas aterogénicas	Hiperapolipoproteína B
LDL modificadas	
HDL modificadas	

La obesidad favorece el desarrollo de dislipidemia, estimándose una prevalencia del 60-70 % en los pacientes con obesidad. Aunque cuanto mayor es el aumento del índice de masa corporal (IMC), mayores son las anomalías en los niveles de lípidos, esta relación no es homogénea en todas las personas con obesidad. En este sentido, algunas personas que no cumplen los criterios de obesidad por el IMC, presentan alteraciones relacionadas con la adiposidad, mientras que otras con obesidad presentan un perfil cardiometabólico favorable y un riesgo similar de morbilidad y mortalidad cardiovascular al de las personas con normopeso. El concepto de "obesidad metabólicamente saludable" es controvertido, y existe una discusión sobre si esta condición se mantiene en el tiempo. Lo que sí está claro es que los trastornos y riesgos metabólicos asociados al sobrepeso/obesidad están en relación con la distribución y composición de la masa grasa y que la disfunción del tejido adiposo desempeña un papel importante en el desarrollo de alteraciones cardiometabólicas asociadas a la obesidad. Una expansión exagerada del tejido adiposo, específicamente, de la grasa intraabdominal visceral, provoca una desregulación de las adipocitocinas, desencadenando posteriormente una inflamación crónica de bajo grado y la alteración de la homeostasis lipídica. Esta desregulación del metabolismo de las lipoproteínas es consecuencia de un efecto metabólico del exceso de grasa visceral y de la resistencia a la insulina, que condiciona una combinación de sobreproducción de lipoproteínas de muy baja densidad (VLDL), disminución del catabolismo de las partículas que contienen apoB y aumento del catabolismo de las partículas de HDL (Fig. 20-1). La acumulación de grasa visceral aumenta notablemente el flujo de ácidos grasos libres en la vena porta hacia el hígado, lo que estimula la secreción hepática de apoB-100, al aumentar la síntesis de colesterol y triglicéridos. Ello unido a la insulinorresistencia, que induce una menor supresión de la síntesis de colesterol y apoB, origina el aumento de producción de VLDL ricas en triglicéridos. Al aumento de producción de las VLDL, se suma una

disminución de su aclaramiento metabólico por una menor actividad lipoproteína lipasa, enzima dependiente de la acción insulínica. El efecto de ambos mecanismos origina el signo fundamental de la dislipemia aterogénica, la hipertrigliceridemia que se manifiesta en ayunas y/o postprandialmente. Las partículas ricas en triglicéridos intercambian los mismos por ésteres de colesterol con las HDL y LDL, mediante la acción de la proteína transferidora de ésteres de colesterol. Como resultado, ambas lipoproteínas contienen menos colesterol, más triglicéridos y la proporción normal de apo A-I y apoB. En consecuencia, la razón colesterol/apolipoproteína de ambas partículas está disminuida en referencia a la usual. Este tipo de lipopoproteínas es hidrolizado por la enzima hepático lipasa, cuya acción origina partículas HDL y LDL más pequeñas y más densas de lo normal. En el primer caso, estas partículas HDL son aclaradas más rápidamente del plasma; ello origina otro signo fundamental de la dislipemia aterogénica, la disminución de cHDL. Las partículas LDL enriquecidas en triglicéridos contienen menos colesterol para la misma proporción de apoB. Esto tiene dos consecuencias: la primera es que aunque aumente el número de partículas LDL, el cLDL circulante puede hallarse inalterado o solo discretamente aumentado; en cambio, la concentración de apoB sí aparecerá aumentada. La segunda consecuencia es que la razón cLDL/apoB estará disminuida y permitirá reconocer la existencia de estas LDL pequeñas y densas, otro de los hallazgos bioquímicos fundamentales de la dislipemia aterogénica. Finalmente, es remarcable que las concentraciones de lipoproteína Lp(a) no se encuentran significativamente alteradas en la dislipemia aterogénica.

Todos los componentes de la dislipemia aterogénica se asocian con aumento del riesgo cardiovascular. La hipertrigliceridemia es un factor de riesgo independiente de ECV en estudios epidemiológicos y estudios de aleatorización mendeliana, y la aterogenicidad se relaciona con las partículas remanentes de lipoproteínas ricas en triglicéridos, que inducen disfunción endotelial, inhiben la fibrinólisis

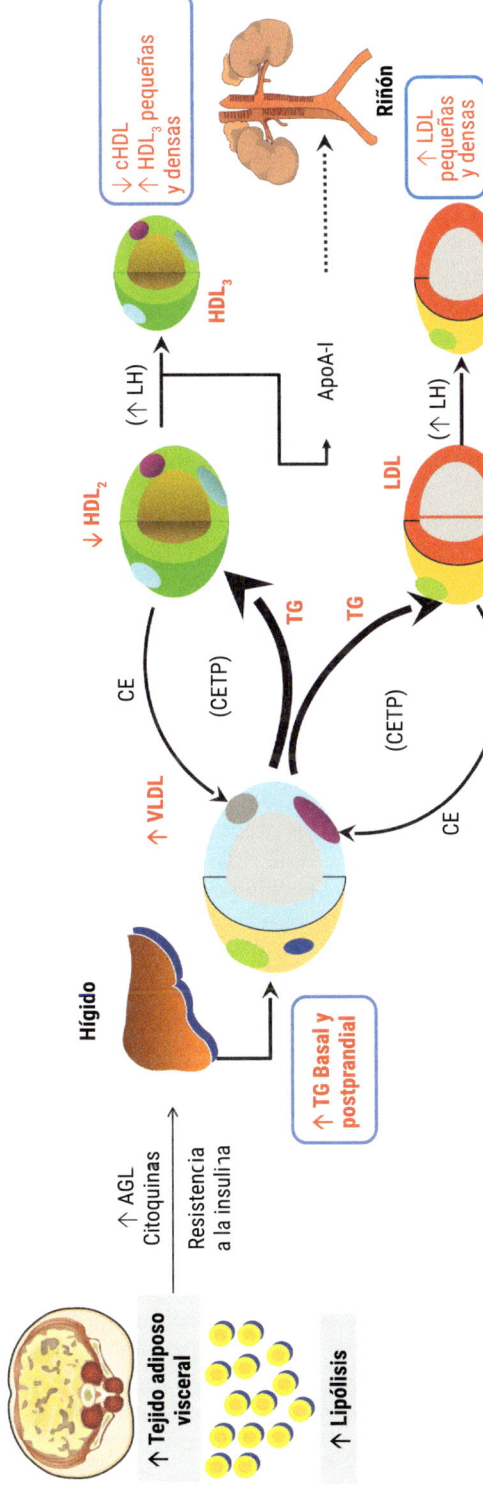

Figura 20-1. Mecanismos fisiopatológicos por los que se producen las alteraciones lipoproteicas en la enfermedad crónica grasa (para más detalles, referimos al lector al texto de este capítulo). El aumento de tejido adiposo visceral junto a la resistencia a la insulina provoca un aumento de la lipólisis y un aumento del flujo de ácidos grasos libres hacia el hígado. Todo ello provoca un aumento de producción de partículas de VLDL y una disminución de su catabolismo, aumentando las concentraciones de triglicéridos basales y postprandiales. Estas partículas ricas en triglicéridos intercambian, mediante la CETP, triglicéridos por ésteres de colesterol con las partículas de _DL y HDL, provocando, a su vez, mediante la acción de la lipasa hepática, partículas de LDL y HDL pequeñas y densas y una disminución de las concentraciones de cHDL.

y aumentan la coagulación y la inflamación vascular. En estudios epidemiológicos, las concentraciones plasmáticas de cHDL se correlacionan inversamente con el riesgo de ECV y el efecto antiaterogénico se atribuye a su papel en el transporte inverso de colesterol, pero también a otras funciones, como la inhibición de la oxidación de las LDL, la mejora de la función endotelial y las propiedades antitrombóticas y antiinflamatorias. Diversos estudios epidemiológicos prospectivos y ensayos clínicos de reducción de lípidos demuestran que la apoB es igual y a menudo mejor que el cLDL para estimar el riesgo de ECV. La acumulación de partículas pequeñas y densas de LDL se asocia con un mayor riesgo de ECV. Estas partículas tienen menos afinidad por el receptor de LDL, lo que resulta en un período prolongado de tiempo en la circulación. Además, estas pequeñas partículas ingresan en la pared arterial más fácilmente que las partículas grandes y luego se unen con mayor avidez a los proteoglicanos intraarteriales, lo que las atrapa en la pared arterial. Finalmente, las partículas pequeñas y densas de LDL son más susceptibles a la oxidación, lo que provoca mayor absorción por parte de los macrófagos.

Como hemos indicado previamente, la obesidad está implicada en el desarrollo de la dislipemia aterogénica y predispone al riesgo de ateroesclerosis y muerte prematura. Sin embargo, esta relación no es homogénea en todas las personas con obesidad. Por tanto, tipificar no solo el grado de adiposidad sino también la distribución y la funcionalidad de la misma es clave para: 1) mejorar la identificación de las personas con mayor riesgo o que son más susceptibles a desarrollar comorbilidades relacionadas con la adiposidad y, por tanto, con mayor riesgo cardiovascular; 2) favorecer, conjuntamente con las determinaciones de las magnitudes lipídicas, el diagnóstico preciso de dislipemia aterogénica y diferenciarla de otras dislipemias y 3) seleccionar las medidas terapéuticas más eficaces para la prevención y tratamiento de la dislipemia aterogénica y, por lo tanto, para reducir uno de los factores críticos del riesgo cardiovascular en las personas con exceso de adiposidad.

La clasificación actual de la obesidad, utilizando el IMC, tiene importantes limitaciones, ya que no permite valorar la distribución y composición del tejido adiposo ni su funcionalidad. La medicación de la circunferencia de la cintura es la forma más sencilla de medir la adiposidad central. Es superior al IMC para identificar a los pacientes con alteraciones lipídicas y se ha relacionado con la mortalidad cardiovascular independientemente del IMC. En este contexto, las diferentes sociedades científicas recomiendan utilizar la circunferencia de la cintura como medida rutinaria en la práctica clínica, junto con el IMC, para clasificar la obesidad y evaluar el riesgo cardiometabólico. Esta estrategia, aunque es útil para identificar un fenotipo de obesidad con mayor riesgo cardiometabólico, no discrimina entre grasa visceral y subcutánea en la región abdominal y no permite valorar la funcionalidad de la adiposidad visceral.

Las técnicas de imagen, como la resonancia magnética y la tomografía computarizada, se consideran el estándar de oro para la evaluación cuantitativa de la adiposidad visceral. Varios estudios han demostrado que los niveles de tejido adiposo visceral se correlacionan con los niveles de colesterol total, cHDL y cLDL, triglicéridos y ApoB. Sin embargo, los costos y la exposición a la radiación asociados con estos dos métodos representan barreras importantes para su uso generalizado en la práctica clínica. En este contexto es interesante considerar otros indicadores de adiposidad visceral que sean factibles en la práctica general. Entre estos parámetros asociados a la disfunción del tejido adiposo, el Índice de adiposidad visceral y la cintura hipertrigliceridémica son los más estudiados. El índice de adiposidad visceral (VAI) se basa en el IMC, la circunferencia de la cintura, los triglicéridos y las concentraciones de HDL, y es un marcador clínico de disfunción del tejido adiposo capaz de identificar el riesgo metabólico antes de que se desarrolle el síndrome metabólico y/o complicaciones cardiovasculares. La cintura hipertrigliceridémica (HTGW) se refiere a la presencia simultánea de un aumento de la circunferencia de la cintura y concentraciones elevadas de triglicéridos en ayunas, y refleja la pérdida de la capacidad de almacenar un exceso de energía, lo que lleva a un aumento en depósitos de grasa visceral y en concentraciones de lípidos en sangre (hipertrigliceridemia). Se asocia fuertemente con un alto contenido de adiposidad visceral y con un mayor riesgo de ECV y diabetes tipo 2 en adultos y adolescentes. Otros índices utilizados para la evaluación de las características morfofuncionales del tejido adiposo y estimar el riesgo de desarrollar enfermedades metabólicas son el índice de adiposidad disfuncional (DAI), que se basa en la circunferencia de cintura, el IMC y las concentraciones de TG y cHDL; el producto de acumulación de lípidos (LAP), que se basa en el perímetro de cintura y las concentraciones de TG; y el índice de glucemia-triglicéridos (TyG), que se basa en la glucemia y las concentraciones de TG, La adiponectina y la leptina son adipocinas ampliamente estudiadas que podrían ser marcadores de disfunción del tejido adiposo y alteraciones cardiometabólicas y la relación adiponectina/leptina disminuida se asocia con un perfil secretor nocivo por parte del tejido adiposo y presenta una correlación más fuerte con resistencia a la insulina que la leptina o la adiponectina solas, por lo que también podría ser útil para identificar a individuos con mayor riesgo cardiometabólico.

Como hemos indicado, existe un subgrupo de sujetos sin consecuencias perjudiciales obvias del aumento de peso (obesidad metabólicamente saludable) y también sujetos delgados con alteraciones metabólicas relacionadas con la adiposidad. La obesidad metabólicamente saludable es a menudo un estado transitorio hacia futuras alteraciones metabólicas. El enfoque más común para definir la salud metabólica se basa en la presencia de dos o más características del síndrome metabólico, siendo los parámetros lipídicos característicos

de la dislipemia aterogénica los más precoces y frecuentes. La cuantificación de la grasa visceral y/o ectópica, y la disfunción de los adipocitos permitirían distinguir de forma más precoz entre sujetos con obesidad metabólicamente saludable y no saludable y, dentro de la metabólicamente saludable, aquellos con mayor riesgo de evolución a no saludable. La identificación y caracterización precoz de los fenotipos de obesidad es el primer paso para diferenciar las intervenciones más eficientes para reducir el riesgo de la dislipemia aterogénica y cardiometabólico (**Fig. 20-2**). Los pacientes con obesidad subcutánea tienen menos riesgo y es probable que se beneficien menos de la pérdida de peso, en cuanto a mejora de sus factores de riesgo cardiometabólico, que los individuos con un exceso de grasa visceral. La información disponible sugiere que el incremento del ejercicio físico se traduce en mayores reducciones de la grasa visceral en personas con sobrepeso y/u obesidad que la restricción calórica. Estos datos enfatizan el papel esencial del ejercicio para reducir la grasa visceral y el riesgo cardiometabólico y que la reducción de la circunferencia de la cintura puede ser clínicamente más relevante que la pérdida de peso para evaluar la pérdida de grasa corporal no saludable y el riesgo cardiometabólico. La pioglitazona, a pesar del aumento de peso y de la grasa subcutánea, disminuye la grasa visceral/hepática y mejora el metabolismo del tejido adiposo, la dislipemia aterogénica y el riesgo cardiometabólico. Ninguno de los fármacos que reducen el peso ha demostrado mayor reducción de la grasa visceral con un grado similar de pérdida de peso, por lo que en el desarrollo de nuevos fármacos será importante determinar la eficacia sobre la reducción de la grasa visceral para abordar con mayor precisión la enfermedad crónica grasa y sus comorbilidades.

📄 RESUMEN CONCEPTUAL

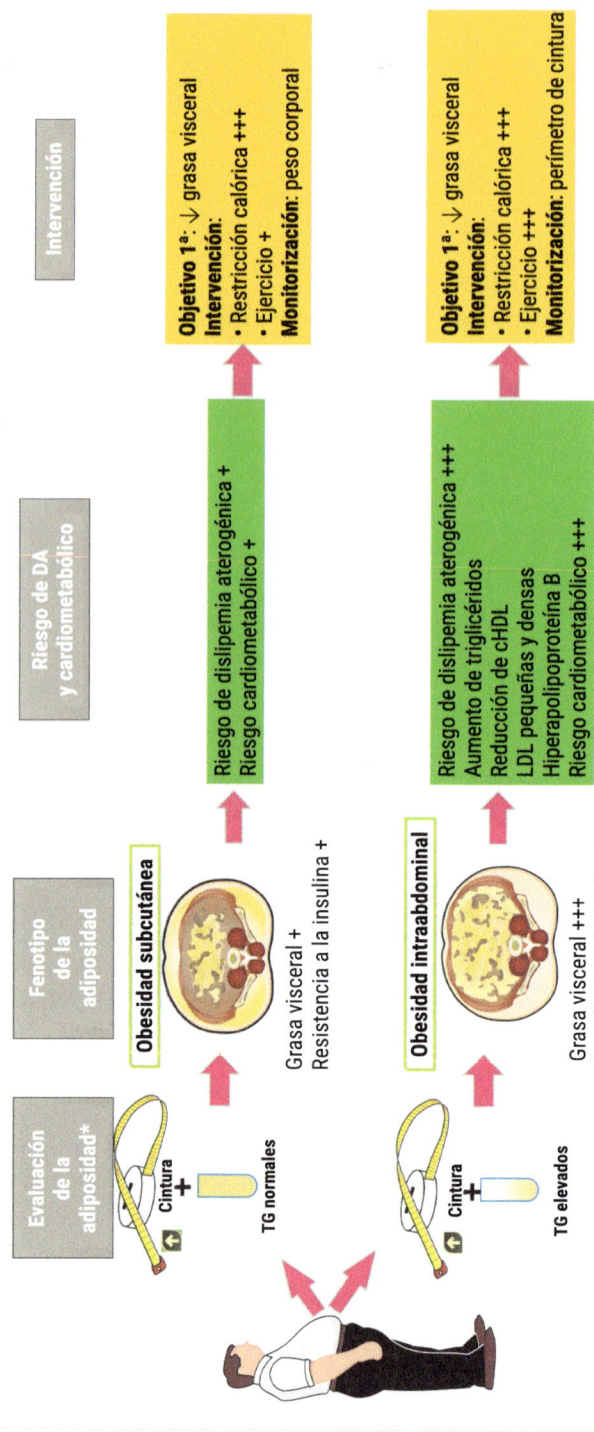

Figura 20-2. Evaluación morfofuncional de la adiposidad para la identificación y prevención del riesgo de dislipemia aterogénica (DA) y cardiometabólico. Los índices clínicos sencillos de morfofunción del tejido adiposo, como la cintura hipertrigliceridémica (HTGW), que incluyen parámetros antropométricos (IMC y perímetro de cintura) y analíticos, disponibles en cualquier ámbito de la atención (triglicéridos, cHDL y glucemia), permiten la identificación y caracterización precoz de los fenotipos de adiposidad en los que predomina la obesidad subcutánea o intraabdominal. Estos fenotipos permiten identificar a los pacientes con mayor riesgo de desarrollar dislipemia aterogénica y otras alteraciones cardiometabólicas, y representa el primer paso para seleccionar las intervenciones más eficientes para reducir el riesgo de estas alteraciones y los parámetros más útiles para su monitorización en el seguimiento.

DAI, índice de adiposidad disfuncional; HTGW, cintura hipertrigliceridémica; LAP, producto de acumulación de lípidos; TyG, índice de glucemia-triglicéridos; VAI, índice de adiposidad visceral.

* Índices clínicos de morfofunción del tejido adiposo (véase nota: HTGW, VAI, DAI, TyG, LAD)

BIBLIOGRAFÍA

- Amato MC, Giordano C. Visceral Adiposity Index: An Indicator of Adipose Tissue Dysfunction. Int J Endocrinol. 2014;2014:730827.
- Blackburn P, Lemieux I, Lamarche B, Bergeron J, Perron P, Tremblay G, *et al.* Hypertriglyceridemic waist: a simple clinical phenotype associated with coronary artery disease in women. Metabolism. 2012 Jan;61(1):56-64.
- Castela I, Morais J, Barreiros-Mota I, Silvestre MP, Marques C, Rodrigues C, *et al.* Decreased adiponectin/leptin ratio relates to insulin resistance in adults with obesity. Am J Physiol Endocrinol Metab. 2023 Feb 1;324(2):E115-9.
- Després JP. From syndrome X to cardiometabolic risk: clinical and public health implications. Proceedings of the Nutrition Society. 2020 Feb 18;79(1):4-10.
- Feingold KR. Obesity and Dyslipidemia, 2023.
- Kotsis V, Jordan J, Micic D, Finer N, Leitner DR, Toplak H, *et al.* Obesity and cardiovascular risk. J Hypertens. 2018 Jul;36(7):1427-40.
- Miñambres I, Sánchez-Hernandez J, Cuixart G, Sánchez-Pinto A, Sarroca J, Pérez A. Characterization of the hypertriglyceridemic waist phenotype in patients with type 2 diabetes mellitus in Spain: an epidemiological study. Revista Clínica Española (English Edition). 2021 Dec;221(10):576-81.
- Pérez Pérez A, Ybarra Muñoz J, Blay Cortés V, de Pablos Velasco P. Obesity and cardiovascular disease. Public Health Nutr. 2007 Oct 1;10(10A):1156-63.
- Recchia F, Leung CK, Yu AP, Leung W, Yu DJ, Fong DY, *et al.* Dose-response effects of exercise and caloric restriction on visceral adiposity in overweight and obese adults: a systematic review and meta-analysis of randomised controlled trials. Br J Sports Med. 2023 Aug;57(16):1035-41.
- Sam S, Haffner S, Davidson MH, D'Agostino RB, Feinstein S, Kondos G, *et al.* Hypertriglyceridemic Waist Phenotype Predicts Increased Visceral Fat in Subjects With Type 2 Diabetes. Diabetes Care. 2009 Oct 1;32(10):1916-20.
- Vergès B. Pathophysiology of diabetic dyslipidaemia: where are we? Diabetologia. 2015 May 1;58(5):886-99.

Valoración morfofuncional en la enfermedad metabólica crónica adiposa asociada a la diabetes tipo 1

21

V. Bellido Castañeda, J. García Alemán y D. Bellido Guerrero

INTRODUCCIÓN

La diabetes mellitus (DM) tipo 1 (DM1) se diagnostica en personas con deficiencia de insulina atribuida a la autoinmunidad de los islotes. Sin embargo, el fenotipo clínico de esta enfermedad y la respuesta a las intervenciones muestra una heterogeneidad significativa, debida, entre otras cosas, a la creciente prevalencia de la enfermedad metabólica crónica adiposa (EMCA). La resistencia a la insulina y la EMCA pueden modificar la progresión de la autoinmunidad, acelerar el diagnóstico de la DM1 y modificar su presentación clínica y evolución.

El actual esquema de clasificación de la diabetes mellitus no refleja la complejidad de la DM1 ni orienta la gestión clínica. Recientemente, se ha propuesto en la DM1 identificar endotipos, es decir, subtipos bien definidos de la enfermedad, con etiopatogenias diferentes que podrían ser susceptibles de intervenciones específicas para su prevención y tratamiento. El fenotipo que resulta de la combinación de los mecanismos patogénicos de la DM1 y la diabetes mellitus tipo 2 (DM2) ha recibido diferentes nombres en la literatura, como DM "doble" o DM tipo 1,5. Se ha sugerido que podría considerarse un endotipo de la DM1. Sin embargo, habida cuenta que los factores de riesgo de DM2 son variables continuas sin umbrales definidos, utilizarlos como criterios para una clasificación rígida seguiría dejando heterogeneidad dentro de las categorías y solapamientos entre ellas. Un enfoque alternativo consistiría en evaluar, en cada individuo con DM1, si la presencia y el grado de mecanismos de la DM2 justificarían medidas preventivas o un tratamiento específico. La valoración morfofuncional desempeñaría un papel fundamental en el fenotipado clínico de estos pacientes.

ENFERMEDAD METABÓLICA CRÓNICA ADIPOSA EN PERSONAS CON DIABETES TIPO 1

Aunque la DM1 se considera tradicionalmente una enfermedad de personas delgadas, el sobrepeso y la obesidad son cada vez más frecuentes en individuos con DM1. La prevalencia difiere mucho entre los estudios disponibles, oscilando entre el 8,9 y el 28,4 % en grandes estudios de cohortes realizados en Estados Unidos y en países del oeste y norte de Europa. Un estudio reciente de corte transversal realizado en Cataluña mostró, en personas adultas con DM1, una prevalencia de obesidad del 18 % [13,8 % obesidad grado 1 (índice de masa corporal [IMC] 30-34,9 kg/m^2), 3,3 % de obesidad grado 2 (IMC 35-39,9 kg/m^2) y 1 % de obesidad grado 3 (IMC ≥ 40 kg/m^2)]. La ganancia ponderal en el seguimiento de personas con diagnóstico de DM1 es también frecuente. Así, en el estudio de Pittsburgh de epidemiología de las complicaciones de la diabetes, la prevalencia de sobrepeso y obesidad mostró un claro aumento, pasando del 28,6 y 3,4 %, inicialmente, al 47 y 22,7 % a los 18 años de seguimiento, respectivamente.

Este aumento puede atribuirse, en parte, a las tendencias generales de la población y a los cambios en el estilo de vida. El uso de insulina exógena y el tratamiento intensivo se han considerado, además, un factor clave en el aumento de peso en personas con DM1. En el estudio DCCT (*Diabetes Control and*

Complications Trial), los adultos que recibieron tratamiento intensivo con insulina ganaron una media de 5 kg más que los que recibieron un tratamiento convencional. Además, la desregulación hormonal existente en la DM1 por la alteración en la secreción de insulina, glucagón y amilina (que favorece el retraso del vaciado gástrico e inhibe la ingesta) puede contribuir a aumentar la ingesta energética, favoreciendo así el aumento de peso.

El exceso de peso, en particular, la acumulación de la grasa, da lugar a un estado perjudicial caracterizado por una elevada resistencia a la insulina y complicaciones cardiometabólicas asociadas, también en personas con DM1. Así, en el estudio DCCT, los pacientes con mayor aumento de peso presentaron un aumento de los factores de riesgo cardiovascular (RCV): hipertensión arterial y exceso de lípidos, y de la extensión de la aterosclerosis. Además, después de 14 años de seguimiento, los eventos cardiovasculares en el grupo de tratamiento intensivo con insulina con mayor aumento de peso fueron significativamente mayores que en el grupo con un aumento de peso mínimo, y la tasa de episodios llegó a ser indistinguible de la del grupo de tratamiento convencional. En un estudio de corte transversal realizado en Cataluña, las personas con DM1 y obesidad mostraron una mayor prevalencia de factores de riesgo cardiovascular que las personas con DM1 sin obesidad (hipertensión arterial 61,4 y 37,5 %; dislipemia 63,6 y 44 %; enfermedad renal crónica 38,4 y 24,4 %), así como un peor control de estos.

En los últimos años se ha observado una tendencia a la disminución de la mortalidad por enfermedad cardiovascular en la DM1. Sin embargo, esta sigue siendo inaceptablemente alta, especialmente, para las personas con DM1 de inicio precoz, y el manejo de los factores de riesgo cardiovascular es insuficiente. Esto puede deberse, al menos, en parte, a una baja percepción del riesgo metabólico asociado a la DM1, al tratarse en muchos casos de personas jóvenes con un control glucémico aceptable. La estratificación precisa del riesgo cardiovascular, junto con una gestión adecuada, son las piedras angulares para la prevención

de la mortalidad por enfermedad cardiovascular en estas personas. La valoración morfofuncional puede ser crucial para esta estratificación y comprensión del riesgo y, por tanto, para el manejo de la DM1.

ENFERMEDAD METABÓLICA CRÓNICA ADIPOSA ASOCIADA A LA DIABETES TIPO 1: COMPOSICIÓN CORPORAL Y RELACIÓN CON PARÁMETROS METABÓLICOS

En los últimos años se está haciendo cada vez más hincapié en el análisis de la valoración morfofuncional de la EMCA asociada a diferentes patologías. Aunque el IMC es la herramienta más utilizada en la práctica clínica para evaluar la adiposidad general en las personas con DM1, tiene una limitación importante, que no tiene en cuenta la distribución de la grasa, y, por tanto, no puede ayudar a explicar la heterogeneidad de la obesidad. El exceso de masa grasa se ha relacionado con perfiles cardiometabólicos adversos y mortalidad cardiovascular. Además, la adiposidad excesiva puede manifestarse no solo en individuos con sobrepeso u obesidad, sino también en aquellos que tienen un peso normal, lo que resulta especialmente interesante en el contexto de la DM1, donde más del 50 % de las personas tienen normopeso.

Un metaanálisis reciente, que incluyó 24 estudios que evaluaban la composición corporal mediante absorciometría de rayos X de energía dual (DEXA), concluyó que los niños y adolescentes con DM1 tenían un 9 % más de grasa corporal que los niños sanos. En términos absolutos, los niños con DM1 tenían una media de 1,2 kg más de grasa corporal total y un 2,3 % más de porcentaje de grasa corporal. Un inicio de la diabetes más temprano y una mayor dosis diaria de insulina (U/Kg/día) se asociaron con una mayor diferencia en el porcentaje de grasa corporal entre ambos grupos.

El aumento de la grasa corporal se ha asociado a diferentes comorbilidades en personas con DM1. Una revisión sistemática reciente, que incluyó 23 estudios con diferentes técnicas de composición corporal [DEXA, impedancia bioeléctrica (BIA), pletismografía por desplazamiento de aire y pliegues cutáneos] concluyó que los jóvenes con DM1 tenían más masa grasa que los controles sanos. En cuanto a la grasa abdominal medida por DEXA, los estudios mostraron también valores más elevados en los jóvenes con DM1 que en los controles sanos. La mayoría de los estudios incluidos que investigaron la asociación entre la composición corporal y los factores de riesgo cardiovascular demostraron que los jóvenes con DM1 con mayor masa grasa tenían un peor control glucémico, concentraciones mayores de lípidos y una presión arterial más alta. Se ha descrito además una correlación negativa entre el porcentaje de grasa corporal y la sensibilidad a la insulina en sujetos con DM1, lo que podría vincularse con mayor riesgo de enfermedad cardiovascular.

Por otra parte, una mayor grasa corporal puede estar también relacionada con las alteraciones esqueléticas. Los niños con DM1 tienen una masa ósea inferior, junto con una densidad trabecular y una microarquitectura alteradas antes de llegar al pico de masa ósea. Se ha sugerido que el porcentaje de grasa corporal se asocia negativamente con el contenido mineral óseo corporal total y la densidad mineral ósea en niños. Existen varios mecanismos potenciales detrás de esa relación negativa. Por un lado, la mayor acumulación de grasa puede favorecer el proceso adipogénico, reduciendo la formación ósea, ya que tanto los osteoblastos como los adipocitos se generan a partir de células madre mesenquimales de la médula ósea. Por otro lado, el tejido adiposo puede secretar citoquinas proinflamatorias, lo que favorece la actividad de los osteoclastos y la resorción ósea.

La relación de la DM1 con la masa magra y la masa muscular es menos conocida. Algunos trabajos han demostrado que las personas con DM1 presentan alteraciones estructurales y metabólicas en la masa muscular, disminución de la función muscular y menor masa magra. Se ha sugerido que el deterioro de la salud del músculo en la DM1 es, en muchos sentidos, similar al observado en las personas de edad avanzada, pero ocurre a una edad más temprana en la DM1. La disfunción mitocondrial podría ser el mediador principal del fenotipo de este envejecimiento muscular acelerado en personas con DM1.

Con respecto a la valoración realmente morfofuncional, incluyendo test funcionales y dinamometría, actualmente, solo se han publicado 2 estudios en población con DM1. Uno en población asiática, con una edad media de 55 años, realizado con BIA, dinamometría de mano y de extensión de rodilla, y un test funcional de medición de la marcha. El otro se realizó en Italia en una población de edad media de 49 años, y se llevó a cabo con DEXA, dinamometría y el test funcional SPPB (*Short Physical Performance Battery*). Los resultados de ambos estudios mostraron un llamativo deterioro funcional con pérdida de masa muscular. Las tasas de sarcopenia fueron del 16 y 7,7 %, respectivamente. Sin embargo, en ambos casos se confirmó una funcionalidad muscular claramente disminuida con tasas de debilidad muscular del 25 y del 10 %, respectivamente. Además, en el estudio italiano, los valores de baja masa muscular se detectaron en el 23 % de la población estudiada, valores que se corresponden con los habituales de la población sin diabetes de 75 años. Estos datos apoyan la sospecha de que el envejecimiento prematuro del músculo podría ser una complicación de la diabetes, no bien estudiada hasta el momento.

PROPUESTA DE VALORACIÓN MORFOFUNCIONAL EN PERSONAS CON DIABETES MELLITUS TIPO 1

Mantener hoy día el fenotipo de DM1 como una entidad uniforme no es sostenible, teniendo en cuenta la heterogeneidad existente, que puede condicionar diferencias en el manejo y en el pronóstico de estos pacientes. Si bien las guías actuales no incluyen recomendaciones específicas sobre cómo realizar una adecuada valoración morfofuncional de las personas con DM1, parece razonable intentar incluir de alguna manera la valoración de la composición corporal y la funcionalidad muscular en esta población, con el fin de fenotipar al paciente, estratificar el riesgo cardiometabólico e individualizar el tratamiento y el seguimiento (**Fig. 21-1**).

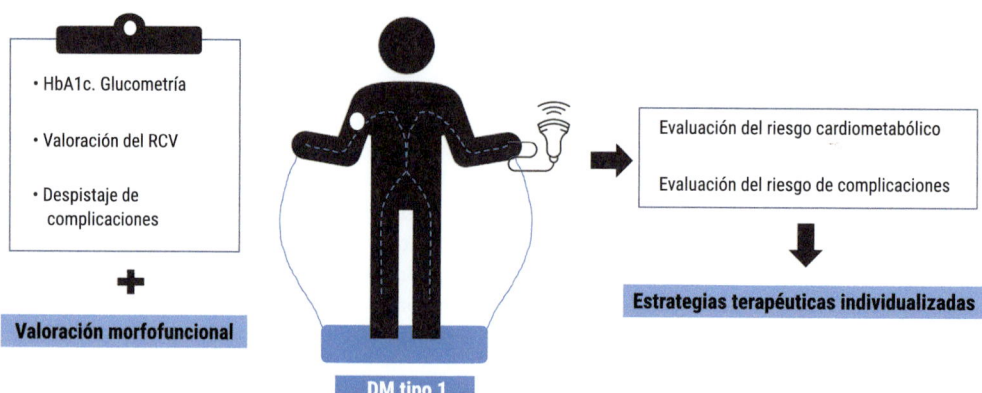

Figura 21-1. Propuesta de abordaje en personas con Diabetes Mellitus tipo 1, incluyendo la valoración morfofuncional.
RCV: riesgo cardiovascular.

En la práctica clínica hay personas con obesidad y DM1 que tienen rasgos de resistencia a la insulina y síndrome metabólico y otras, con obesidad y DM1 sin otros factores de riesgo o comorbilidades asociadas. En algunos casos, el control metabólico y de los factores de riesgo es sencillo, y en otros es difícil de alcanzar. No está claro que la obesidad se asocie con un peor control glucémico de la DM1, pero sí se ha descrito peor control en pacientes con mayor adiposidad a nivel abdominal. En este sentido, conocer el grado de adiposidad y la distribución de la grasa puede ayudar a entender las diferencias en el control metabólico, en el perfil lipídico y en el riesgo de complicaciones.

Actualmente, el abordaje más extendido rara vez pasa de la valoración del peso, el IMC y el perímetro de cintura. Son muchas las técnicas de valoración de composición corporal disponibles (antropometría de pliegues, impedancia bioelétrica (BIA), DEXA, ecografía nutricional, pletismografía, etc.), pero la realidad es que es poco frecuente su utilización en la práctica clínica en el manejo de personas con DM1.

De todas las técnicas de estudio de composición corporal, posiblemente, la BIA y la ecografía nutricional sean la más útiles por su sencillez, relativo bajo coste y disponibilidad. Los parámetros aportados por estas técnicas (masa grasa, masa libre de grasa, masa muscular apendicular, etc.) pueden ayudarnos a sospechar y detectar una EMCA o a detectar situaciones de sarcopenia. La BIA aporta además información sobre otras variables, como el ángulo de fase (PhA), que es un indicador de la integridad celular. Su papel en la DM1 es difícil de establecer. Son pocos los estudios que hayan analizado el PhA en DM1, pero todos parecen mostrar valores de PhA más bajos en estos pacientes, tanto en el momento del debut como en adolescentes y población adulta, cuando se han comparado con población sin diabetes. Sin embargo, la ausencia de valores de referencia estandarizados por edad, sexo y patología representa una limitación para su aplicación en la práctica diaria, si bien puede ser de enorme ayuda como marcador evolutivo y pronóstico cuando el paciente es evaluado durante un proceso intercurrente (por ejemplo: Covid, descompensación metabólica aguda, enfermedad arterial periférica, etc.).

La ecografía nutricional proporciona información con bajo coste y sin exposición a la radiación. No existen datos específicos de la experiencia de la ecografía nutricional (suma de la ecografía muscular y de la valoración ecográfica del tejido adiposo) en pacientes con DM1. Por una parte, la valoración ecográfica del recto anterior del muslo nos permite una valoración del estado muscular directa y fiable. Por otra parte, la valoración ecográfica del tejido adiposo subcutáneo (superficial y profundo) y, en especial, la de la grasa visceral preperitoneal, puede resultar de enorme utilidad tanto para detectar como para monitorizar la EMCA, también en personas con DM1. La presencia de grasa visceral preperitoneal es posiblemente el signo medible más directo de EMCA y ha demostrado una buena correlación con todas las alteraciones y complicaciones metabólicas de la misma. Su monitorización resulta de especial interés para establecer el éxito o fracaso de las medidas terapéuticas empleadas para el abordaje de la EMCA. Esto podría ser útil, también, para las personas con DM1.

Así, a falta de una mayor evidencia que nos oriente para diseñar la valoración morfofuncional en personas con DM1, las técnicas utilizadas para la misma dependerán de su disponibilidad y la experiencia de los profesionales. Parece razonable incorporar, al menos, la BIA y la ecografía nutricional, ampliando las pruebas con dinamometría y/o test funcionales cuando tengamos sospecha de una posible sarcopenia o de afectación de la capacidad muscular o funcionalidad general.

RESUMEN CONCEPTUAL

- En la práctica clínica diaria no es infrecuente encontrar pacientes con DM1 con un fenotipo que resulta de la combinación de los mecanismos patogénicos de la DM1 y DM2, con tendencia a mayor acumulación de grasa, resistencia a la insulina elevada y mayor tasa de comorbilidad cardiometabólica, característica de la EMCA. Además, los estudios de composición corporal parecen demostrar mayores porcentajes de grasa corporal desde edades tempranas y una asociación de esta con peor control metabólico, elevación de lípidos y tensión arterial o mayores necesidades insulínicas. Por ello, es importante incluir la valoración morfofuncional en el abordaje de las personas con DM1 para un correcto fenotipado y una adecuada valoración del riesgo cardiometabólico. En este sentido, la introducción en la práctica clínica de técnicas sencillas y poco costosas, como la BIA y la ecografía nutricional, abren camino para un abordaje personalizado en el manejo de las personas con DM1.

BIBLIOGRAFÍA

- Calella P, Gallè F, Fornelli G, Liguori G, Valerio G. Type 1 diabetes and body composition in youth: A systematic review. Diabetes Metab Res Rev. 2020;36:e3211.
- García Almeida JM, García García C, Vegas Aguilar IM, Bellido Castañeda V, Bellido Guerrero D. Morphofunctional assessment of patient's nutritional status: a global approach. Nutr Hosp.2021;38(3):592-600. Nutr Hosp 2021;38(3):592-600.
- Huang F, Ji X, Wang Z, Yin Y, Fan L, Li J, et al. Fat-to-muscle ratio is associated with insulin resistance and cardiometabolic disorders in adults with type 1 diabetes mellitus. Diabetes Obes Metab. 2023;25:3181-91.
- Marques CL, Beretta MV, Prates RE, de Almeida JC, da Costa Rodrigues T. Body adiposity markers and insulin resistance in patients with type 1 diabetes. Arch Endocrinol Metab. 2023;67:401-7.
- Monaco CMF, Gingrich MA, Hawke TJ. Considering Type 1 Diabetes as a Form of Accelerated Muscle Aging. Exerc Sport Sci Rev. 2019;47:98-107.
- Pollakova D, Tubili C, Di Folco U, De Giuseppe R, Battino M, Giampieri F. Muscular involvement in long term type1 diabetes: Does it represent an underestimated complication? Nutrition. 2023 Aug;112:112060.
- Redondo MJ, Morgan NG. Heterogeneity and endotypes in type 1 diabetes mellitus. Nat Rev Endocrinol. 2023;19:542-54.
- Tan S, Gunendi Z, Meray J, Yetkin I. The evaluation of muscle strength and architecture in type 1 diabetes mellitus: a cross-sectional study. BMC Endocr Disord. 2022;22:153.
- Van der Schueren B, Ellis D, Faradji RN, Al-Ozairi E, Rosen J, Mathieu C. Obesity in people living with type 1 diabetes. Lancet Diabetes Endocrinol. 2021;9:776-85.
- Vilarrasa N, San Jose P, Rubio MÁ, Lecube A. Obesity in Patients with Type 1 Diabetes: Links, Risks and Management Challenges. Diabetes Metab Syndr Obes. 2021;14:2807-27.
- Zheng Y, Rostami Haji Abadi M, Gough J, Johnston JJD, Nour M, Kontulainen S. Higher Body Fat in Children and Adolescents With Type 1 Diabetes-A Systematic Review and Meta-Analysis. Front Pediatr. 2022;10: 911061.

Valoración morfofuncional en la enfermedad metabólica crónica adiposa en la patología ginecológica

22

R. Orozco Fernández, L. Dalla Rovere y M. García Olivares

INTRODUCCIÓN

El desafío emergente en el mundo de la salud, y en particular en el campo de la endocrinología y la nutrición, es la enfermedad metabólica crónica adiposa (EMCA). Este trastorno es una manifestación de una alteración en la expansión y función del tejido adiposo, y se ha vinculado con diversas enfermedades ginecológicas, así como con otros trastornos metabólicos, como la diabetes tipo 2, las enfermedades cardiovasculares y ciertos tipos de cáncer.

El papel fundamental del tejido adiposo en la regulación metabólica ha llevado a un creciente reconocimiento de la obesidad no solo como una enfermedad de exceso de peso, sino también como una enfermedad metabólica crónica. Este cambio de paradigma se refleja en la terminología que hemos adoptado, refiriéndonos a la obesidad como EMCA para subrayar su carácter crónico, su origen en la disfunción del tejido adiposo y su papel central en la etiología de las enfermedades metabólicas.

La valoración morfofuncional es una herramienta esencial para la evaluación de la EMCA, e incluye examen físico, análisis bioquímico, evaluación de la composición corporal, y distribución y función del tejido adiposo. Estos métodos brindan una perspectiva integral para facilitar la identificación temprana y el manejo efectivo de la EMCA, con el potencial de mejorar la salud y la calidad de vida de las pacientes.

El creciente interés en la EMCA se debe en gran parte a su impacto multidimensional en la salud de la mujer, particularmente, en relación con las patologías ginecológicas. Las mujeres con EMCA están en riesgo de padecer diversas patologías ginecológicas, como síndrome de ovario poliquístico (SOP), endometriosis, disfunción menstrual, infertilidad, y cáncer de mama y endometrio. Además, la obesidad puede complicar el embarazo, aumentando la incidencia de diabetes gestacional, hipertensión, parto prematuro y macrosomía fetal. El vínculo entre la EMCA y las patologías ginecológicas es complejo y multidimensional. La obesidad puede influir en la función endocrina y reproductiva a través de una variedad de mecanismos, como la producción de adipoquinas proinflamatorias, la alteración de las concentraciones de hormonas sexuales y la modulación del sistema inmunológico. Además, la inflamación sistémica y la resistencia a la insulina, características clave de la EMCA, pueden contribuir a la patogénesis de las enfermedades ginecológicas.

En este capítulo abordaremos en profundidad la valoración morfofuncional en la EMCA y su papel en el diagnóstico y manejo de las patologías ginecológicas. Nuestro objetivo es proporcionar a los profesionales de la salud un marco integral para entender y abordar la EMCA en el contexto ginecológico, y para utilizar la valoración morfofuncional como una herramienta de diagnóstico y seguimiento.

RELACIÓN ENTRE LA ENFERMEDAD METABÓLICA CRÓNICA ADIPOSA Y LA PATOLOGÍA GINECOLÓGICA

Las mujeres con EMCA tienen mayor riesgo de padecer diversas enfermedades ginecológicas y obstétricas.

Síndrome del ovario poliquístico

El síndrome del ovario poliquístico (SOP) es uno de los trastornos ginecológicos más comúnmente asociados con la EMCA. Se estima que alrededor del 60-80 % de las mujeres con SOP tienen sobrepeso u obesidad. La relación entre la EMCA y el SOP es bidireccional: la EMCA puede exacerbar los síntomas del SOP y el SOP puede aumentar el riesgo de desarrollar EMCA. Los mecanismos subyacentes a esta interrelación son complejos e incluyen la resistencia a la insulina, la inflamación crónica, el desequilibrio hormonal y la disfunción endocrina.

Endometriosis

La endometriosis, que se caracteriza por la presencia de tejido endometrial fuera del útero, se ha asociado a menudo con un índice de masa corporal (IMC) bajo. Sin embargo, diversos estudios recientes sugieren que la EMCA puede influir en la progresión de la endometriosis, posiblemente, a través de la inflamación crónica y las alteraciones hormonales asociadas con la EMCA. Aunque se necesita más investigación para aclarar la relación entre la EMCA y la endometriosis, el manejo de la EMCA puede ser un componente importante en su tratamiento.

Infertilidad

La EMCA puede afectar la fertilidad femenina a través de diferentes mecanismos. La resistencia a la insulina y el exceso de adiposidad pueden alterar la función ovárica, causando anovulación y disfunción menstrual. La EMCA también puede alterar el ambiente hormonal, lo que puede influir en la implantación del embrión y en el desarrollo del feto.

Menopausia

La menopausia es una etapa natural de la vida de la mujer que se caracteriza por la disminución de la función ovárica y el cese de la menstruación. Aunque es un proceso biológico normal, los cambios hormonales asociados con la menopausia pueden ejercer un impacto significativo en la salud de la mujer.

La obesidad, en particular, la obesidad central, se ha asociado con un inicio más temprano de la menopausia y con síntomas más graves, como los sofocos.

Además, las mujeres posmenopáusicas con EMCA tienen un mayor riesgo de enfermedad cardiovascular, en parte, debido a los efectos combinados de la EMCA y los cambios hormonales de la menopausia en el metabolismo lipídico. Por lo tanto, el manejo de la EMCA en las mujeres menopáusicas es de suma importancia para prevenir la aparición de enfermedades crónicas y mejorar la calidad de vida.

Enfermedad oncológica

En mujeres, la obesidad se asocia significativamente con un mayor riesgo de varios tipos de cáncer, como cáncer de mama (especialmente, en mujeres posmenopáusicas), endometriósico, ovárico y colorrectal.

La obesidad puede influir en el desarrollo del cáncer a través de varios mecanismos. Uno de ellos es la inflamación crónica asociada a la EMCA. Además, el exceso de tejido adiposo produce un aumento de las concentraciones de algunas hormonas, como los estrógenos, que están implicadas en el desarrollo y la progresión del cáncer de mama y de endometrio.

La obesidad también está asociada a concentraciones más altas de insulina y factor de crecimiento similar a la insulina 1 (IGF-1), que pueden promover la proliferación celular y la inhibición de la apoptosis, dos mecanismos clave en la oncogénesis.

En resumen, la relación entre la EMCA y las patologías ginecológicas es compleja e involucra una serie de mecanismos interrelacionados que requieren un enfoque integrado para su manejo.

El papel de la valoración morfofuncional en la identificación y el manejo de la EMCA será el foco de nuestro siguiente capítulo.

TÉCNICAS DE DIAGNÓSTICO DE VALORACIÓN MORFOFUNCIONAL

Los parámetros clásicos para valorar la EMCA, como peso, talla e IMC, son fáciles de calcular,

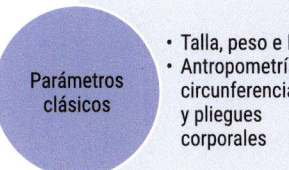

Figura 22-1. Parámetros clásicos y avanzados de valoración nutricional. Se detallan las diferentes técnicas de valoración clásica y las nuevas herramientas de valoración morfofuncional con bioimpedanciometría, ecografía y valoración funcional.
Fuente: elaboración propia.

pero no son suficientemente sensibles para valorar los cambios en la composición corporal. Por ello, se plantea la necesidad de incorporar parámetros avanzados de valoración nutricional que sean prácticos, sensibles y específicos, y que podamos realizar en nuestra práctica clínica habitual (**Fig. 22-1**).

Análisis de bioimpedancia (BIA)

El análisis de impedancia bioeléctrica o bioimpedancia (BIA) permite estimar los componentes de la composición corporal a través de los datos bioeléctricos de conducción del cuerpo de una corriente alterna (impedancia, resistencia y reactancia) con ecuaciones específicas de la población, edad o patología y compararlos con datos de referencia de estudios epidemiológicos. Se pueden cuantificar de forma objetiva los compartimentos corporales como el agua corporal total (TBW), la masa libre de grasa (FFM) y en sujetos sin anormalidades significativas en los fluidos se puede estimar la masa grasa (FM), utilizando ecuaciones validadas en el mismo contexto clínico (**Fig. 22-2**).

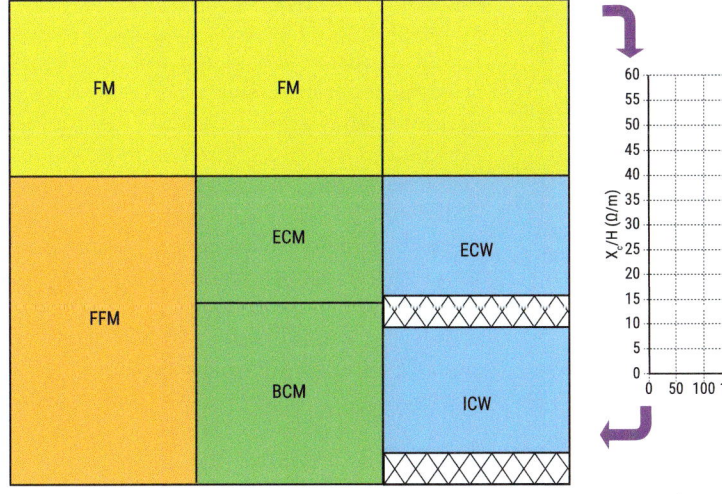

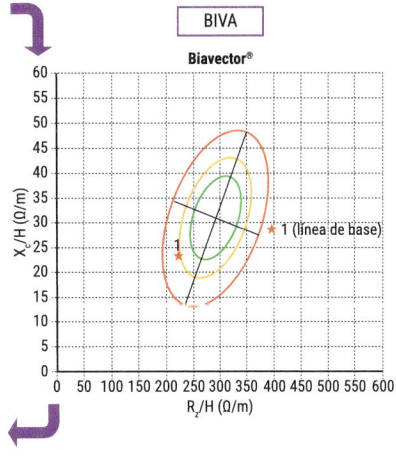

Figura 22-2. Componentes de la composición corporal en el modelo bioeléctrico vectorial. Modelo bicompartimental de la composición corporal: FM (*Fat Mass*) y FFM (*Fat Free Mass*). La FFM se obtiene a partir del valor estimado del TBW (ECW + ICW) (Total *Body Water* = *Extracellular Water* + *Intracellular Water*) y corresponde a la ECM (*Extracellular Mass*) y BCM (*Body Cellular Mass*). También se puede representar de forma vectorial: según la localización del vector de impedancia se puede valorar el estado de hidratación tisular y de la masa celular corporal.
Fuente: elaboración propia.

Es importante seguir un protocolo de medida para evitar errores en las mediciones. En el análisis de la composición corporal en mujeres, para evitar las eventuales modificaciones de la distribución del agua debidas a la concentración hormonal, se recomienda tomar la medición 10 días antes o 10 días después del pico folicular (LH), si lo permite la práctica clínica.

Los cambios en la composición de los fluidos corporales también ocurren durante el embarazo y existen evidencias que sugieren que estos cambios son diferentes en embarazos sin complicaciones que en embarazos con hipertensión. El aumento de TBW y ECW (agua extracelular) se asocia a preeclampsia.

El **análisis vectorial de impedancia** (BIVA) permite valorar el estado de hidratación y nutrición del sujeto desde unas medidas eléctricas directas (Rz [resistencia] y Xc [reactancia]). La interpretación del Biavector es como una brújula que guía al profesional en la valoración a corto, medio y largo plazo, ya que es cinco veces más sensible a una variación ponderal respecto a una ecuación predictiva de una BIA convencional.

El **ángulo de fase** (PhA) es la relación entre Rz y Xc, se relaciona con diferentes medidas de estado de salud. Además, se ha sugerido como un biomarcador para cuantificar la inflamación en personas con obesidad, lo que podría ayudar a identificar pacientes de alto riesgo. Se ha demostrado que las mujeres con obesidad que presentan un PhA bajo se asocian a una elevada masa grasa con concentraciones elevadas de glucosa y factores de riesgo cardiovascular. Por otro lado, en relación con la función muscular, las mejoras en el PhA se asocian a un aumento de la fuerza, en particular la de agarre.

Interpretación de los datos obtenidos de la BIVA

Analizando el BIVA de pacientes con EMCA en la patología ginecológica, proponemos un perfil con SOP y obesidad: en la representación vectorial aparecería en el cuadrante inferior-izquierdo como situación basal, esto se relaciona a unos excesos de agua corporal total, debido a la elevada cantidad de masa grasa y con un componente inflamatorio crónico. Con una intervención de pérdida de peso y un plan de entrenamiento, la paciente muestra una serie de cambios evolutivos en la composición corporal (Fig. 22-3).

Ecografía nutricional®

La ecografía nutricional® es una técnica económica, portátil y no invasiva con la que podemos determinar dos componentes de la composición corporal mediante ultrasonidos: la *fat-free mass* (FFM) mediante ecografía del tejido muscular y la *fat mass* (FM) mediante ecografía del tejido adiposo. El tamaño y estructura del músculo se correlacionan con la FFM metabólicamente activa, y el tejido adiposo se corresponde con los depósitos de FM y su distribución en el cuerpo (Fig. 22-4).

Ecografía del músculo recto anterior del cuádriceps

La ecografía nutricional® del músculo proporciona información sobre la valoración funcional, metabólica y morfométrica del músculo.

La valoración de la masa muscular en mujeres, especialmente, en la menopausia, es fundamental. Podemos observar que existe una aceleración de la pérdida de masa muscular con la transición a la menopausia y, además, la posmenopausia se asocia a un mayor riesgo de presentar sarcopenia, ya que los cambios hormonales que se producen también son importantes factores de riesgo.

Existe un interés creciente en la relación entre el músculo esquelético, el exceso de andrógenos y la disfunción mitocondrial en la patogénesis de la enfermedad metabólica en el SOP, por lo que el uso de la ecografía nutricional® podría ser útil en la valoración de estas pacientes.

Ecografía del tejido adiposo abdominal

Es una técnica útil para valorar la grasa a nivel de la pared abdominal, teniendo especial interés en la evaluación de pacientes con EMCA y, ya que permite determinar de forma más precisa las reservas grasas del organismo, iden-

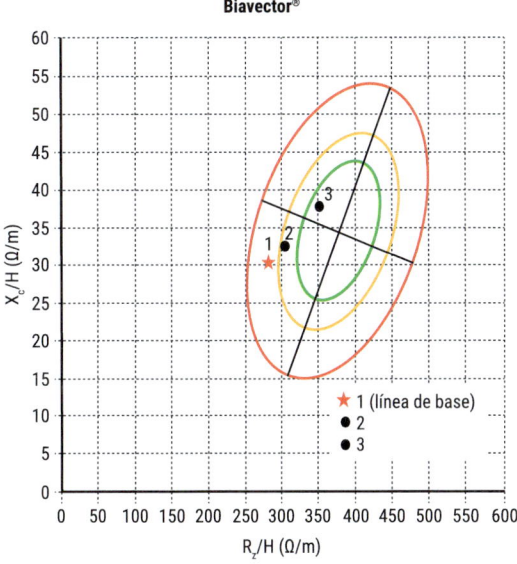

Biavector®

Historial					
	#	R$_z$	X$_c$	PhA	ZH
08/06/2020 12:47 (Línea de base)	1	473	51	6,2	284,8
22/10/2020 19:40	2	503	54,2	6,2	302,9
Diferencia		+6 %	+6 %	0 %	+6 %
04/03/2021 12:49	3	582	63	6,2	350,5
Diferencia		+16 %	+16 %	0 %	+16 %

Situación basal: Talla 167 cm, peso 133,7 Kg, IMC 47,9, R$_z$ 473,0 Ω, X$_c$ 51,0 Ω, PhA 6,2°, TBW 44,6 L, ECW 20,1 L, ICW 24,5 L, FFM 60,6 Kg, FM 73,1 Kg, BCM 33,2 Kg (19,9/m²)

Situación a los 3 meses: Peso 108,5 Kg, IMC 38,9, R$_z$ 503,0 Ω, X$_c$ 54,2 Ω, PhA 6,2°, TBW 41,2 L, ECW 18,5 L, ICW 22,7 L, FFM 56,1 Kg, FM 52,4 Kg, BCM 37,0 Kg (18,4/m²)

Situación a los 6 meses: Peso 98,7 Kg, IMC 35,4, R$_z$ 582,0 Ω, X$_c$ 63,0 Ω, PhA 6,2°, TBW 37,2 L, ECW 16,7 L, ICW 20,5 L, FFM 50,9 Kg, FM 47,8 Kg, BCM 27,9 Kg (16,7/m²)

Figura 22-3. Biavector®. Evolución de la pérdida de peso de una paciente con SOP y obesidad. Se representan, mediante el modelo vectorial, los cambios de composición corporal en una paciente con obesidad y pérdida de peso. Entre la **situación basal** (1) y la situación **a los 3 meses de intervención** (2), la paciente ha perdido 25 kg, casi exclusivamente a expensas de pérdida de masa grasa. El vector de impedancia aumenta por aumento de la resistencia (Rz) asociada a pérdida de agua corporal asociada a la pérdida de tejido adiposo, pero no se modifica de forma significativa el vector de las células (Xc). A los **6 meses de intervención** (3), con una pérdida de 35 kg, es fundamental analizar el cambio de composición corporal. Se produce un ligero descenso de la masa magra, continuando con una importante pérdida de masa grasa, con una evolución favorable del Biavector® hacia la elipse de tolerancia poblacional normal. La paciente está en el percentil 50 %, rango de normalidad. Fuente: elaboración propia, con el programa Bodygram®.

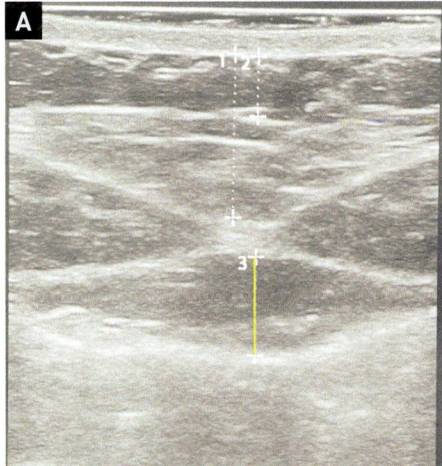
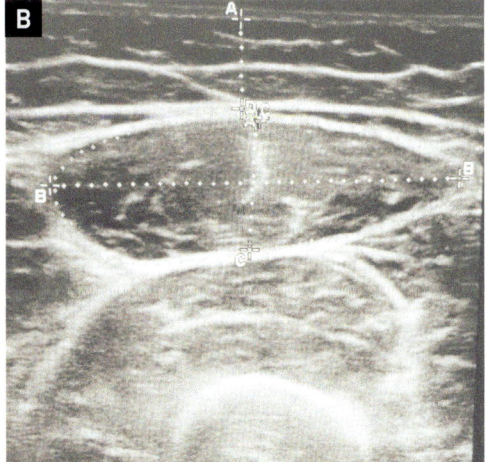

Figura 22-4. Ecografía nutricional® en paciente ginecológica con EMCA y SOP. **A**: ecografía del tejido adiposo con medición de la grasa preperitoneal. Referencias: 1. Grosor del tejido adiposo total del abdomen 2. Grosor del tejido adiposo superficial del abdomen 3. Grosor de tejido adiposo preperitoneal. **B**: ecografía del músculo recto anterior del cuádriceps. Referencias: A. Grosor del tejido adiposo total de la pierna. B. Eje X del musculo recto femoral (RF). C. Eje Y del musculo RF, D. Área y circunferencia del musculo RF. Fuente: elaboración propia.

tificando así el **tejido adiposo subcutáneo** (SAT) y el **tejido adiposo visceral o preperitoneal** (VAT).

El VAT es un marcador de morbimortalidad metabólica y tiene especial interés en mujeres con enfermedades como SOP, endometriosis o menopausia. Se ha observado ya en varios estudios que las mujeres con menopausia y SOP muestran un aumento significativo en la **grasa visceral** medida por ultrasonidos. Además, se ha encontrado una correlación significativa entre esta grasa visceral y el índice de resistencia a la insulina (HOMA-IR) y el riesgo cardiovascular.

Recientemente, se ha publicado una revisión sistemática sobre el tejido adiposo en la diabetes gestacional (DMG). Y se ha observado que la medición del VAT y SAT por ultrasonidos en el primero o segundo trimestre está ganando especial interés, ya que no es una técnica invasiva, es barata y fácil de realizar. Además, es una técnica validada, con una fuerte correlación con el VAT medido por TC (tomografía computarizada).

La mayoría de los estudios incluidos han demostrado que el VAT, medido con ultrasonidos en el embarazo temprano, puede predecir la intolerancia a la glucosa, la resistencia a la insulina (IR) y la DMG más adelante en el embarazo y puede correlacionarse con las características del síndrome metabólico en el embarazo.

Pruebas de valoración funcional

Dinamometría de mano (HGS) y test funcionales

La dinamometría de mano (fuerza de agarre) es un método funcional de evaluación de la fuerza muscular. Esta técnica se correlaciona con limitaciones funcionales, por lo que es útil para la valoración nutricional y el diagnóstico de sarcopenia.

Las mujeres pueden experimentar un deterioro de la función física durante y tras la menopausia, y los estudios publicados han demostrado que este cambio se correlaciona con una disminución en la dinamometría de mano.

En un estudio transversal, donde participaron 300 mujeres con menopausia, se pudo observar que más de un 30 % de ellas presentaban una peor función muscular cuantificada por dinamometría de mano (dinapenia).

También hay evidencias de que un aumento en la dinamometría de mano se asocia a una reducción de riesgo de cáncer de endometrio.

Las mujeres supervivientes de cáncer de mama con edad avanzada tienen un mayor riesgo de pérdida del equilibrio postural y caídas, por lo que la utilización de tests funcionales, como el *Timed Up and Go test* (TUG) puede ayudarnos a su evaluación.

FOCO TERAPÉUTICO

Estas enfermedades ginecológicas en la mujer derivadas de problemas metabólicos adiposos, como obesidad y diabetes, pueden mejorarse gracias a intervenciones en el estilo de vida con pautas dietéticas y de ejercicio físico.

Algunos de los problemas principales de estas patologías son el exceso de grasa corporal, las alteraciones hormonales, la resistencia a la insulina y la inflamación crónica. Una intervención adecuada para estas pacientes podría ser hacer cambios en la alimentación dirigidos hacia una dieta saludable, rica en antioxidantes provenientes de los vegetales, hortalizas y frutas, limitando los alimentos ultraprocesados ricos en grasas saturadas y azúcares simples de mala calidad, priorizando fuentes ricas en fibra e hidratos de carbono complejos de lenta absorción, e ingiriendo un adecuado aporte proteico de calidad para preservar la masa muscular.

Además, se debe hacer hincapié en la importancia de llevar un estilo de vida activo, limitando el sedentarismo y realizando ejercicio físico de forma regular.

CONCLUSIONES

La relación entre la EMCA y las patologías ginecológicas es compleja, ya que participan una serie de mecanismos interrelacionados que requieren un enfoque integrado para su manejo.

Las mujeres con obesidad tienen una composición corporal distinta de los hombres con el mismo IMC, por lo que es necesaria una buena valoración de la distribución de grasa corporal y masa libre de grasa. Por eso, la valoración morfofuncional es necesaria para fenotipar la EMCA y mantener el foco en la paciente, teniendo en cuenta su composición corporal y la relación que eso tiene con su estado de salud.

Varios métodos diagnósticos novedosos, y de fácil manejo e implantación, como la bioimpedancia vectorial o la ecografía nutricional®, pueden permitir detectar precozmente los trastornos de la EMCA en mujeres. Permiten así la toma de decisiones clínicas adecuadas, como tratamientos para la obesidad, planes dietéticos específicos, y planes de entrenamiento. Y en todo momento permiten monitorizar los cambios de nuestros pacientes.

BIBLIOGRAFÍA

- Bredella MA. Sex Differences in Body Composition. Adv Exp Med Biol. 2017;1043:9-27.
- Diamanti-Kandarakis E, Dunaif A. Insulin resistance and the pFFMolycystic ovary syndrome revisited: an update on mechanisms and implications. Endocr Rev. 2012;33(6):981-1030.
- Iyengar NM, Hudis CA, Dannenberg AJ. Obesity and inflammation: new insights into breast cancer development and progression. Am Soc Clin Oncol Educ Book. 2013;33:46-51.
- Jena D, Kumar A, Mangaraj S, Singh M, Kumar B, Kumar A. Study of Visceral and Subcutaneous Abdominal Fat Thickness and Its Correlation with Cardiometabolic Risk Factors and Hormonal Parameters in Polycystic Ovary Syndrome. Indian J Endocrinol Metab. 2018;22(3):321-7.
- Lovejoy JC. Weight gain in women at midlife: a concise review of the pathophysiology and strategies for management. Mayo Clin Proc. 2017;92(10):1552-8.
- Lukaski HC. Evolution of bioimpedance: a circuitous journey from estimation of physiological function to assessment of body composition and a return to clinical research. Eur J Clin Nutr. 2013 Jan;67 Suppl 1:S2-9. doi: 10.1038/ejcn.2012.149. PMID: 23299867.
- Salmen BM, Pietrosel VA, Durdu CE, Salmen T, Diaconu CT, Bica IC, et al. Evaluating the Adipose Tissue Depth as a Predictor Factor for Gestational Diabetes in Later Pregnancy -A Systematic Review. Biomedicines. 2023;11(5):1492.
- Staelens AS, Vonck S, Molenberghs G, Malbrain ML, Gyselaers W. Maternal body fluid composition in uncomplicated pregnancies and preeclampsia: a bioelectrical impedance analysis. Eur J Obstet Gynecol Reprod Biol. 2016 Sep;204:69-73.
- Vercellini P, Viganò P, Somigliana E, Fedele L. Endometriosis: pathogenesis and treatment. Nat Rev Endocrinol. 2014;10(5):261-75.
- Zając-Gawlak I, Kłapcińska B, Kroemeke A, Pośpiech D, Pelclová J, Přidalová M. Associations of visceral fat area and physical activity levels with the risk of metabolic syndrome in postmenopausal women. Biogerontology. 2017 Jun;18(3):357-66. doi: 10.1007/s10522-017-9693-9. Epub 2017 Mar 18. PMID: 28316012; PMCID: PMC5434155.

RESUMEN CONCEPTUAL

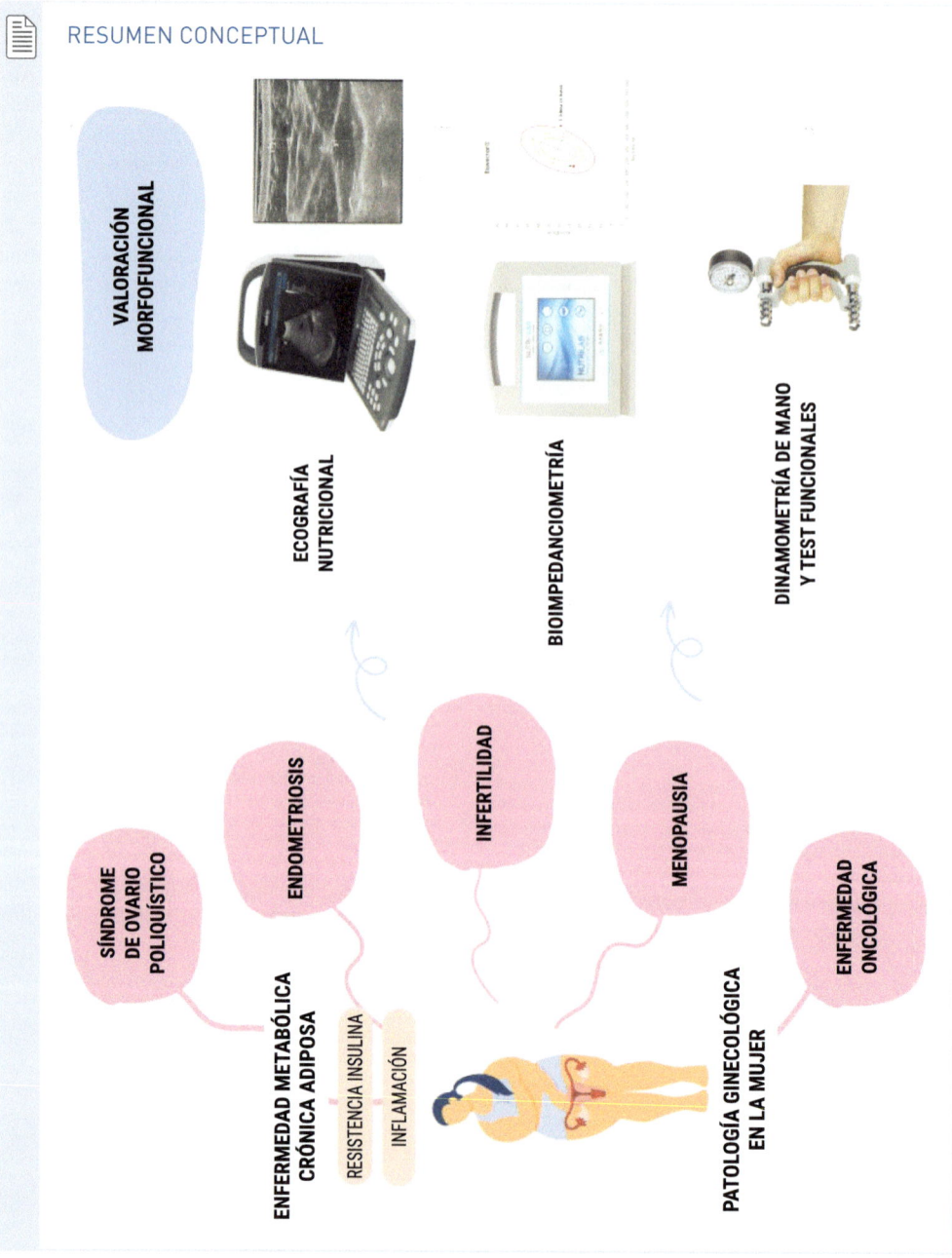

VALORACIÓN MORFOFUNCIONAL

ECOGRAFÍA NUTRICIONAL

BIOIMPEDANCIOMETRÍA

DINAMOMETRÍA DE MANO Y TEST FUNCIONALES

SÍNDROME DE OVARIO POLIQUÍSTICO

ENDOMETRIOSIS

INFERTILIDAD

MENOPAUSIA

ENFERMEDAD ONCOLÓGICA

ENFERMEDAD METABÓLICA CRÓNICA ADIPOSA

RESISTENCIA INSULINA

INFLAMACIÓN

PATOLOGÍA GINECOLÓGICA EN LA MUJER

Monitorización de la valoración morfofuncional (VMF) en la enfermedad metabólica crónica adiposa (EMCA)

23

R. Fernández Jiménez, I. M. Cornejo Pareja y J. M. García Almeida

INTRODUCCIÓN

La monitorización de los cambios en la composición corporal y la funcionalidad es fundamental para el diagnóstico y el manejo de la EMCA y las enfermedades metabólicas relacionadas. La obesidad se considera una enfermedad crónica compleja con múltiples consecuencias para la salud y se diagnostica en base a cambios en la composición corporal (como el aumento de la cantidad de grasa y un efecto variable en la masa magra). En el plan terapéutico es esencial medir los cambios de peso y de tejido adiposo a través de técnicas sensibles y específicas para poder evaluar la eficacia de las intervenciones terapéuticas en estos pacientes.

En el tratamiento de la obesidad se debe hacer un seguimiento regular de la pérdida de peso, ya que esto puede monitorizar la respuesta al tratamiento y permitirnos ajustar las estrategias terapéuticas. Sin embargo, el descenso de peso no implica un determinado cambio de composición, ya que se puede ver afectada la masa libre de grasa (FFM) y/o la funcionalidad de esta.

La evaluación de la composición corporal mediante técnicas avanzadas, como la absorciometría de rayos X de doble energía (DXA) y la resonancia magnética (RM), permite una evaluación más precisa de la composición corporal. Pero estas técnicas de referencia son poco aplicables a la práctica clínica habitual por su elevado coste y complejidad. Sin embargo, con las herramientas antropométricas habituales, estos cambios no pueden evaluarse, y es preciso introducir medidas de valoración morfofuncional.

Asimismo, la realización de dinamometría y pruebas funcionales en personas con EMCA es esencial para evaluar su capacidad funcional, fuerza muscular y movilidad. Estas evaluaciones pueden guiar la prescripción de programas de ejercicio personalizados y el seguimiento del progreso durante el tratamiento, lo que es fundamental para mejorar la calidad de vida y la salud de las personas con obesidad.

ÁREAS DE INTERÉS PARA EVALUAR LOS CAMBIOS EN LA VALORACIÓN MORFOFUNCIONAL (VMF)

Las áreas de mayor interés en la evaluación de los cambios en la VMF se centran en valorar tanto la estructura (morfo) como la función (funcionalidad) del cuerpo humano en el diagnóstico, seguimiento y tratamiento de la EMCA y sus enfermedades asociadas, así como en la valoración de la respuesta a intervenciones terapéuticas y cambios en el estilo de vida. Esto podría permitir una atención clínica más personalizada y efectiva, mejorando los resultados de salud globales *outcomes* de los pacientes:

Cambios fisiopatológicos y evolutivos: edad, gestación

La EMCA puede ejercer un efecto significativo en la composición corporal y en la función a lo largo de la vida, afectando a diferentes grupos de edad de manera distinta:

- En **niños** existe un aumento de la masa grasa y cambio en la distribución de grasa, con una tendencia hacia la acumulación de grasa visceral, disminución de la masa magra, principalmente, de la masa muscular y cambios en el crecimiento óseo y desarrollo, que pueden afectar a la estatura. También puede afectar a la capacidad cardiorrespiratoria, así como a la resistencia al ejercicio. Las técnicas de VMF pueden fenotipar estos cambios de forma precisa mediante la aplicación de técnicas como BIVA, ecografía nutricional® y pruebas de función física.

- En **ancianos** existe una redistribución de la grasa corporal, con una tendencia a la acumulación de grasa visceral, pérdida de masa muscular y reducción de la densidad mineral ósea, que, junto a la disminución de la movilidad y la fuerza muscular, incrementan el riesgo de caídas y fracturas óseas.
- Durante el **embarazo**, el aumento del peso corporal, debido al crecimiento del feto y a los cambios en los tejidos maternos, se asocia a acumulación de masa grasa adicional en diferentes localizaciones y mayor retención de líquidos, lo que implica riesgo de complicaciones durante el embarazo, como diabetes gestacional y eclampsia.

Fenotipar y monitorizar estos cambios y el tratamiento adecuado son esenciales en cada grupo de edad para reducir estos riesgos y promover la salud.

Complicaciones y comorbilidades específicas: síndrome de apnea obstructiva del sueño (SAOS), hígado graso asociado a disfunción metabólica (MAFLD), síndrome de ovario poliquístico (SOP), enfermedad por reflujo gastroesofágico (ERGE), artrosis y obesidad sarcopénica

La EMCA puede estar asociada con una serie de complicaciones específicas que afectan tanto a la composición corporal como a la función del organismo. Dichas entidades se desarrollan de forma más específica en otros capítulos de este libro.

Problemas agudos: hospitalización, cirugía abdominal y críticos

Los cambios en la composición corporal y en la función relacionados con la EMCA pueden

tener un impacto significativo en los problemas agudos, como es el caso de las hospitalizaciones, cirugía mayor abdominal o situaciones críticas.

En la **hospitalización** existe un mayor riesgo de infecciones y complicaciones respiratorias (neumonía o atelectasia), debido al incremento de grasa visceral intraabdominal y subcutánea que puede restringir la expansibilidad pulmonar y dificultar la ventilación. Durante la hospitalización, situaciones como la inmovilidad o la cirugía pueden aumentar el riesgo de trombosis venosa profunda (TVP).

En **cirugía abdominal**, estos pacientes cuentan con mayor riesgo anestésico, dificultad para acceder a las estructuras quirúrgicas y aumento del tiempo del acto quirúrgico, lo que puede incrementar el riesgo de complicaciones (infecciones, hemorragias y problemas en la cicatrización de la herida quirúrgica).

En pacientes críticos con EMCA existe mayor riesgo de insuficiencia respiratoria con relación a problemas mecánicos que afectan a la dinámica ventilatoria, sobre todo, si se asocia con SAOS u obesidad central. Además, el incremento de grasa visceral conlleva una respuesta inflamatoria por liberación de mediadores proinflamatorios, como interleucina-1 y factor de necrosis tumoral alfa, que puede aumentar el riesgo de desarrollar infecciones graves y sepsis. La técnica de ecografía nutricional® puede ayudarnos a evaluar la distribución subcutánea y visceral de la grasa y la BIVA puede aportar otras informaciones, como el ángulo de fase o el estado de hidratación del paciente, con importancia pronóstica en estas situaciones agudas.

Por lo tanto, es esencial en dichas situaciones, tener en cuenta las necesidades y los riesgos específicos de los pacientes con EMCA y abordarlos de manera adecuada. La atención multidisciplinaria y personalizada son clave en estos escenarios.

Resultados finales con impacto en la morbimortalidad: enfermedad cardiovascular y cáncer

La EMCA es un factor de riesgo importante para el desarrollo de enfermedades cardiovasculares y ciertos tipos de cáncer. Los cambios en la composición corporal y la función relacionados con la EMCA pueden influir en los resultados finales y aumentar el riesgo de mortalidad en estos grupos de enfermedades.

El impacto de la composición corporal alterada en los pacientes con EMCA en términos de mortalidad en las **enfermedades cardiovasculares** se centra en la acumulación de grasa visceral. Esta produce citoquinas y compuestos inflamatorios, presentes en la fisiopatología de estas enfermedades. La obesidad se asocia de forma clásica con mayor mortalidad por eventos cardiovasculares, pero, probablemente, esto depende mucho de la composición corporal y, sobre todo, de la distribución del tejido adiposo.

La EMCA se ha relacionado con mayor riesgo de varios tipos de **cáncer**, como el cáncer de mama, el cáncer de colon y el cáncer de endometrio, entre otros. La masa grasa corporal excesiva puede producir hormonas y factores de crecimiento que promueven la proliferación celular y la inflamación crónica asociada con la obesidad, pudiendo relacionarse con el desarrollo y la progresión de determinados tumores. Las técnicas de VMF permiten evaluar los cambios en la composición corporal y la función, datos que, como hemos comentado, tienen un relevante papel pronóstico ayudándonos en la toma de decisiones terapéuticas y en su monitorización.

ESQUEMAS DE MONITORIZACIÓN DE LOS RESULTADOS DE LAS INTERVENCIONES TERAPÉUTICAS EN LA EMCA

Evaluación de resultados en salud (outcomes): mortalidad global, cardiovascular y por cáncer, costes sanitarios y calidad de vida

La evaluación de resultados en las EMCA se centra en tres paradigmas principales: resultados clínicos, económicos y humanísticos. Los resultados clínicos implican eventos médicos (como la mortalidad o las tasas de infección)

o mediciones fisiológicas (como el peso o la HbA1c). Los resultados económicos abordan el uso de recursos y los costos asociados con la enfermedad o el tratamiento. Por último, los resultados humanísticos evalúan el impacto de un tratamiento en el bienestar del paciente y su calidad de vida relacionada con la salud (HR-QOL). Estos tres tipos de resultados son fundamentales para comprender el éxito y el impacto de las intervenciones terapéuticas en EMCA.

Evaluación clásica. IMC, pliegues y circunferencias (antropometría)

La monitorización de los resultados de las intervenciones terapéuticas en EMCA a través de la evaluación de la pérdida de peso, el IMC y la antropometría (medición de pliegues y circunferencias) es un enfoque común en la práctica clínica. Existen claras evidencias de su utilidad en la evaluación de la pérdida de peso, como el "Programa de Prevención de Diabetes" (DPP), que demostró que la pérdida de peso modesta y sostenida puede reducir significativamente el riesgo de desarrollar diabetes tipo 2 en adultos con sobrepeso u obesidad. La evaluación del índice de masa corporal (IMC) es una medida ampliamente utilizada para evaluar el estado nutricional y se ha relacionado con el riesgo de enfermedades crónicas. Diversos estudios han examinado la relación entre el IMC y la mortalidad, lo que respalda su uso en la monitorización. Además, las mediciones de pliegues cutáneos y circunferencias de cintura y cadera pueden proporcionar información adicional sobre la distribución de la grasa corporal. Sin embargo, es esencial tener en cuenta que estas herramientas clásicas no pueden medir de forma precisa, sino estimar los cambios de composición corporal o distribución de la grasa. La monitorización efectiva debe ser parte de un enfoque multidisciplinario que incluya la evaluación clínica de comorbilidades y enfermedades relacionadas, las modificaciones dietéticas inducidas, el programa del ejercicio y los cambios psicológicos elaborados, entre otros factores.

Evaluación morfofuncional: BIVA, ecografía nutricional®, tomografía computarizada (TC) y valoración funcional

La VFM engloba la visión del estudio de los compartimentos corporales y la funcionalidad de cada uno de ellos junto con la fisiopatología clásica, buscando una visión holística de la enfermedad metabólica crónica adiposa con las consiguientes implicaciones pronósticas.

La VMF integra diversas técnicas clásicas y avanzadas, parámetros como el ángulo de fase (PhA), *body cell mass* (BCM) y otras medidas que aporta la bioimpedancia eléctrica. También se utilizan parámetros de ecografía nutricional®, medición de la fuerza de prensión mediante dinamometría (*handgrip strength*, HGS), pruebas funcionales adiposas y musculares, patrones de distribución de la grasa, parámetros bioquímicos y test de calidad de vida (HR-QoL). Todos estos aspectos están desarrollados en otros capítulos del libro.

Ya existen estudios que demuestran correlaciones entre el PhA y otros parámetros de la composición corporal (CC) mediante ecografía nutricional® o parámetros funcionales, como la dinamometría en diferentes patologías (obesidad, cáncer de colon).

La pérdida de masa magra implica un mecanismo diferente de daño celular o cambios de hidratación, que afecta al resultado clínico de diversas enfermedades, por lo que su evaluación reviste especial interés en diferentes situaciones clínicas. En cuanto al análisis de los resultados de salud es muy importante establecer que el PhA como biomarcador correlaciona y establece puntos de corte validados en la determinación o predicción de eventos de salud importantes como la mortalidad, la morbilidad, la necesidad de ingreso hospitalario, complicaciones, así como los costes sanitarios y la calidad de vida.

El principal punto de interés del PhA en relación con el pronóstico es la capacidad de medir y predecir, junto con la capacidad de ver los cambios evolutivos de la intervención terapéutica, hecho fundamental en la monitorización de los pacientes. Así, la valoración de la eficacia de los tratamientos puede plasmarse en los cambios del PhA, la distribución vectorial y los parámetros bioeléctricos derivados. La BIA está sujeta a limitaciones por diferentes motivos. En este sentido, el apoyo de otras técnicas morfológicas, como la ecografía nutricional® o la TC, es bastante robusto en la evaluación de los cambios de la CC. El corte estandarizado de L3 se está posicionando como valor diagnóstico de sarcopenia (área muscular) y de exceso de grasa subcutánea (SAT) y visceral (VAT). Además, permite valorar la infiltración adiposa del tejido muscular (IMAT).

La evaluación de la funcionalidad puede integrar otros datos importantes que hablan de la calidad de la célula y de la masa celular, como la HGS y las pruebas funcionales. La *prueba de 6 minutos marcha* (6-MWT) evalúa la capacidad de una persona para caminar la mayor distancia posible en 6 minutos. La *prueba de levantarse de una silla* evalúa la capacidad de una persona para levantarse de una silla sin ayuda. Puede revelar limitaciones en la fuerza de las piernas y la movilidad de las articulaciones. El *test "up and go"* (TUG) es una prueba que evalúa la movilidad y el equilibrio, además de ayudar a identificar estas limitaciones y a diseñar intervenciones específicas.

La fuerza muscular es esencial para la movilidad y la realización de actividades diarias, por lo que la dinamometría proporciona información valiosa para planificar intervenciones de ejercicio y rehabilitación. En individuos con obesidad sarcopénica, la pérdida de fuerza muscular y la debilidad en las extremidades inferiores son comunes. La dinamometría permite cuantificar estos déficits y seguir el progreso durante el tratamiento.

Evaluación morfofuncional de las estrategias terapéuticas en EMCA

Las estrategias terapéuticas en EMCA son fundamentales para ayudar a las personas a modificar su composición corporal, disminuyendo el porcentaje de adiposidad y mejorando la calidad de la masa grasa, y manteniendo la masa muscular en composición y función. Estas estrategias pueden variar según las necesidades individuales de los pacientes y la gravedad de las complicaciones asociadas.

Es fundamental favorecer los cambios en el estilo de vida con un enfoque en una dieta equilibrada y aumento en la actividad física regular. Además, abordar el estrés y asegurar una cantidad adecuada de sueño es importante, ya que estos factores pueden influir en la alimentación y en la actividad física. El tratamiento farmacológico de la obesidad, las dietas muy bajas en calorías (VLCD), las dietas muy bajas en calorías con cetosis (VLCDKD) y la cirugía bariátrica son enfoques distintos en la gestión de la obesidad. A continuación, se describen los cambios generales y en la VMF en un caso clínico de cada uno de ellos.

TRATAMIENTO FARMACOLÓGICO Y ESTILO DE VIDA

Presentación del caso clínico 1

Paciente con síndrome de Prader Willi que acude a la unidad de obesidad tras ingreso hospitalario reciente por neumonía. Le realizamos todas las pruebas antropométricas clásicas (IMC, peso y perímetros cintura/cadera) y de valoración morfofuncional (BIVA, ecografía nutricional*, dinamometría y tests funcionales). Se plantea tratamiento con análogos de GLP1, junto a modificación del estilo de vida, siguiendo dieta adaptada.

A continuación, se pueden observar todos los datos de la historia clínica del paciente:

Visita basal

Antecedentes personales: síndrome de Prader Willi. Dependiente para las actividades básicas de la vida diaria con importante limitación funcional. Diabetes mellitus tipo 2 en tratamiento con antidiabéticos orales, insulina en pauta bolo-basal, antihipertensivos e hipolipemiantes. Ingreso en planta de Neumología con juicio clínico de encefalopatía hipercápnica, insuficiencia respiratoria global, neumonía en lóbulo inferior derecho e hiperreactividad bronquial.

Valoración clínica (AACE)

- Síndrome metabólico/prediabetes/diabetes mellitus tipo 2: Estadio 2.
- Dislipidemia: Estadio 1.
- Hipertensión sistólica y diastólica: Estadio 1.
- Apnea obstructiva del sueño: Estadio 2.

Valoración de la obesidad sarcopénica

En este caso, la dinamometría basal fue menor de 16 kg, que es el valor de corte planteado; además cumple criterios de elevación del porcentaje de grasa (FM > 39 % en pacientes de 20-39 años) y disminución de la masa muscular (SMM/kg < 27,6 con sarcopenia grado 2).

Pruebas complementarias

Analítica: Hb 11,8 g/dL. Glucosa 224 mg/dL. Cr 0,27 mg/dL. Filtrado glomerular (mL/min/1,73 m^2) > 90. Na 140 mEq/L. K 4,9 mEq/L. Albúmina 2,6 g/dL. PCR < 3,1. HbA1c 9,2 %. Glucemias capilares fuera de objetivo durante el ingreso (200-250 mg/dL).

Diagnóstico inicial

Obesidad mórbida por exceso kcal (CIE-10: E 66,0) con AACE-2. Sarcopenia (Criterios ESPEN/EASO). Diabetes. Encefalopatía hipercápnica. Insuficiencia respiratoria global.

Visitas de seguimiento

Monitorización del tratamiento del paciente: modificación del estilo de vida, incluyendo fisioterapia muscular específica, junto a tratamiento farmacológico con un análogo de GLP-1. Para poder evaluar la obesidad sarcopénica no existen criterios universales aceptados y la principal propuesta de ESPEN/EASO parte de evaluar la fuerza por dinamometría, el porcentaje de masa grasa y la masa muscular por BIVA. El paciente consigue una pérdida significativa de peso de forma progresiva con un total de 28 kg y un descenso del IMC de más de 14 puntos, bajando hasta un sobrepeso grado II. Además, consigue un incremento del PhA casi de 1 punto, lo que refleja la ganancia muscular del paciente junto con la reducción del estado inflamatorio-hiperhidratación y del tejido adiposo (Fig. 23-2). Estos datos se correlacionan con la mejoría funcional de la dinamometría y con los parámetros ecográficos, en los que mejora el área muscular y desciende la grasa subcutánea y visceral (Fig. 23-3). En la tabla 23-1 se resumen los cambios antropométricos, clínicos y de VMF (0-3-6 meses). Estos cambios pueden apreciarse con detalle de forma gráfica si observamos las elipses de tolerancia, donde se representan los parámetros bioeléctricos del paciente (Fig. 23-1), donde el vector se aplana (hacia la derecha del eje principal). Aunque se reduce el estado de sobrehidratación del paciente de forma progresiva, los datos relativos a la masa muscular del paciente deben continuar mejorando (al objetivarse un cambio menor (reactancia/altura, X_c/h). Así, nuestra terapia irá dirigida en este sentido. El uso de parámetros avanzados de valoración morfofuncional permite fenotipar al paciente, monitorizar la terapia y hacer un ajuste personalizado del mismo.

DIETA MUY BAJA EN CALORÍAS CON CETOSIS: VLCKD

Presentación del caso clínico 2

Paciente que acude a la unidad de obesidad intervención intensiva para pérdida de peso por obesidad mórbida. En la valoración inicial se realiza al paciente un cuestionario AACE para evaluar el riesgo de comorbilidades que presenta. Además, se realizan las pruebas antropométricas clásicas y de valoración morfofuncional. Se plantea tratamiento con dieta con muy pocas calorías: cetogénica (VLCKD). A continuación, se puede ver el formato de historia clínica-morfofuncional que se le realiza al paciente.

Visita basal

Antecedentes personales: hiperreactividad bronquial. Rinoconjuntivitis alérgica a aeroalergenos: polen, ácaros del polvo. Síndrome de apnea obstructiva del sueño. Síndrome ansioso depresivo. Gonartrosis. Fibromialgia.

Intervenciones quirúrgicas previas: apendicectomía en la infancia. Tratamiento con antidepresivos y antiálgicos. Inicio reciente con CPAP.

Valoración clínica (AACE)

- Apnea obstructiva del sueño: Estadio 1.
- Osteoartritis: Estadio 1.
- Trastorno psicológico y/o estigmatización: Estadio 2 (grave).

Criterios de obesidad sarcopénica ESPEN/EASO

En este caso, la dinamometría basal fue menor de 27 kg, que es el punto de corte planteado para la obesidad sarcopénica. Además, cumple criterios de elevación del porcentaje de grasa (FM > 26 % en pacientes de 20-39 años) y disminución de la masa muscular (SMM/kg < 37 con sarcopenia grado 2). Por lo tanto, se confirma el diagnóstico de obesidad sarcopénica.

Pruebas complementarias

Glu 97 mg/dL. Cr 1,10 mg/dL. Urea 50 mg/dL. Filtrado glomerular (mL/min/1,73 m²) 80. Ácido úrico 7,6 mg/dL. Na 138 mEq/L. K 5,17 mEq/L. Colesterol total 184 mg/dL. HDL colesterol 53 mg/dL. LDL colesterol 116 mg/dL. TG 176 mg/dL. GOT 34 U/L. GPT 32 U/L. GGT 78 U/L. Albúmina 4,21 g/dL. Prealbúmina 36,9 mg/dL. PCR < 4. Ácido fólico 15,4 ng/mL. Vitamina B12 415 pg/mL. Homocisteína 8,86 μmol/L. TSH 1,849 μUI/mL, T4 Libre 17,04 pmol/L. Insulina 11,3 μUI/mL. Vitamina D 25,3 ng/mL.

Diagnóstico inicial: E 66,0. Obesidad mórbida por exceso de kcal y AACE-2. Sarcopenia (Criterios ESPEN/EASO).

Visitas de seguimiento

Monitorización del tratamiento del paciente (tratamiento intensivo con dieta VLCKD junto con actividad física): el paciente presenta muy buena adherencia y consigue una pérdida de peso muy sustancial de forma progresiva con un total de casi 83 kg y un descenso del IMC de casi 30 puntos, bajando hasta un so-

Tabla 23-1. Cambios antropométricos, clínicos y de VMF a los 3 y 6 meses (Caso 1)

Caso 1	Visita basal	3 meses	6 meses	Conclusiones
Peso, talla e IMC	86 kg, 140 cm y 43,8 kg/m^2	63,9 kg, 140 cm y 32,6 kg/m^2	57,5 kg, 140 cm y 29,3 kg/m^2	Pérdida de 28,5 kg, reducción de 14,5 puntos en el IMC.
BIVA	Rz 443, X$_c$ 22, PhA 2,8, SphA -3,63, BCM 12,1, HID 86,5 %, FFM 39,3, SMM/kg 24,4, FM 46,7	R$_z$ 547, X$_c$ 33 PhA 3,5, Spha -2,75, BCM 14,1, HID 75,5 %, FFM 37,6, SMM/kg 27,5, FM 26,3	R$_z$ 537, X$_c$ 35, PhA 3,7, Spha -2,22°, BCM 14,8, HID 74 %, FFM 37,8, SMM/kg 29,6, FM 19,7	Mejora el valor del PhA 0,9 con ganancia del BCM 2,7 kg y mejora del SMM/kg 5,2 kg, reducción 27 kg de FM y 6 kg de agua.
Ecografía nutricional®	**Abdominal:** TAT 3,04 cm SAT 2,42 cm VAT 0,98 cm **Muscular:** Área: 0,91 Cir: 4,6 Ejes: 2,14 x 0,54 **Adip:** 1,38	**Abdominal:** TAT 2,13 cm SAT 1,27 cm; VAT 0,72 cm **Muscular:** Área:1,90 Cir: 5,66 Ejes: 2,44 x 0,99 **Adip:** 1,04	**Abdominal:** TAT 1,53 cm SAT 0,82 cm VAT 0,43 cm **Muscular:** Área: 2,93 Cir: 7,97 Ejes: 3,32 x 0,87 **Adip:** 1,08	Reducción del TAT -1,51 cm, SAT -1,6 y VAT -0,55, disminuyendo el riesgo metabólico. Ganancia muscular del área + 2,02 y tono de fuerza + 0,33 y reducción del tejido adiposo de la pierna.
Pruebas funcionales	No se pueden realizar por el estado clínico.	No se puede realizar por el estado clínico.	No se puede realizar por el estado clínico.	Paciente en silla de ruedas.
Dinamometría	Media 0 kg Máximo 0 kg	Media 2 kg Máximo 2 kg	Media 5 kg Máximo 5 kg	Mejora de la fuerza de presión + 5 kg de media y de máxima.
Orientación diagnosticada (CIE-10)	E66.01:Obesidad mórbida AACE 2 Obesidad sarcopénica criterio ESPEN/EASO clase I.	Obesidad grado I, AACE 1 Obesidad sarcopénica criterio ESPEN/EASO, límite clase I.	Sobrepeso, grado II AACE 0 Sin obesidad sarcopénica criterio ESPEN/EASO.	Reducción del riesgo metabólico, del grado de obesidad y de la sarcopenia, normalizándose los valores de composición corporal.

BCM: masa celular activa. FFM: masa libre de grasa. FM: masa grasa. PhA: ángulo de fase. R$_z$: resistencia. SAT tejido adiposo subcutáneo. SMM: masa musculoesquelética. SPhA: ángulo de fase estandarizado. TAT: tejido adiposo total. VAT: tejido adiposo visceral. X$_c$: reactancia.

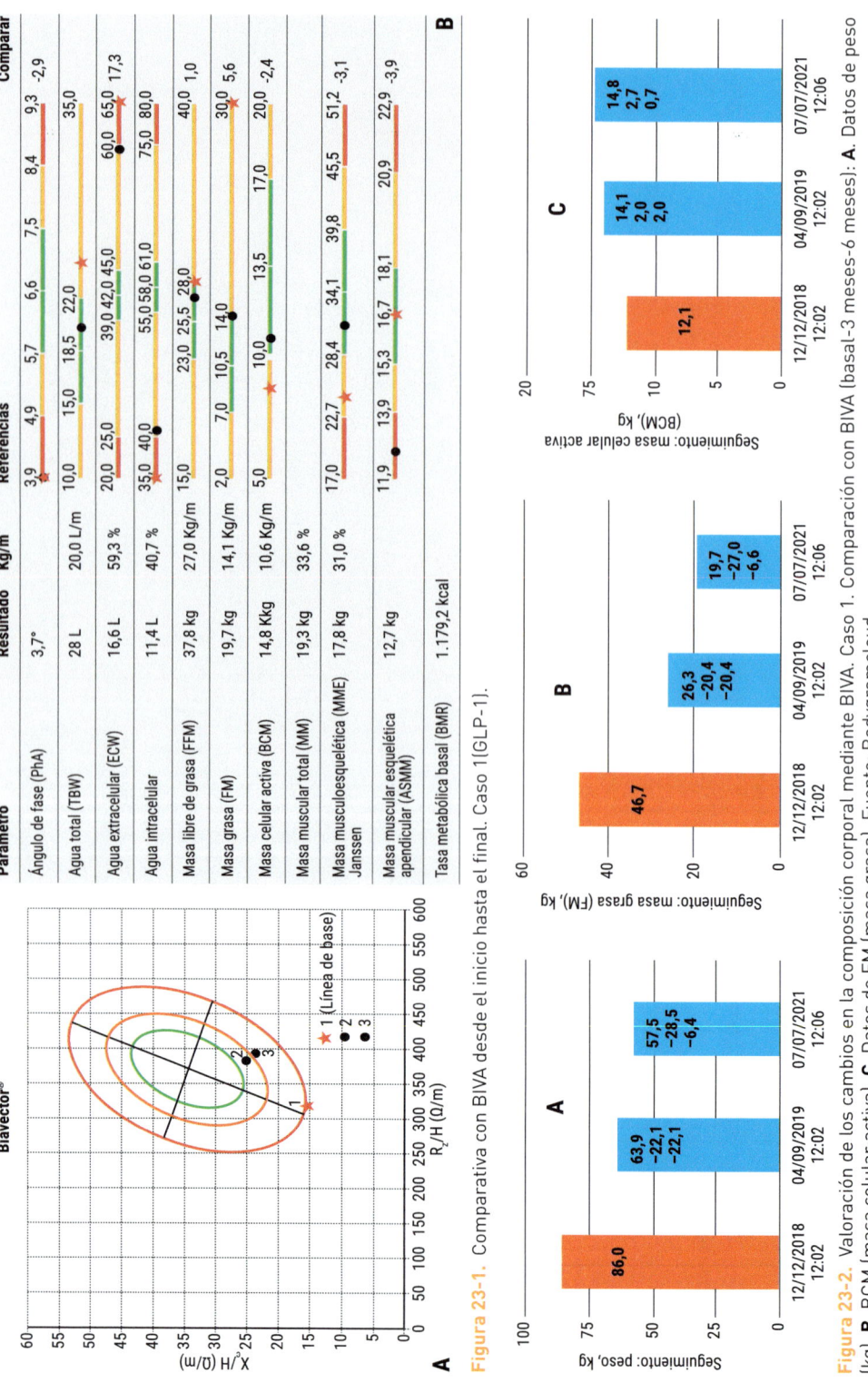

Figura 23-1. Comparativa con BIVA desde el inicio hasta el final. Caso 1(GLP-1).

Figura 23-2. Valoración de los cambios en la composición corporal mediante BIVA. Caso 1. Comparación con BIVA (basal-3 meses-6 meses): **A.** Datos de peso (kg). **B.** BCM (masa celular activa). **C.** Datos de FM (masa grasa). Fuente: Bodygramcloud.

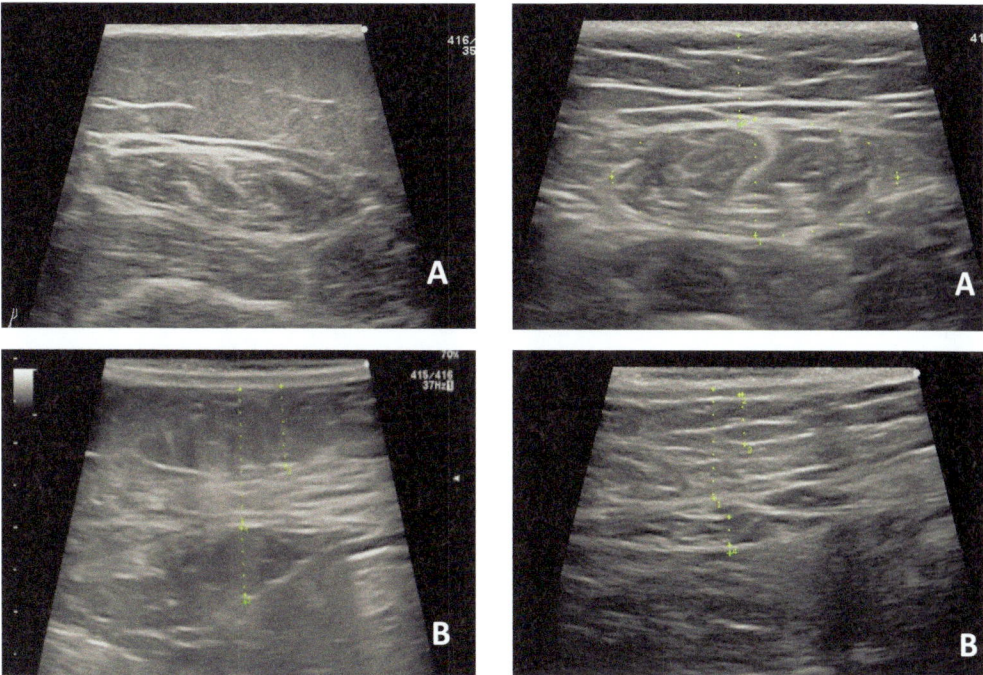

Figura 23-3. Ecografía nutricional®. Caso 1. **A**. Imagen basal. Corte transversal del área del recto anterior del cuádriceps y corte transversal de la zona abdominal. **B**. Imagen final. Corte transversal del área del recto anterior del cuádriceps y corte transversal de la zona abdominal.

brepeso grado II. Además, consigue un incremento del PhA casi de 2 puntos, lo que refleja mejor salud global del paciente. Desglosando los datos, podemos objetivar un descenso inicial de la masa celular, con mantenimiento e incluso recuperación posterior, con una reducción muy importante del componente adiposo y del estado de hidratación (Fig. 23-5).

Estos datos se correlacionan con la mejoría funcional del paciente tanto en el test de sentadillas como en el TUG. Los parámetros ecográficos se correlacionan con los hallazgos bioeléctricos, mostrando una reducción tanto del tejido adiposo subcutáneo como del tejido adiposo visceral. En el compartimento muscular se objetiva un mantenimiento del tono muscular con mejoría del área en la última fase, datos que en la clínica se apoyan en mayor capacidad del paciente para realizar actividad física (Fig. 23-6). En la tabla 23-2 se resumen los cambios antropométricos, clínicos y de VMF (0-3-6-12 meses).

Estos cambios también tienen su representación gráfica en las elipses de tolerancia, donde el vector pasa del cuadrante inferior-izquierdo al superior izquierdo. Los cambios del vector tras la pérdida de peso identifican la eliminación del exceso del líquido intersticial asociado al tejido adiposo del paciente, mediante la prolongación del vector (aumentos resistencia/altura [R/h] y aumentos proporcionales reactancia/altura [X_c/h]) para los pacientes que mantienen una adecuada masa muscular (Fig. 23-4).

LÍNEAS FUTURAS

No debemos olvidar que toda esta valoración debe estar inmersa en pruebas estructuradas, analíticas y bioquímicas, así como en mediciones de adherencia y calidad de vida para poder realizar una valoración conjunta del paciente. Por lo tanto, la valoración morfofuncional es un esquema que incorpora nuevas técnicas de

Tabla 23-2. Cambios antropométricos, clínicos y de VMF a los 3, 6 y 12 meses (Caso 2)

Caso 2	Visita vasal	3 meses	6 meses	12 meses	Conclusiones
Peso, talla y IMC	160,3 kg, 169 cm y 56,1 kg/m² CC: 150/180 cm	134,7 kg, 169 cm y 47,2 kg/m² CC: 135/155 cm	115,3 kg, 169 cm y 40,7 kg/m² CC: 121/140 cm	77,5 kg, 169 cm y 27,1 kg/m² CC: 90/120 cm	Pérdida de 82,8 kg, reducción de 29 puntos en el IMC, reducción del cociente cintura/cadera.
BIVA	R_z 331, X_c 32, PhA 5,5, Spha -1,4, FFM 85,4, HID 79,4 % BCM 44,1, FM 74,6, SMM/kg = 25,4	R_z 453, X_c 40,7 PhA 5,1, Spha -0,9, HID 73,8 % FFM 72,2, FM 62,5 BCM 35,3, SMM/kg = 23,3	R_z 440, X_c 43,5, PhA 5,6, Spha -0,5, HID 73,7 % FFM 73,5, FM 61,2, BCM 38, SMM/kg = 29	R_z 430, X_c 56, PhA 7,4, Spha +0,22, HID 73,1 % FFM 62,9, FM 14,6, BCM 37,8, SMM/kg = 42,2	Mejora el valor del PhA 1,9, pérdida del BCM al inicio y mantenimiento última fase, recuperación del SMM/kg, reducción 60 kg de FM y 22 kg de agua.
Ecografía nutricional®	**Abdominal:** TAT 3,49 cm SAT 1,93 cm VAT 2,02 cm **Muscular:** Área:4,86 Cir: 8,74 Ejes: 3,68 x 1,82 **Adip:** 3,38	**Abdominal:** TAT 3,26 cm SAT 0,89 cm VAT 1,88 cm **Muscular:** Área: 6,72 Cir: 10,7 Ejes: 4,43 x 1,75 **Adip:** 3,63	**Abdominal:** TAT 2,76 cm SAT 0,88cm; VAT 1,49 cm **Muscular:** Área: 5,05 Cir: 9,49 Ejes: 4,04 x 1,55 **Adip:** 2,65	**Abdominal:** TAT 1,68 cm SAT 0,57cm; VAT 0,17 cm **Muscular:** Área:6,29 Cir: 10,7 Ejes: 4,24x1,61 **Adip:**1,86	Reducción del TAT -1,81 cm, SAT -1,36 y VAT -1,85, disminuyendo el riesgo metabólico. Ganancia muscular del área + 1,43, mantenimiento del tono muscular de la última fase y reducción del tejido adiposo de la pierna -2,52 cm.
Pruebas funcionales	TUG 7 seg Sentadillas [30 segl:15 veces 5 sts: 11 seg	TUG 6,7 seg Sentadillas [30 segl: 16 veces 5 sts: 10 seg	TUG 6,01 seg Sentadillas [30 segl: 15 veces 5 sts: 9 seg	TUG 5,56 seg Sentadillas [30 segl]: 23 veces 5 sts: 6 seg	Funcionalidad mejorada con reducción de 1,44 segundos en TUG y aumento del número de sentadillas.
Dinamometría	Media 25 kg Máximo 28 kg	Media 26 kg Máximo 30 kg	Media 23 kg Máximo 28 kg	Media 28 kg Máximo 30 kg	Ganancia de fuerza de presión de 3 kg de media y 2 kg de máxima.
Orientación diagnosticada (CIE-10)	E66,01:Obesidad mórbida, AACE 2 Obesidad sarcopénica criterio ESPEN/EASO clase II.	E66,01: Obesidad mórbida AACE 2 Obesidad sarcopénica criterio ESPEN/EASO clase II.	E66,01:Obesidad mórbida AACE 0 Obesidad sarcopénica criterio ESPEN/EASO clase II.	Sobrepeso con composición corporal saludable: AACE 0, sin sarcopenia	Reducción del riesgo metabólico y del grado de obesidad, normalizándose los composición valores de corporal y funcionalidad, sin sarcopenia.

BCM: masa celular activa. CC: cociente cintura/cadera. FFM: masa libre de grasa. FM: masa grasa. PhA: ángulo de fase. R_z: resistencia. SAT: tejido adiposo subcutáneo. SMM: masa musculoesquelética. SPhA: ángulo de fase estandarizado. Sts: sentadillas. TAT: tejido adiposo total. TUG: *test up and go*. VAT: tejido adiposo visceral. X_c: reactancia.

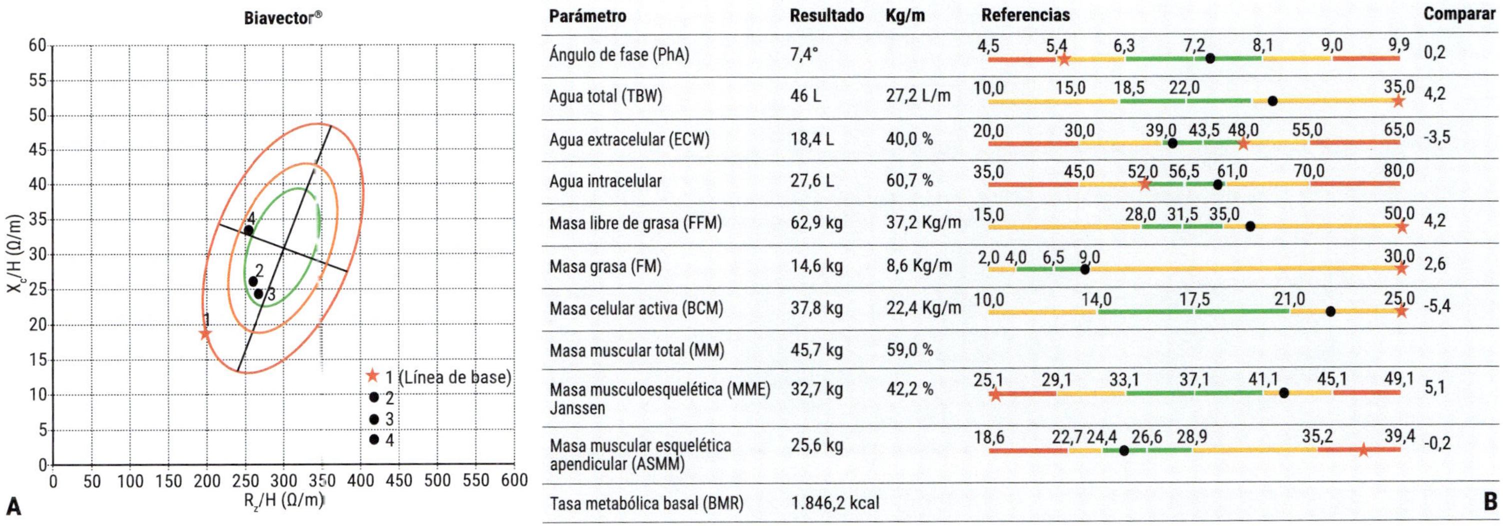

Biavector®
X_c/H (Ω/m)
R_z/H (Ω/m)
1 (Línea de base)
2
3
4
A
Parámetro
Resultado
Kg/m
Referencias
Comparar
Ángulo de fase (PhA)
7,4°
4,5 5,4 6,3 7,2 8,1 9,0 9,9
0,2
Agua total (TBW)
46 L
27,2 L/m
10,0 15,0 18,5 22,0 35,0
4,2
Agua extracelular (ECW)
18,4 L
40,0 %
20,0 30,0 39,0 43,5 48,0 55,0 65,0
-3,5
Agua intracelular
27,6 L
60,7 %
35,0 45,0 52,0 56,5 61,0 70,0 80,0
Masa libre de grasa (FFM)
62,9 kg
37,2 Kg/m
15,0 28,0 31,5 35,0 50,0
4,2
Masa grasa (FM)
14,6 kg
8,6 Kg/m
2,0 4,0 6,5 9,0 30,0
2,6
Masa celular activa (BCM)
37,8 kg
22,4 Kg/m
10,0 14,0 17,5 21,0 25,0
-5,4
Masa muscular total (MM)
45,7 kg
59,0 %
Masa musculoesquelética (MME) Janssen
32,7 kg
42,2 %
25,1 29,1 33,1 37,1 41,1 45,1 49,1
5,1
Masa muscular esquelética apendicular (ASMM)
25,6 kg
18,6 22,7 24,4 26,6 28,9 35,2 39,4
-0,2
Tasa metabólica basal (BMR)
1.846,2 kcal
B

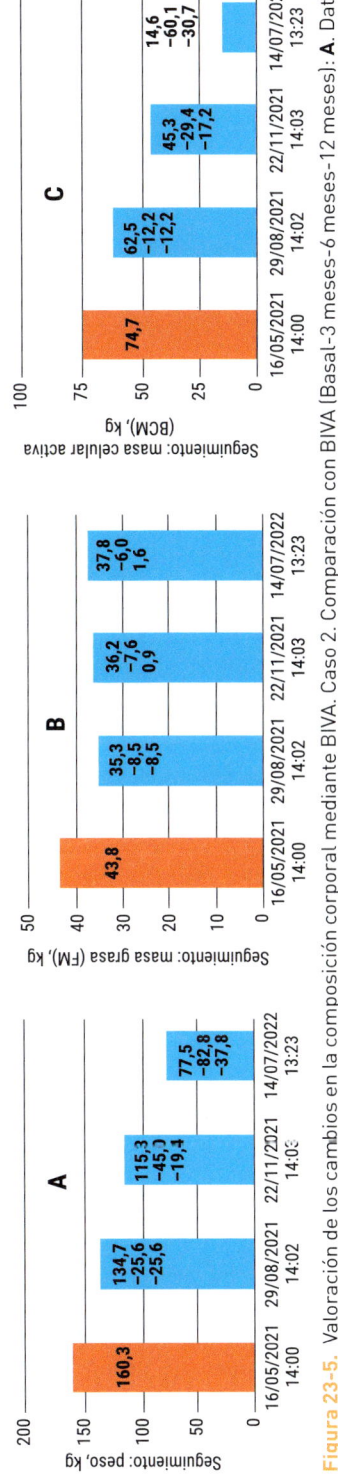

Figura 23-4. Comparativa con BIVA desde el inicio hasta el final. Caso 2 (KVLCD).

A
Seguimiento: peso, kg
160,3
134,7 -25,6 -25,6
115,3 -45,0 -19,4
77,5 -82,8 -37,8
B
Seguimiento: masa grasa (FM), kg
43,8
35,3 -8,5 -8,5
36,2 -7,6 0,9
37,8 -6,0 1,6
C
Seguimiento: masa celular activa (BCM), kg
74,7
62,5 -12,2 -12,2
45,3 -29,4 -17,2
14,6 -60,1 -30,7
16/05/2021 14:00
29/08/2021 14:02
22/11/2021 14:03
14/07/2022 13:23

Figura 23-5. Valoración de los cambios en la composición corporal mediante BIVA. Caso 2. Comparación con BIVA (Basal-3 meses-6 meses-12 meses): **A**. Datos de peso (kg). **B**. Datos de BCM (masa celular activa). **C**. Datos de FM (masa grasa). Fuente: Bodygramcloud.

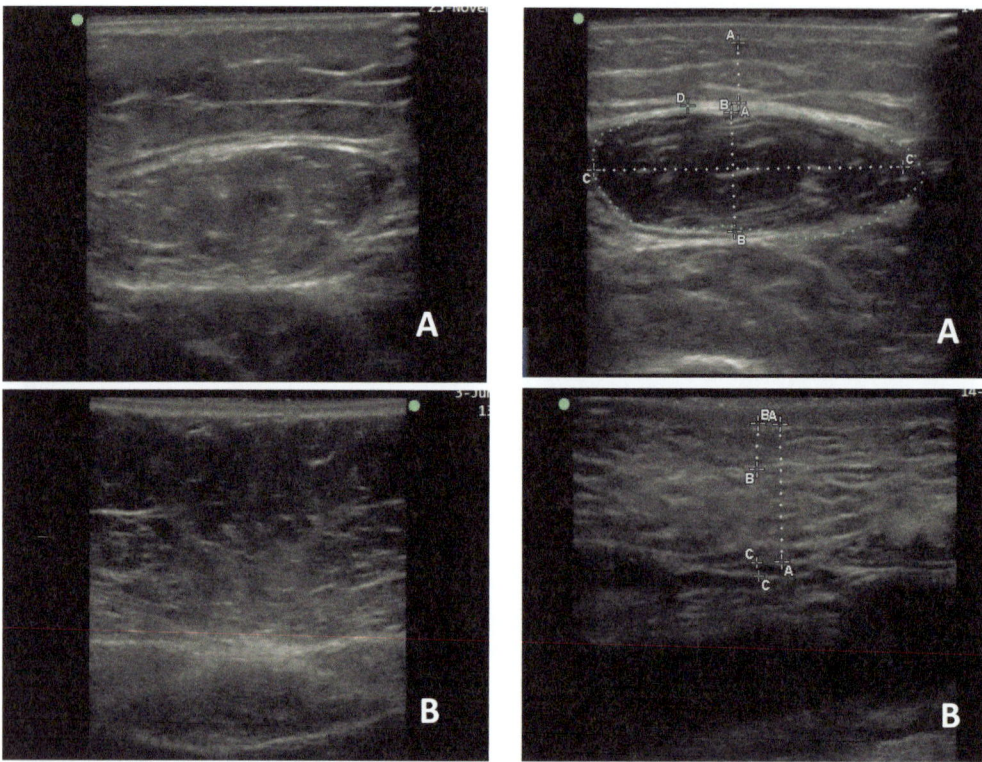

Figura 23-6. Ecografía nutricional®. Caso 2. **A**. Imagen basal. Corte transversal del área del recto anterior del cuádriceps y corte transversal de la zona abdominal. **B**. Imagen final. Corte transversal del área del recto anterior del cuádriceps y corte transversal de la zona abdominal.

BIVA, ecografía nutricional® y pruebas funcionales y trata de aportar una visión global de los valores diagnósticos y pronósticos asociados a las diferentes enfermedades. Es imprescindible que se incorporen en las líneas futuras de investigación la VMF y el resto de las variables o parámetros morfofuncionales, lo que aportará valor diagnóstico y pronóstico a estas técnicas, mediante el diseño y evaluación de protocolos específicos de intervención terapéutica.

CONCLUSIONES

La VMF se ha incorporado a la evaluación de la EMCA, aportando datos diagnósticos de composición corporal y función, que mejoran el conocimiento del pronóstico de la enfermedad. Estas técnicas tienen un gran valor clínico en cuanto a la cuantificación de la masa y funcionalidad del tejido muscular y la cantidad, funcionalidad y patrones de distribución de la adiposidad, lo cual tiene implicaciones a la hora de organizar los planes de seguimiento terapéutico. Los programas de intervención sobre la EMCA cursan con una mejoría de la salud que debe estar correlacionada con cambios en la composición y de la función de los compartimentos corporales. Una evolución favorable desde el punto de vista morfofuncional sería toda aquella que preserva la masa y la salud celulares (PhA), mantenimiento del área muscular, y un descenso del tejido adiposo subcutáneo, muscular y ectópico, sobre todo, el visceral, que es el que más se correlaciona con las enfermedades metabólicas. La VMF puede aportar datos más precisos de la distribución de la grasa y los cambios de la composición corporal durante las diferentes estrategias o tratamientos que se planteen para la pérdida de peso. El desarrollo futuro implicará la evaluación de las diferentes estrategias de dietas, intervención farmacología y de cirugía bariátrica para ver cómo se modifican estos parámetros de composición y función que afectan a su vez al pronóstico.

BIBLIOGRAFÍA

- Apovian CM. Obesity: definition, comorbidities, causes, and burden. Am J Manag Care. 2016;22(7 Suppl): s176-185.
- Bellido D, García-García C, Talluri A, Lukaski HC, García-Almeida JM. Future lines of research on phase angle: Strengths and limitations. Rev Endocr Metab Disord. 2023;24(3):563-83.
- Cornejo-Pareja I, Soler-Beunza AG, Vegas-Aguilar IM, Fernández-Jiménez R, Tinahones FJ, García-Almeida JM. Predictors of Sarcopenia in Outpatients with Post-Critical SARS-CoV2 Disease. Nutritional Ultrasound of Rectus Femoris Muscle, a Potential Tool. Nutrients. 2022;14(23): 4988.
- Després JP. Body fat distribution and risk of cardiovascular disease: an update. Circulation. 2012;126(10):1301-13.
- Donini LM, Busetto L, Bischoff SC, Cederholm T, Ballesteros-Pomar MD, *et al*. Definition and diagnostic criteria for sarcopenic obesity: ESPEN and EASO consensus statement. Clin Nutr. 2022;41(4):990-1000.
- García-Almeida JM, García-García C, Vegas-Aguilar IM, Ballesteros Pomar MD, Cornejo-Pareja IM, Fernández Medina B, et al. Nutritional ultrasound®: Conceptualisation, technical considerations and standardisation. Endocrinología, Diabetes y Nutrición [Internet]. 13 de julio de 2022 [citado 12 de enero de 2023]; Disponible en: https://www.sciencedirect.com/science/article/pii/S2530016422001471
- Hu FB, Manson JE, Stampfer MJ, Colditz G, Liu S, Solomon CG, et al. Diet, lifestyle, and the risk of type 2 diabetes mellitus in women. N Engl J Med. 13 de septiembre de 2001;345(11):790-7.
- Huttunen R, Syrjänen J. Obesity and the risk and outcome of infection. Int J Obes (Lond). 2013;37(3):333-40.
- Lavie CJ, De Schutter A, Parto P, Jahangir E, Kokkinos P, Ortega FB, et al. Obesity and Prevalence of Cardiovascular Diseases and Prognosis-The Obesity Paradox Updated. Prog Cardiovasc Dis. 2016;58(5):537-47.

Índice analítico